\\ 心＆体と上手につきあう //

# セルフケアの超基本

MANAMI



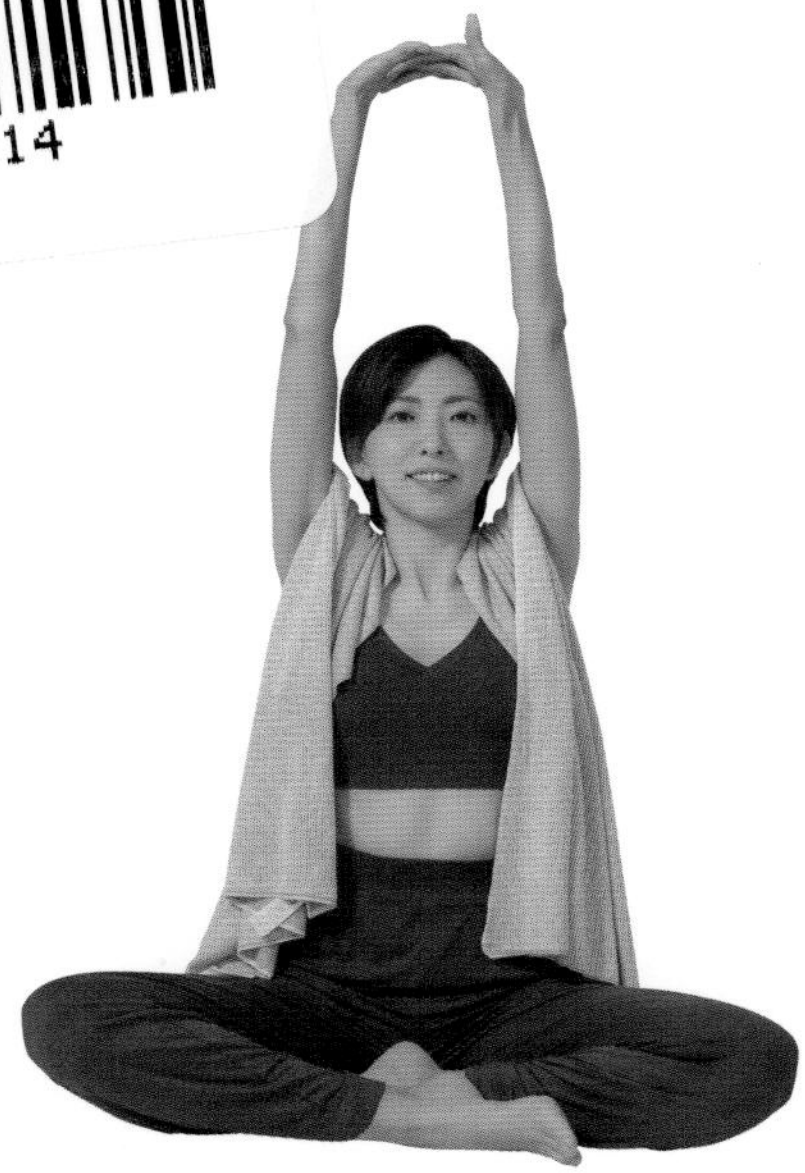

マイナビ

## ごあいさつ

MANAMIです。
本書を手に取ってくださってありがとうございます！

私が15歳からモデルキャリアとともに始めたセルフケア歴は
今年で30年になります。

モデル事務所のマネージャーをはじめ、
モデルの先輩、楽屋やステージなど
国内外の現場のプロスタッフから健康と美の秘訣を学びました。

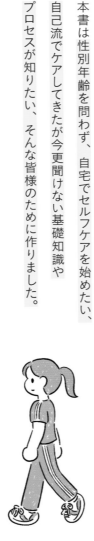

本書は性別年齢を問わず、自宅でセルフケアを始めたい、
自己流でケアしてきたが今更聞けない基礎知識や
プロセスが知りたい、そんな皆様のために作りました。

セルフケア上級者には物足りないかもしれませんが、スキンケアから、
姿勢の作り方と、日々移動のために行うウォーキングエクササイズや

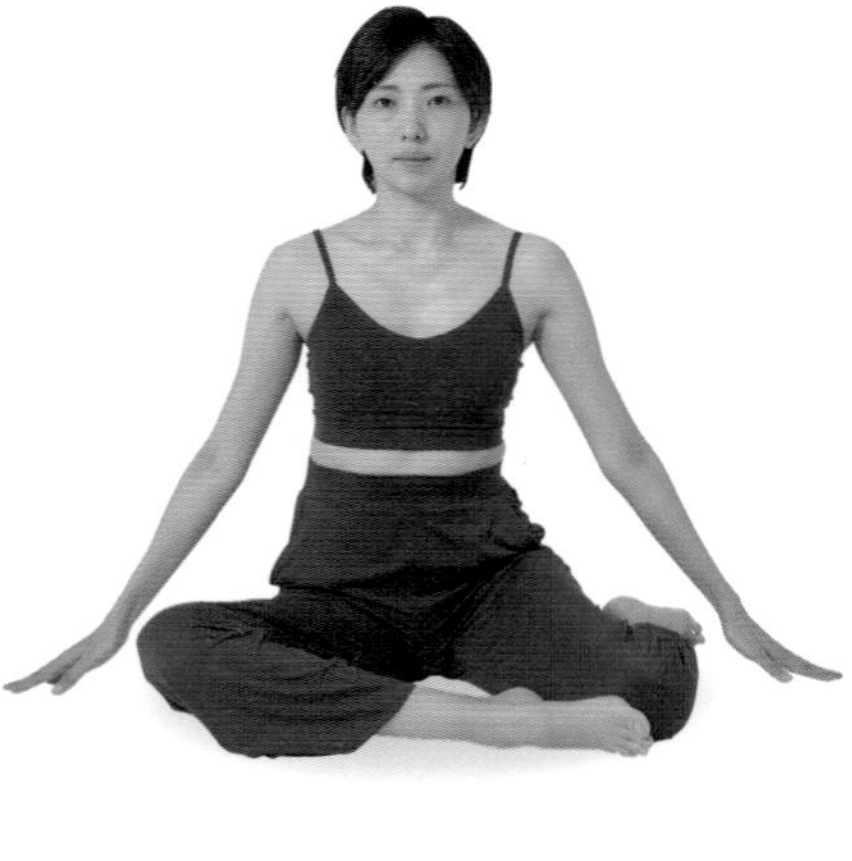

ストレッチ、メンタルを整えるマインドフルネス瞑想、睡眠までと、心と体を整えられる知識を網羅的に盛りこみ1冊にまとめたセルフケア入門書は多くありませんので、参考になれば幸いです。

本書をすべて頭から頑張る必要はありません。体力や肌質、ライフスタイル、ストレスレベル、可処分時間も千差万別です。心や体にケアが必要と感じたときに部分的に実践することから始めましょう。

コンディションにあわせて化粧水の量を増やしたり、瞑想時間を短めにしたり、エクササイズの強度を変えたりとアレンジしながら、あなただけのセルフケア習慣を作っていきましょう！

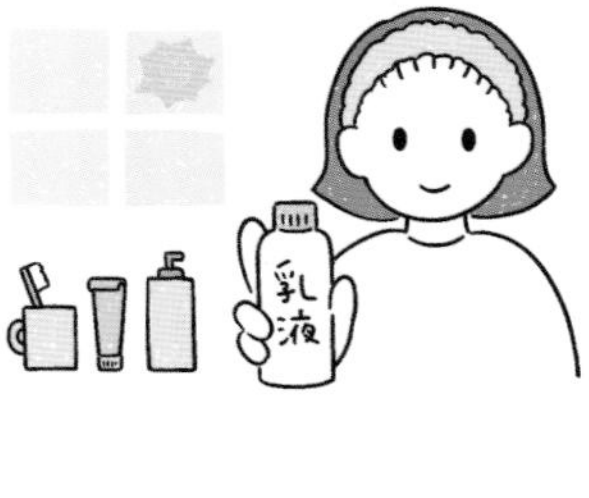


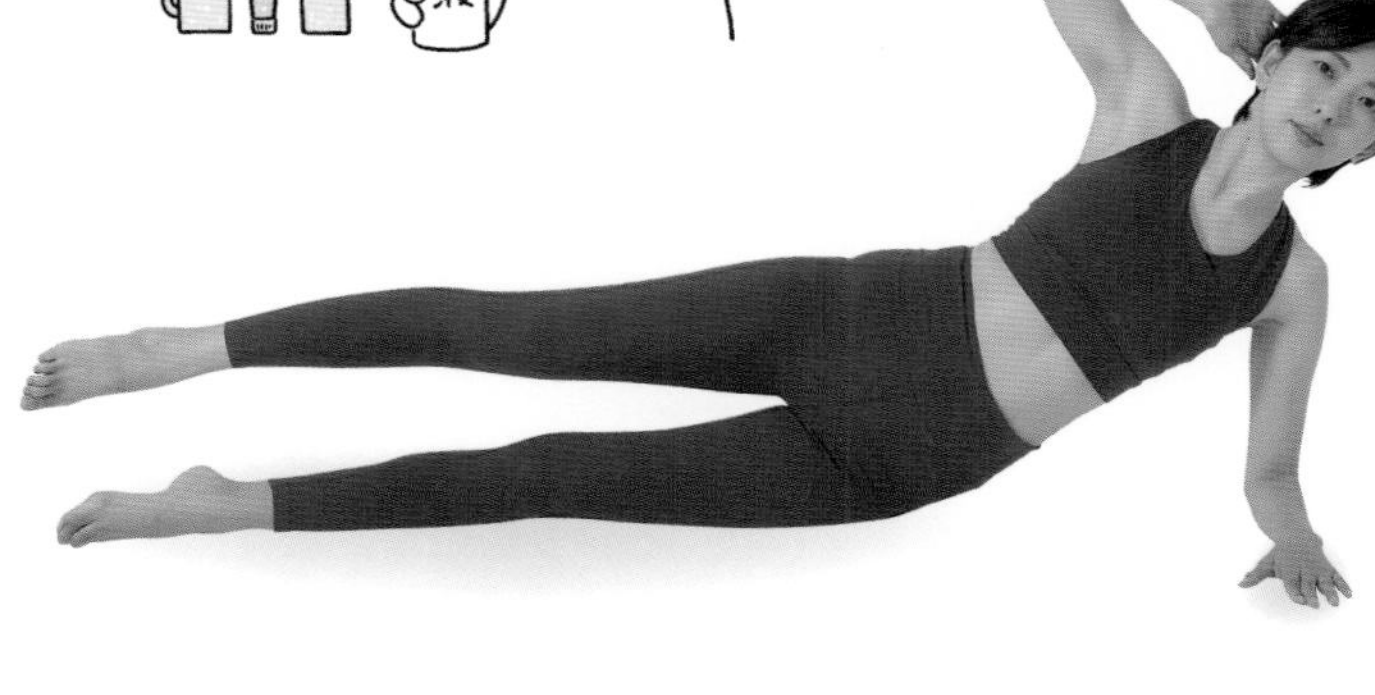

# CONTENTS


ごあいさつ …… 2


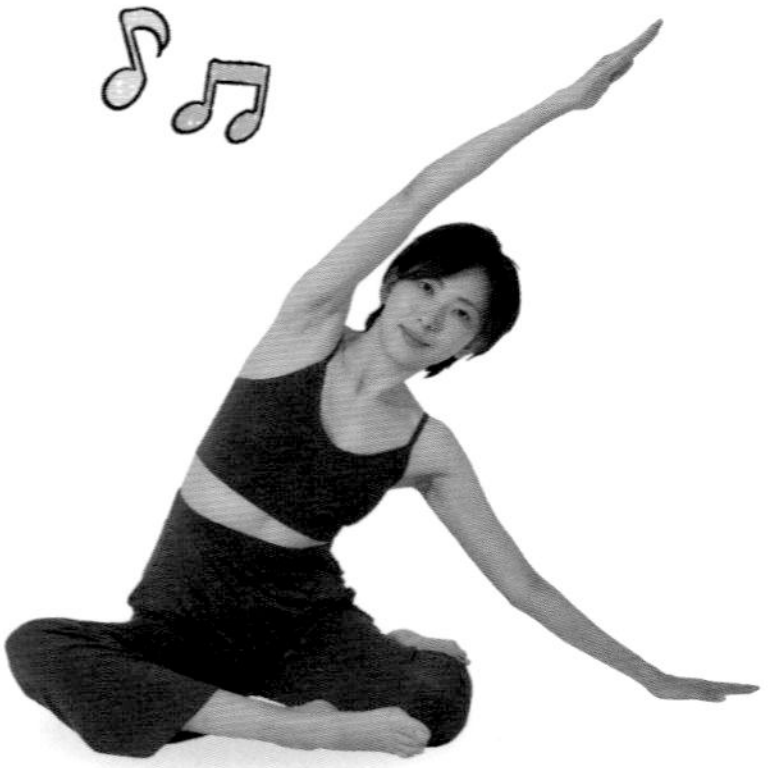

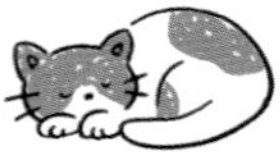

## Part 0 セルフケアとは何か


セルフケア …… 8
自分の体を知る …… 10
心について知る …… 12
体の疲れを知る …… 14


## Part 1 スキンケアの基本


自分の肌質を知る …… 16
スキンケアは何のためか …… 18
クレンジング …… 20
洗顔 …… 22
化粧水（ローション） …… 24
美容液 …… 26
乳液 …… 28
クリーム …… 30
リップケア …… 32
UVケア（下地） …… 34
スペシャルケア …… 36
フェイシャルマッサージ …… 38
スカルプケア＆ヘアセット …… 40
ボディケア …… 44
ネイルケア …… 46
オールインワン …… 48

## Part 2 正しい姿勢&ウォーキング


正しい姿勢を手に入れる …… 50
正しい立ち姿 …… 52
やりがちＮＧ習慣 …… 54
ウォーキングは究極の全身運動 …… 56
正しい姿勢の歩き方 …… 58
ヒールのときの正しい歩き方 …… 60
COLUMN 1 16時間ファスティング …… 62


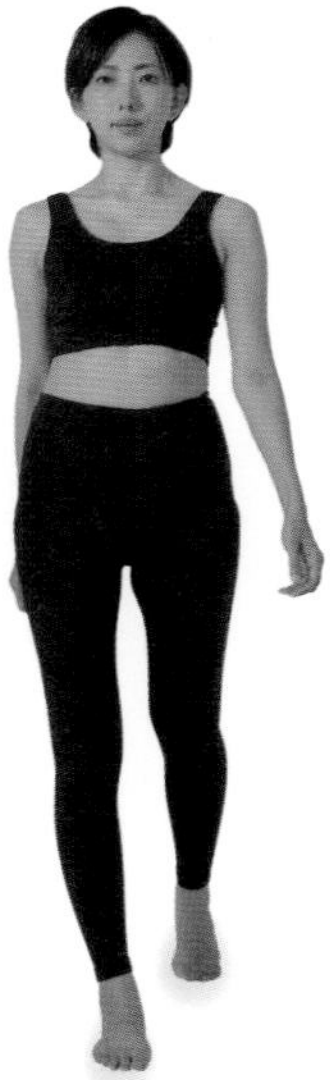

## Part 3 マインドフルネス瞑想


マインドフルネス瞑想 …… 64
基本のマインドフルネス瞑想 …… 66
ジャーナリング …… 68
ボディスキャン …… 70
動きのあるマインドフルネス瞑想 …… 72
歩くマインドフルネス瞑想 …… 74
意識の使い方 …… 76
感情のプラクティス …… 78
COLUMN 2 自分のなかの½は体感何%？ …… 80


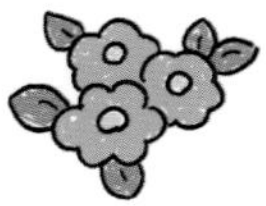

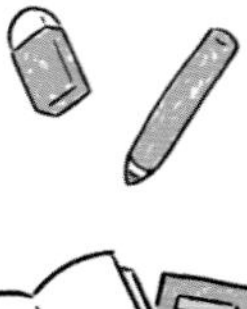

## Part 4 ピラティス


ピラティスとは …… 82
骨盤のポジション …… 84
❶ チェストリフト …… 86
❷ シングルレッグストレッチ …… 88
❸ ハムプル …… 90
❹ レッグサークル …… 92
❺ ロールアップ …… 94
❻ サイドリフト …… 96
❼ サイドキック …… 98
❽ スイミング …… 100
❾ フロントサポート …… 102
❿ バックサポート …… 104
COLUMN 3 自分の動きを観察する …… 106


## Part 5 快眠とストレッチ


快眠とストレッチ …… 108
❶ ロールバック …… 110
❷ ペルビックカール …… 112
❸ レッグチェンジ …… 114
❹ ハンドレッドプレップ …… 116
❺ スパインストレッチ …… 118
❻ スパインツイスト …… 120
❼ マーメイド …… 122
❽ サイドツイスト …… 124
❾ バックエクステンション …… 126
❿ キャットストレッチ …… 128
ピラティスとストレッチの組み合わせ …… 130
睡眠と食事 …… 132
COLUMN 4 MANAMI流 睡眠までの夜のルーティン …… 134
Special Thanks/Brand List …… 135

Part
0

What's Self care?

# セルフケア
# とは何か

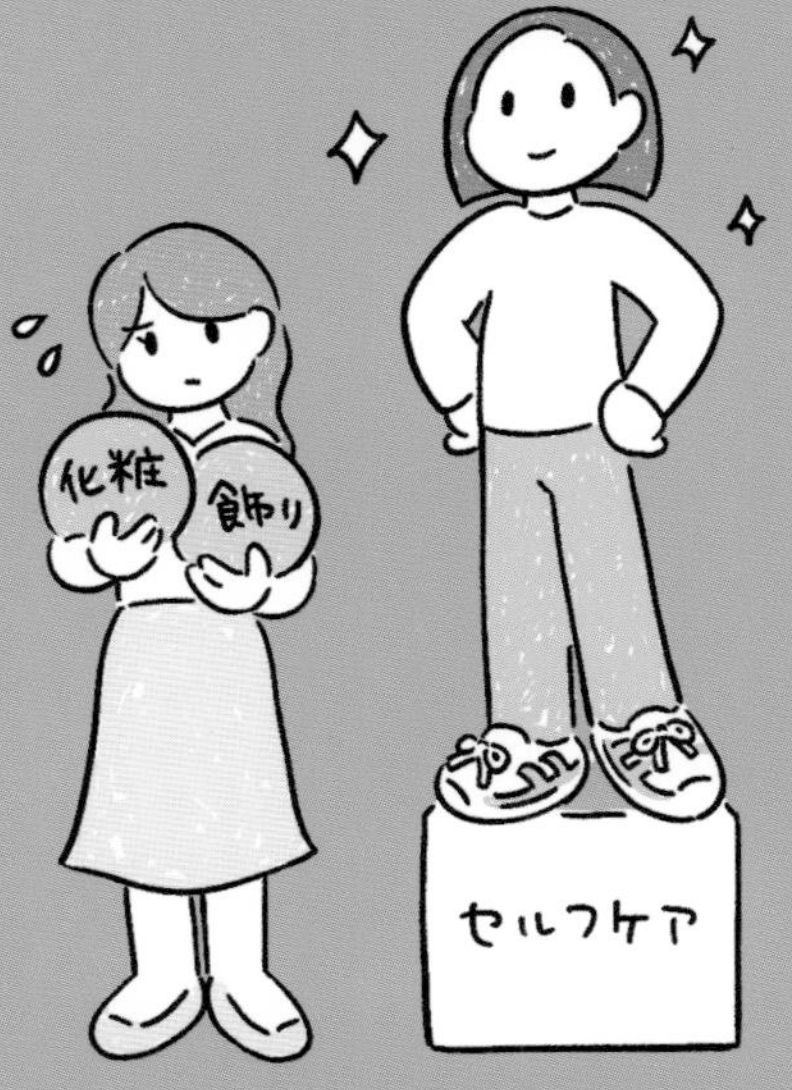


肌や体型、メンタルなどと、どのように向きあっていますか?

自分を内側と外側からケアするヒントをお伝えします。

What's Self care?

# セルフケア

## 自分にしかできない日々のルーティン

「セルフケア」とは、自分の状態を底あげすることを目指し、自分自身にケアを行うことです。外見と内面両方へのケアを通し、ベストな状態を日常として過ごすことで不調を見逃さず、必要なケアを施せるようになるのです。

肌や髪、ボディメイク、さらにはメンタルなどのケアをしようとしたとき、プロの手を借りて行うイメージを持つ人も多いはず。でもプロにお願いできるとしても、それは限られた時間のなかでの話。日々のケアは自分にかかっていますよね。また、ライフスタイルの変化から、家でのケア需要も高まっています。

最近では身だしなみの一環としても、また健康の観点からも、年齢や性別問わずセルフケアに対する関心を持つ人は増えているようです。セルフケアはいつからはじめても遅くありません。

セルフケアでは、継続が大切です。特別な日の前にだけ焦ったり、張り切ったりするものではありません。例えばシワやシミなどを隠すために化粧をするのではなく、薄化粧で足りる肌にするためのスキンケアをして、ベストな状態の日を増やすイメージ。ボディメイクであれば、「いつまでに痩せる」と目標に向けて努力をしても、Xデーを過ぎたあとの体型維持が難しいと感じる人も多いよう。イベント的に痩せるのではなく、普段からベスト体重を維持し、適宜調整するほうが、はるかにストレスフリーなはず。セルフケアには、内面のケアも含まれます。マインドフルネス瞑想でポジティブ思考を目指し、悩みを持つときの癖や傾向を掴むだけでも、楽になります。また、適度な運動も欠かせません。メンタルケアも、体を動かすことも、健康や快眠につながります。歯を磨くように、毎日意識してみてください。

# 根本からの自分磨き

セルフケアには、足し算ではなく0の状態や引き算の考えも必要です。

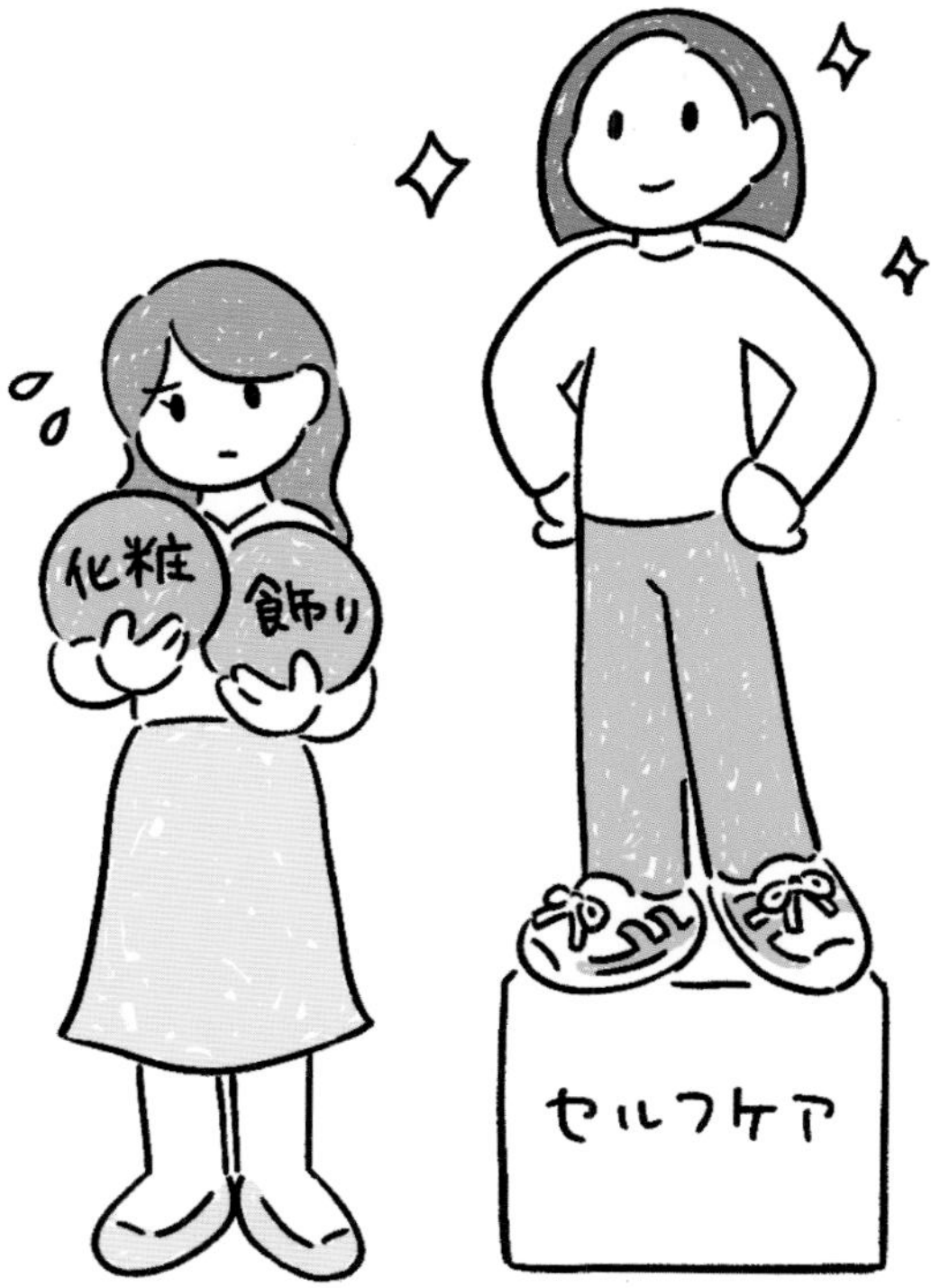


## ケアは自分を高めるためのもの

「外見」とひとくちにいいますが、大まかには2種類に分けられます。1つは、瞬間的に整えることができる、ヘアスタイリングやメイク、ファッションのこと。整髪料で髪にツヤを与え、メイクで肌のアラを隠し、ファッションで痩せて見せる……などができますね。もう1つは、素の状態としての自分＝素材のこと。最近では、自分を磨いて、極力悩みのない状態を目指すことが主流に。素材を底あげすることで、服を脱げば、メイクを落とせば、自分だけが知っているコンプレックスが……という状態も解消。自信を持てるようになり、メンタルの安定が目指せます。

What's Self care?

# 自分の体を知る

## 体の現状を正しく把握する

体型や体重を知るのだけが「体を知る」ということではありません。健康的な体作りのためにも、外見と体内の両面から、自分の状態を把握しましょう。体の歪みや立ち方のクセをチェックして、今の自分はどのような姿勢をしているのかなども知ると、頭痛などの不調の原因が掴めるかもしれません。また、体脂肪率や筋肉量を知っていれば、それを基準に運動や食事を考えることができます。現状を把握することは、セルフケアの基本です。現状を知ってこそ、状態のよし悪しの基準がわかり、コンディショニングや自己管理の方向を決めていけるのです。現状が把握できたら、記録していきます。体重チェックなどができるアプリを活用します。数字で自分の変化も視覚化でき、モチベーションアップにもつながります。

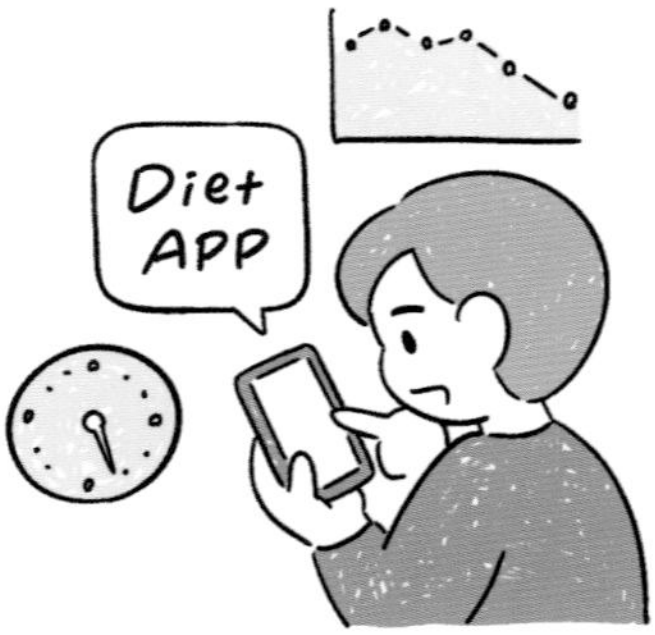


また「ＩｎＢｏｄｙ」という、体組成計で体脂肪率、筋肉量などを測定できるサービスもおすすめです。

自分の姿勢は、立った状態で正面、背面、側面から自分を見て、確認しましょう。左P.11の表を参考に、自分のクセや特徴を把握してください。

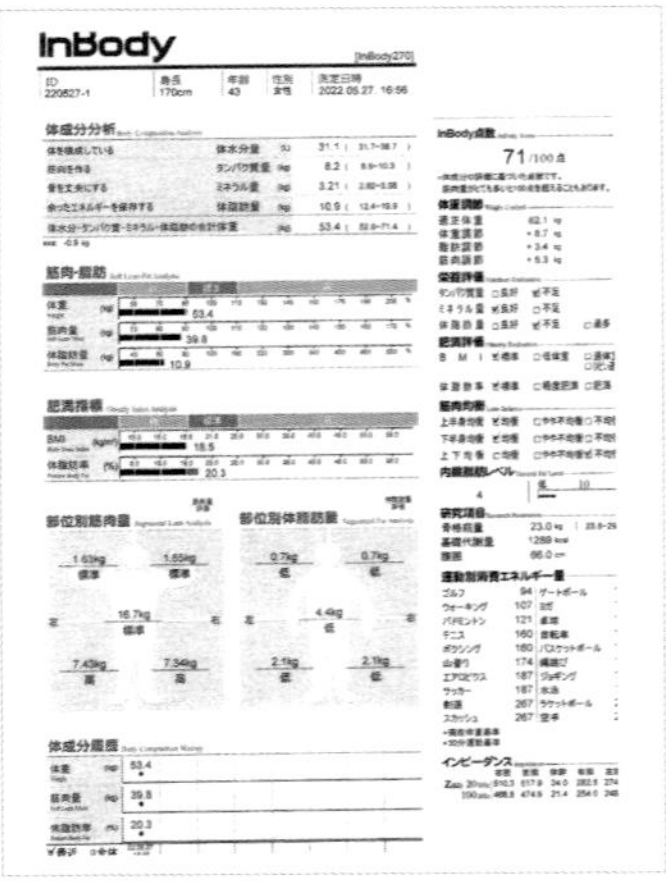


InBody

体成分分析装置で体の成分や肥満指標などを細かく調べて、データシートにまとめてくれる。

# 立った自分の姿を観察する

正面や側面から見ることで、歪みなどがわかります。
立ち方を確認する（P.50）と合わせてチェックしてみて。

## 正面・背面

| 部位 | チェック | ポイント |
| --- | --- | --- |
| 頭 | 傾き | どちらかに傾げた状態になっていないか。 |
| 顔 | ねじれ | 体からねじれずに、前を向いているか。 |
| 肩 | 左右の高さ | どちらかの肩があがっていないか。 |
| 骨盤 | | 左右の骨盤の、骨の出っ張り位置にズレがないか。 |
| 脚 | | 片脚に体重がかかっていないか。 |
| 膝・つま先 | 向き | 膝とつま先は、どちらも正面を向いているか。片側だけ、もしくは両方内側に入ったり外側に向いていないか。 |

## 背面

| 部位 | チェック | ポイント |
| --- | --- | --- |
| 背骨 | 曲がり | 背骨が曲がり、肩や腰などに影響が出ていないか。背骨が歪んでいる場合、肩や骨盤なども高さが異なりやすい。 |

## 側面

| 部位 | チェック | ポイント |
| --- | --- | --- |
| 肩 | 位置 | 肩が巻いて、前に行っていないか。耳たぶの下の延長線に、肩のやや前方があるのが理想。 |
| 骨盤 | 向き | 骨盤の左右にある骨の出っ張りと恥骨の三角形が同じ平面上にあり、骨盤ニュートラル（P.85）になっているか。尻のトップが上を向いている状態か。 |

What's Self care?

# 心について知る

## ありのままの自分でいるために
## 心と向きあう

「ありのまま」でいる、とはどういうことでしょう？　答えは人それぞれだと思いますが、日々他人と関わるなかで、瞬間的にわき出た感情をそのまま表現していては、人間関係が円滑に進むことはきっと多くはないはず。ほとんどの人が、思いやりを持って言葉を選んだり、わき出た感情がネガティブなものならば態度には出さないようにする努力をしているはず。これらを「ありのまま」と定義しない場合もあるかもしれませんが、それでもとても大切なことですね。

しかし、私たちは感情を持っている人間です。その場で適切な言葉や態度を選べても、怒りや悲しみ、悔しさを感じないでいられるわけではありません。一晩眠れば忘れられたら良いのですが、いつまでも心がモヤモヤしてしまったり、上下関係だからと割り切ってしまったり。また、忙しい、結果がほしいなどの理由から、あまり自分の気持ちを感じすぎないようにする人もいます。そのような状態が長く続くと、無意識であっても不眠や体の不調につながってしまうことも。また周りの評価や反応がすべてになってしまい、自己開示すべき場面で自分がどんな人間なのかがわからない……など、さまざまな面で影響が出てくる場合もあります。私にとっての「ありのまま」は、他人に振りかざして傷つけるものではなく、自分に矢印を向けること。自分にだけは正直でいること。よくも悪くも自分を理解して、受け入れるという状態のこと、と定義してみました。理想でない自分を認めるのは、とても苦しいこと。ですが、自分が完璧な人間ではなく、コンプレックスや嫉妬なども持っている人間であると自覚したことで、むしろ人や出来事をポジティブにとらえる余裕が持てるようになったと感じています。

# 心を見つめる習慣

多くの人は無意識に、心の声に蓋をしがちです。

自分の気持ちは、自分が大切にしてあげましょう。

## 心は気づかないうちにすり減っている

人は日々の生活でさまざまな重圧を感じていることを、無視してしまいがちです。

心のSOSを聞かないでいると、あるとき突然心や体に限界がきてしまう危険があります。日々、10分でいいので1日を振り返る時間をとり、自分の気持ちに耳を傾けて心を楽にしてあげるように意識しましょう。自己観察が自分を救う近道なのです。

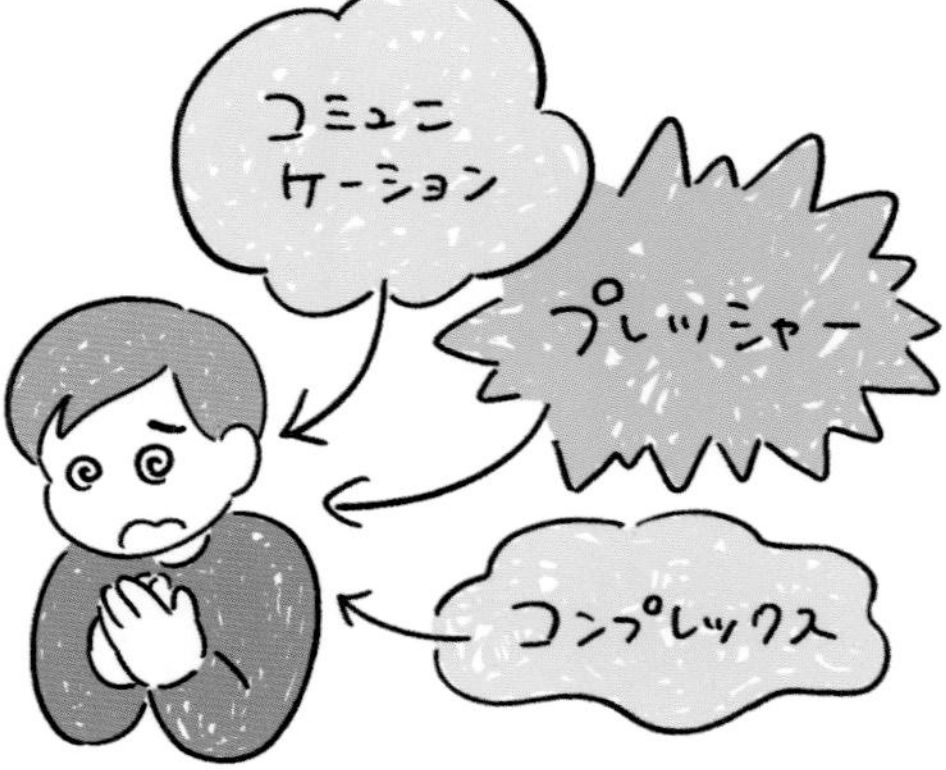
コミュニケーション
プレッシャー
コンプレックス



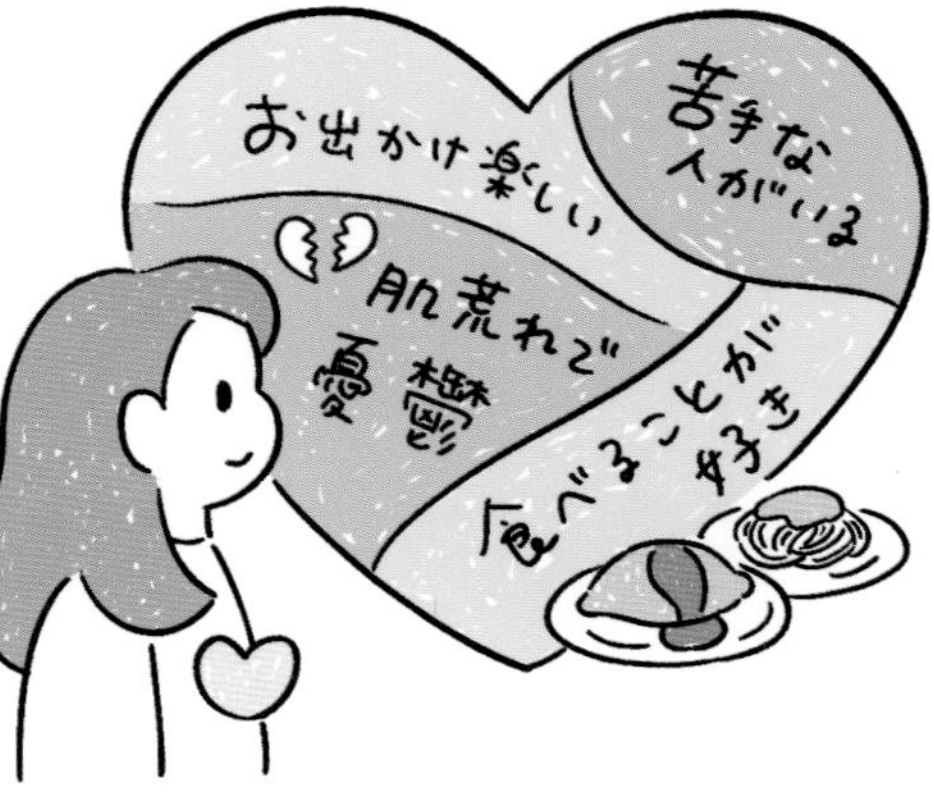
お出かけ楽しい
苦手な人がいる
肌荒れで憂鬱
食べることが好き

## 鏡を見るように心と向きあう

『考える』と『感じる』を意識して区別できていますか？

心を見つめるとは『思考の結果』ではなく『感じていること』を自分に問いかけることです。自分矛盾を感じることもありますが、天気と同じで変化しやすいものととらえると、気が楽になります。まずはネガティブな感情がわくことを、いけないことだと思わないことから始めてみてください。

What's Self care?

# 体の疲れを知る

## 健康そのものに関わるので違和感を見逃さない

忙しさや余裕の無さから体の疲れを無視していると、不調がある状態がデフォルトになってしまいます。まずはベストな状態を知り、作ることが大切。スキンケアなどと同じく、不調が極力ない状態を維持するよう心がけると違和感を認識しやすくなり、不調を感じたときに、適切なケアでのコンディショニングが可能に。

　毎日、1〜2分でもいいので、体の状態を意識する習慣を作りましょう。そもそも「違和感」が何かわからない場合には、具体的に体の一部分ずつ意識する「ボディスキャン（P.70〜）」がおすすめ。むくみや肩こり、腰痛などがないか試してみて。その部分を目視したり、触ることで違和感を覚えることもあるでしょう。

　一度違和感に気づいたら、今日だけ現れたものなのか、それとも慢性的に続いているのかを考えてみて。その日だけなら、仕事中の体勢など、思い当たることがあるはず。そのときは、疲れた部位に効きそうなケアを本書のピラティスやストレッチから探してみてください。それすら辛いなら、簡単なボディケア（P.45）でもOK。

　もし慢性的なものなら、病気などのサインである可能性も。心や体の不調をそのままにしておくタイプの人は、病院へ行くことも億劫に思いがちだと思いますが、なにより命や健康に関わることです。早めに病院にかかるようにしてください。

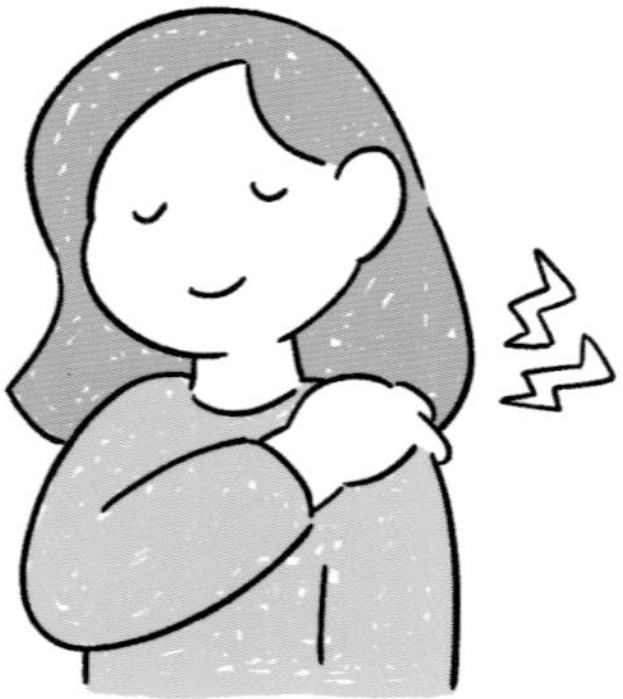

# Part 1

Daily Skincare

# スキンケアの基本

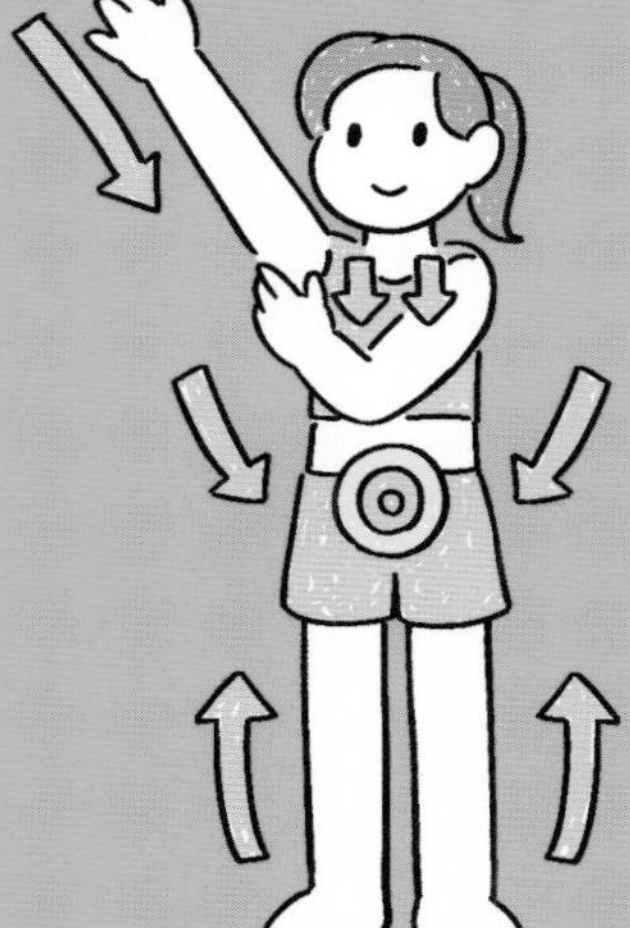

肌や髪、爪などをきれいに整えるためにおさえておきたい
基礎知識やケア方法、おすすめアイテムを紹介します。
自分にあった正しいケアで、自分の底あげをしてみて。

Daily Skincare

# 自分の肌質を知る

## 適切なスキンケアは肌質の把握から

スキンケア製品やケアの方法を決める前に、**自分がどんな肌質なのかを知ることが必要**です。肌質がわかれば、肌トラブルの原因につながる食事や生活習慣、クセなどに気がつくことができます。

肌質は大きく分けて4タイプあります。

**【普通肌】水分と皮脂のバランスがよい**
**【乾燥肌】水分や皮脂が少なく、カサつく**
**【脂性肌】皮脂の分泌が気になる**
**【混合肌】額や鼻周り、あごなど顔の中心に皮脂が多く、頬や口、目周りは乾燥する**

肌質の見極めは、左ページのテストを実践してみてください。正面を向いたまま、すぐにあてたティッシュが落ちるのは乾燥肌です。下を向いたときにティッシュが落ちるのは普通肌、落ちない場合は脂性肌となります。脂性肌の場合は、混合肌も疑ってみましょう。頬を触ってみると、額との質感の違いを感じることがあります。わかりにくい場合は、頬でも同様のテストをしてみましょう。すぐにティッシュが落ちる場合は、頬は乾燥しているので混合肌です。

**肌には、水分と油分がバランスよく必要です。**乾燥肌には、水分だけ足りない人と、水分と油分どちらも足りていない人の2パターンあります。脂性肌の人は油分に対して水分が足りていない状態です。バランスが悪いと、肌トラブルの原因になります。

特に脂性肌は、皮脂が酸化していたり、皮脂を取りすぎていると保湿した水分を保てなくなります。**化粧水の前に、馬油など皮脂に近い油脂を足してあげましょう。**

肌質を問わず、水分と油分で最低2ステップのケアを行うのが理想的です。

# 肌質チェックテスト

自分にあったケアを知るためには、肌質の確認から始めます。



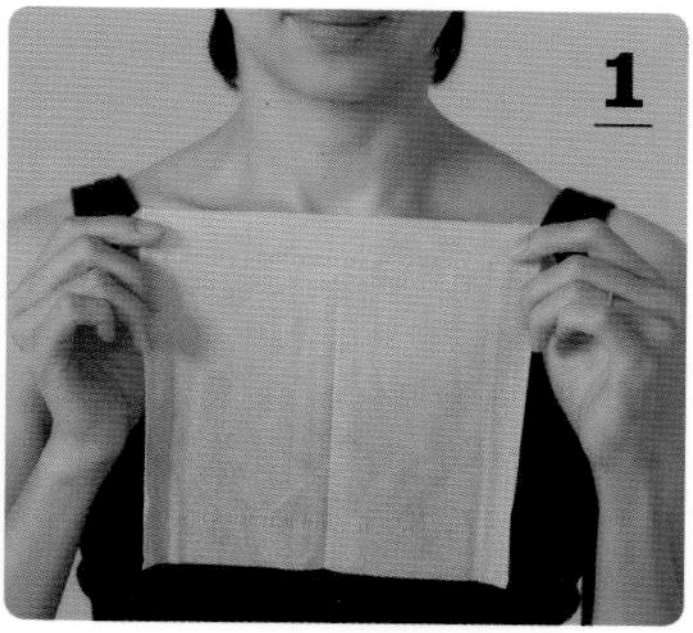


1枚に剥がしたティッシュを用意する。

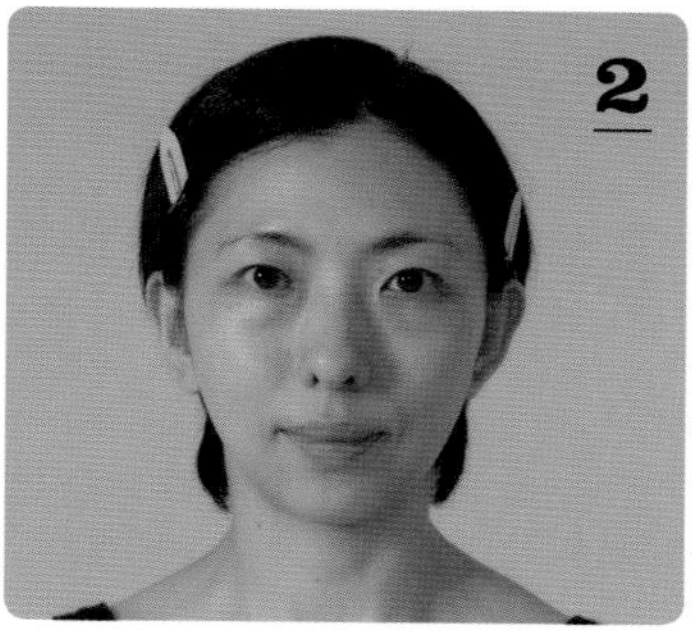


洗顔後、スキンケアアイテムをつけずに6～7時間程度寝る。

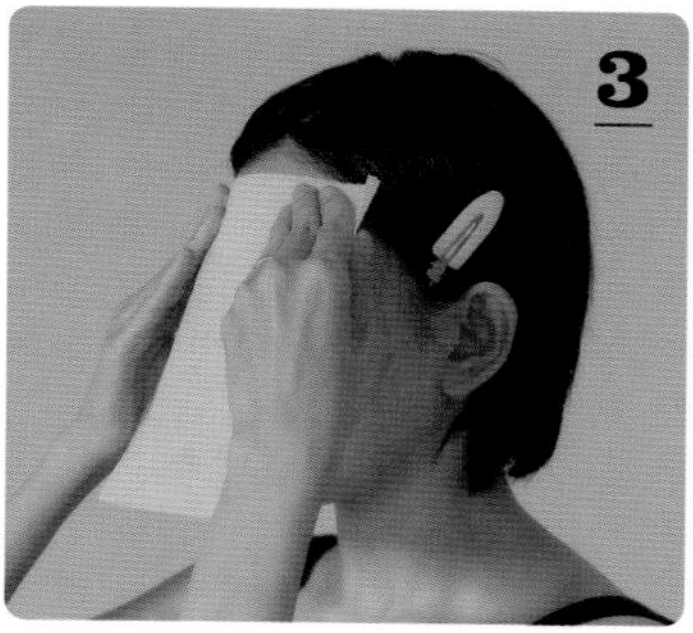


朝起きたら、用意したティッシュを額にあてる。

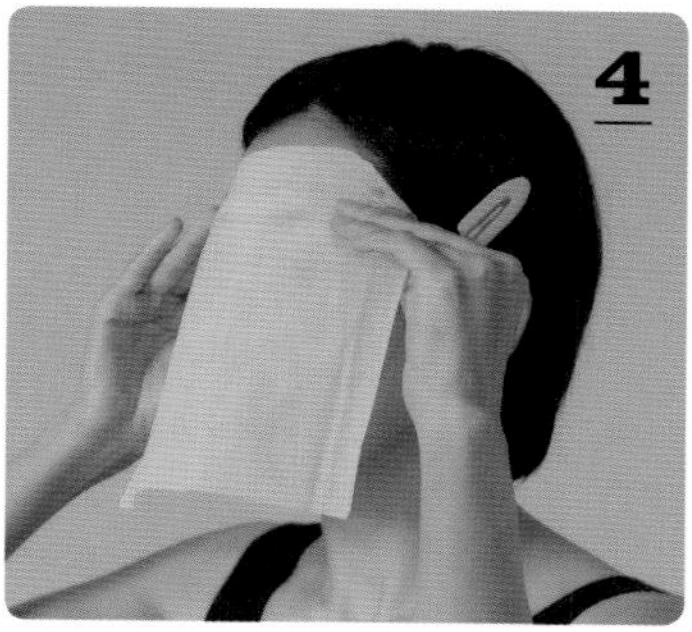


額全体にあてたら、手を離す。

## 普通肌

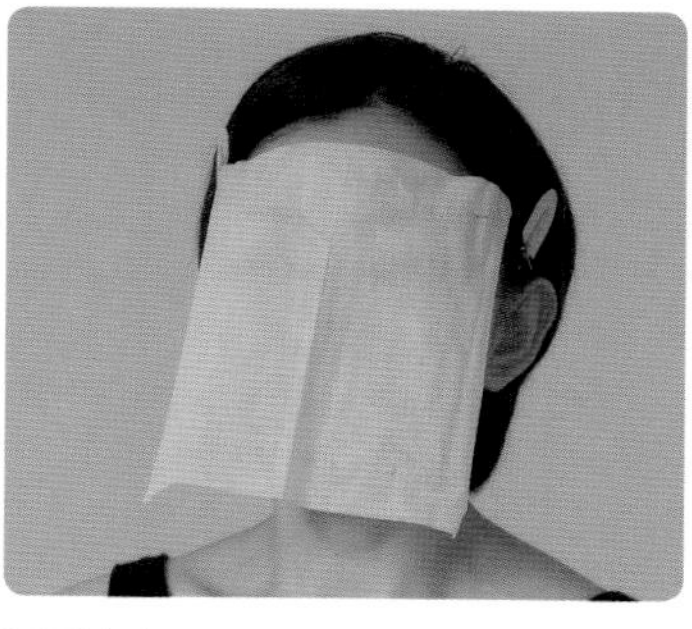

正面を向いているときはティッシュが落ちない程度の皮脂量。下を向くとティッシュが落ちる。

## 脂性肌

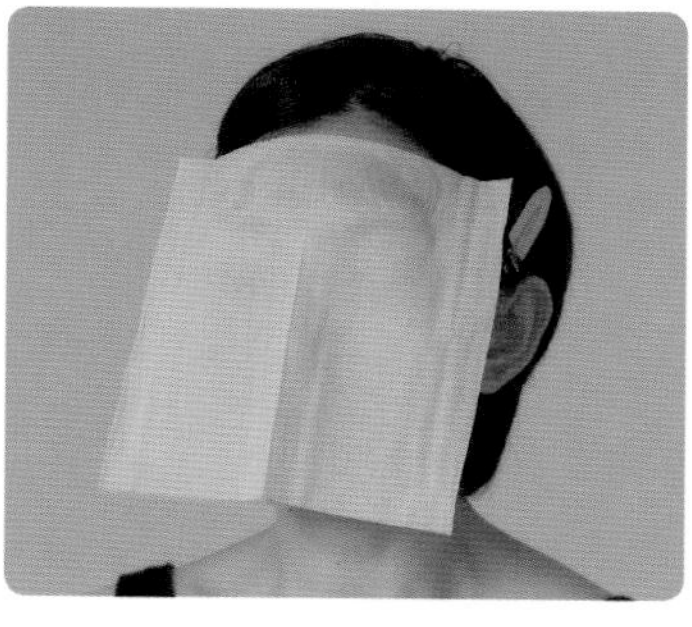

正面や下を向いたときにも、ペッタリとティッシュが額にくっついて離れない皮脂量。

Daily Skincare

# スキンケアは何のためか

## 美容以前に健康や身だしなみのため

スキンケアと聞くと、「美意識が高そう」、「自分には縁遠い」と感じる方もいるかと思います。しかし最近では、年々強さを増す紫外線によって起こる皮膚疾患の予防や、清潔感のある肌を保つための身だしなみとして行うことも増えています。

例えば髭や産毛剃りをしても、スキンケアをしなければ、肌が削れて傷み乾燥が進んだり、そこから雑菌が入って化膿してできものができてしまったり……。見た目を整えようとしたのに、結果、悩みが増えてしまうことも。肌を清潔に保つことは年齢や性別にかかわらず必要なことなのです。

美容面でも、以前は肌が荒れたのなら化粧で隠せばいいという考えが主流でした。しかし、スマホカメラなどの画質があがり、肌悩みをカバーしたその化粧の厚みや元の肌の質感まで写りこむようになりました。また、対面で会える機会をこれまで以上に大切にするようにもなりましたね。そのため、今は隠すのではなく土台である肌から整え、肌の質感を活かして薄化粧をする考え方が市民権を得てきています。

ケアは日常の積み重ねが大事です。人に会うイベントなどがある直前に気合いを入れて取り組んでも、一晩で劇的に肌が変わることは、残念ながらほとんどありません。使い慣れない高級パックで逆に肌が荒れてしまうかも。歯磨きなどと同じく、日々の習慣として継続してみてください。リモートでの交流が増え、人と直接会うことが減った方は、いつか対面するときのために日々準備をしておけるチャンスです。ケアをすることで、肌トラブルなどの悩みが解消され、快適に過ごしやすくなるメリットもあります。今やスキンケアは美容だけでなく、その前に肌の健康を維持するためにも取り組むものとなっているのです。

# 紫外線による悪影響

**紫外線は、近年増加しています。美容効果だけのためではなく、自分の身を守るためにもUVケアをしましょう。**

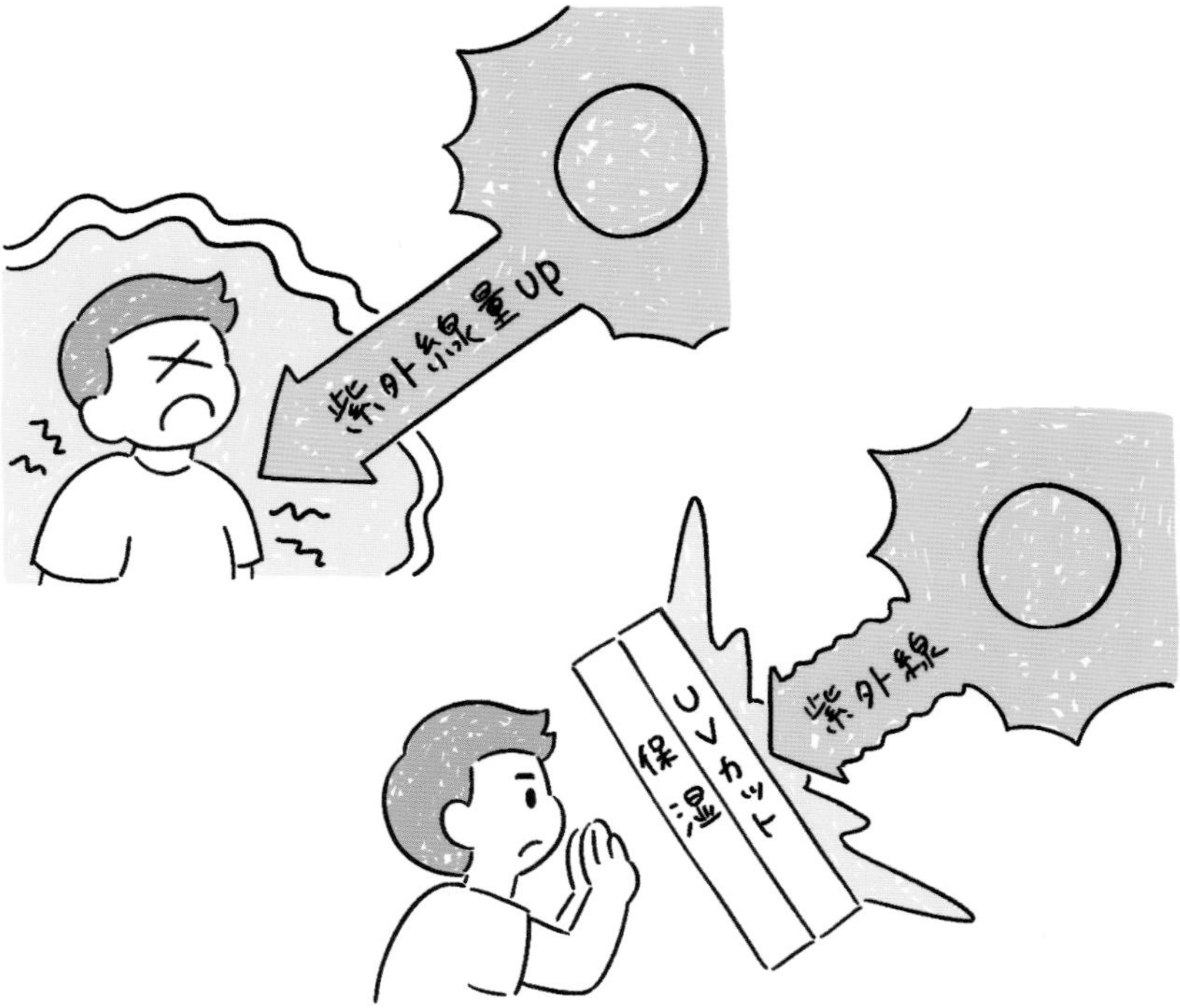




## 紫外線によって病気になることも

近年、やけどレベルの日焼けをすることがあるほど、紫外線は強さを増しています。強い紫外線を浴びていると、皮膚ガンや皮膚疾患のリスクが高まります。日焼けを気にしないから、化粧をするわけじゃないからと紫外線対策をしないのは、とても危険なこと。肌の水分を守り、肌へのダメージをガードするためにも必要不可欠なのです。最近では、日焼け止めを塗らずにゴルフなどをしていた人が、蓄積されたダメージを自覚して、質問をくださることがありました。また、巷にはベビー用の日焼け止めもあり、子どもの生後まもなくからスキンケアに取り組むよう学ぶ人も多いようです。ケアは何歳からでも始めてください。

Daily Skincare

# クレンジング

## ・化粧を落とす
## ・油性の汚れを落とす

クレンジングは化粧をしている人が行うもの、というイメージではありませんか？実際はＵＶケアの日焼け止めなどは、洗顔だけでは落としきれない汚れを含んでいます。そのため、ＵＶケアだけをしている人でも、クレンジングは導入したほうがよいとされています。

また、クレンジングには、油で油を落とすという効果があります。そのため、普段化粧をしていない人でも肌質がオイリーなら、定期的に洗顔前にクレンジングをするのがおすすめです。皮脂が気になるところのみ、10日に1回程度行うだけでも、スッキリとします。

化粧を落とす目的のクレンジングの場合、汚れを落としながら一緒にマッサージをするのは控えましょう。クレンジング剤に溶け出したファンデーションなどの汚れを、肌に擦りつけることになってしまいます。そうすると毛穴に汚れが入り、肌を傷める原因になります。クレンジング剤を顔につけたら、汚れをつけたまま擦り続けずに、いったんなるべく手早くさっぱりと落としてしまうのがポイントです。オイリーな肌質ケアのためのクレンジングの場合は、多少ゆっくりと落としても問題はありません。

肌のケアをするにはまず、しっかりと汚れや余分な皮脂、角質を取り除くことが大切です。適切なクレンジング方法で、スッキリときれいに汚れを落としましょう。

Recommended Item!

おすすめアイテム

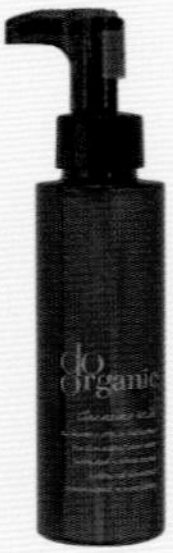


**ドゥー オーガニック クレンジングミルク**

うるおいを奪いすぎず、しっとりした洗いあがり。すすぎも早く、W洗顔も不要。

# 正しいクレンジング方法

短時間で手早くしっかりと、化粧や油汚れを落とします。



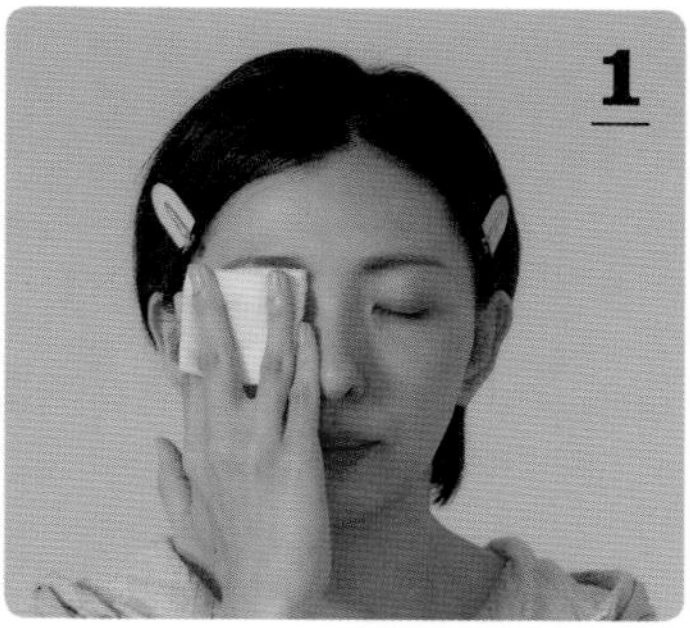


クレンジング剤を染み込ませたコットンを、目などのポイントメイク部分にあて、なじませてから拭き取る。

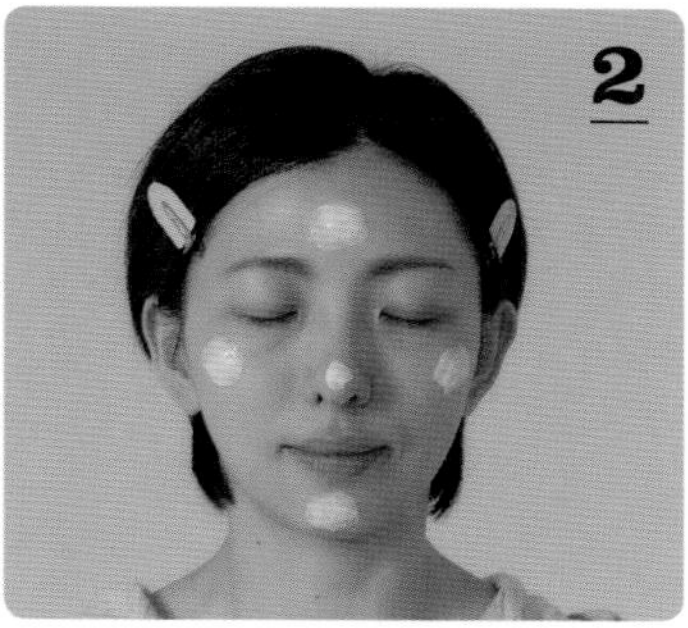


額、鼻、あご、両頬の5点にクレンジング剤をつける。化粧をしていない人は、ここからスタート。

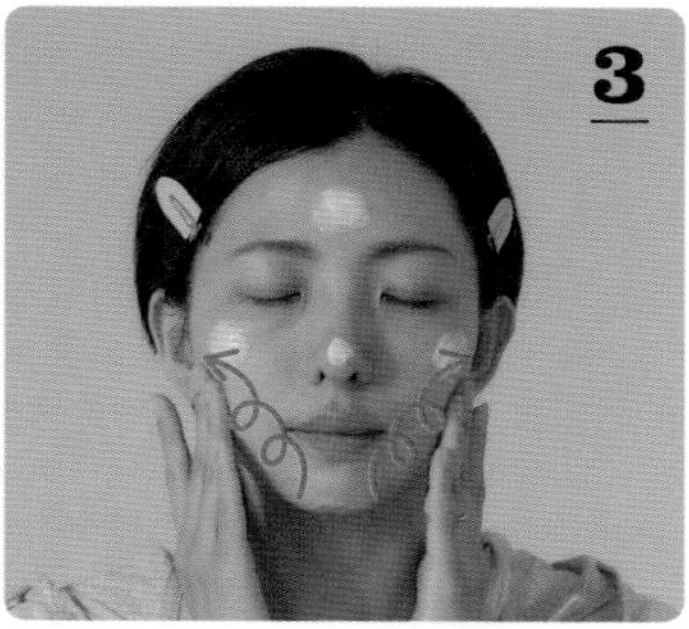


あごにつけたクレンジング剤を、くるくると円を描くようにしてあごから頬のラインに塗り広げる。

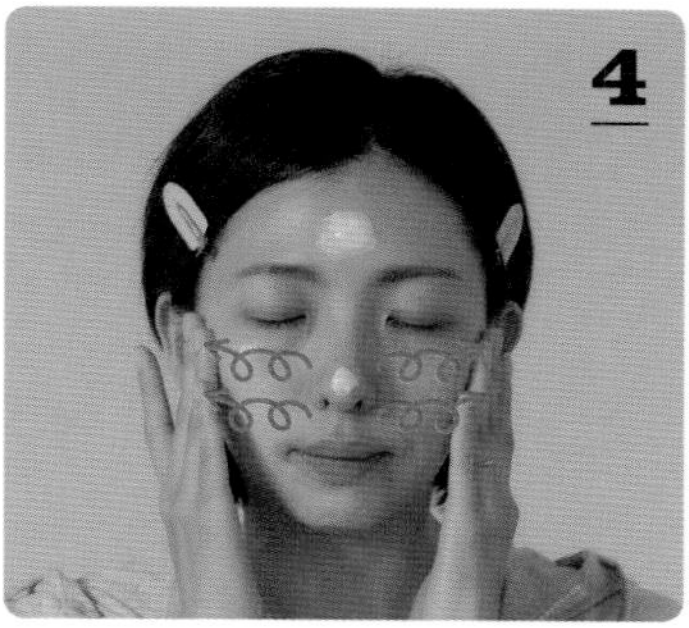


頬につけたクレンジング剤も、くるくると円を描くようにして、頬全体に塗り広げていく。

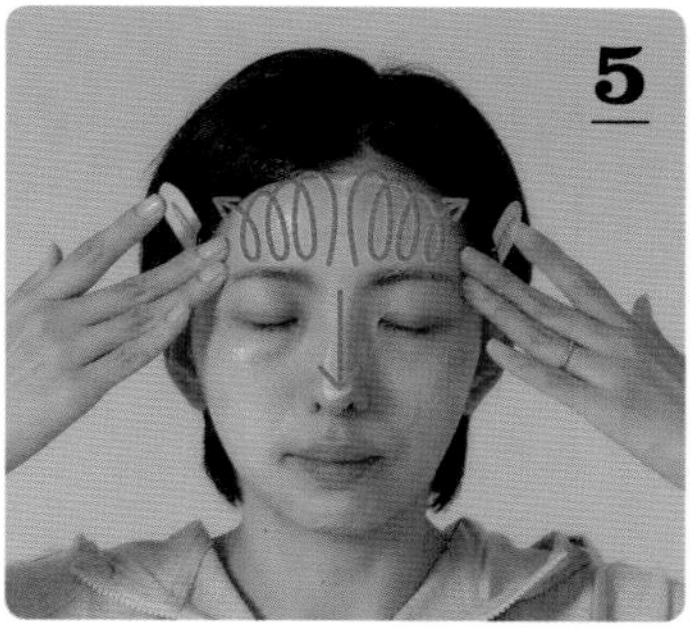


額と鼻につけたクレンジング剤も同様に。鼻筋は上下に撫で、小鼻や口周りは指先を使って往復する。

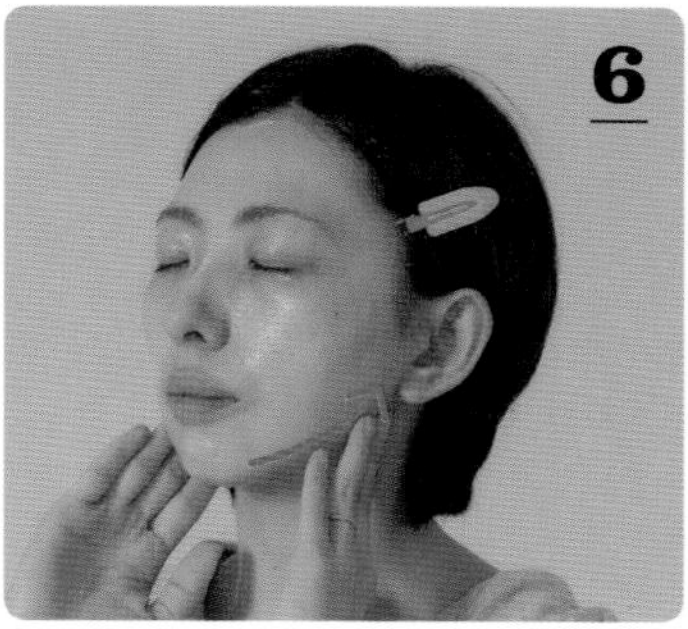


フェイスラインは、下から上へ流す。目の周りなど、塗り残しがないか確認してから、ぬるま湯で洗い流す。

Daily Skincare

# 洗顔

## ・水性の汚れを落とす
## ・埃や花粉を取る

化粧や皮脂汚れをクレンジングで落としたら、洗顔せっけんを使用して埃や花粉など水性の汚れを落としましょう。キメの細かい泡を使って、指を肌につけずに洗うのが、肌を傷つけずきれいに洗うポイントです。

キメの細かい泡は、ツノが立つくらいの固さで、気泡の粒が均一に細かいものが好ましいです。手から流れるほどゆるく、大きな気泡が混ざった粒の不揃いなものは、泡立てが足りていません。毎回キメの細かい泡を作るのは大変なので、泡で出るタイプのポンプを使用するのがおすすめです。特にナチュラル系のせっけんを使う場合は泡立ちにくいので、自分で泡立てるのは根気のいる作業になります。

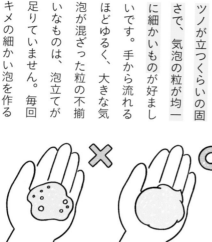

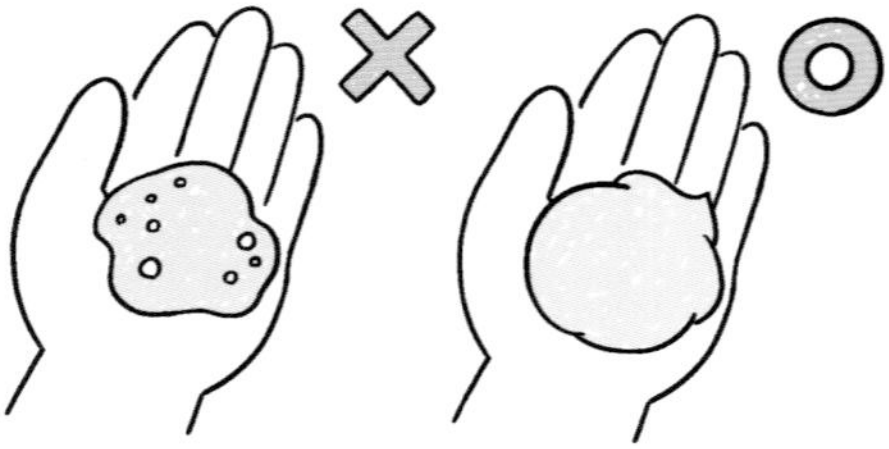

キメの細かい泡が用意できたら、泡のクッションで顔を触るイメージで洗いましょう。泡の弾力で肌に広げるか、くるくると円を描くように泡を広げて洗顔します。触れるのは泡のみで、直接手で顔に触ってはいけないくらいの意識で洗いましょう。そうすることで、肌を傷つけずに優しくきれいにすることができます。

Recommended Item!

### おすすめアイテム

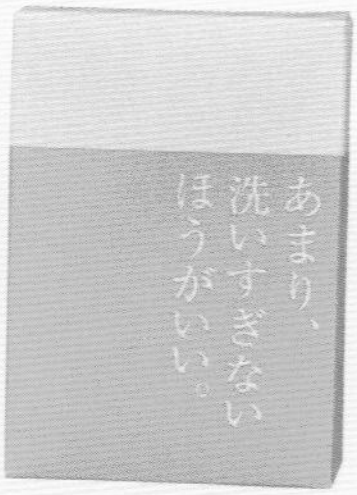


ネスノ
バランスウォッシュ

うるおい成分の天然シルクパウダーや、温泉に含まれる美肌成分を使用した洗顔料。

# 正しい洗顔方法

泡だけで洗うことで、摩擦によるダメージを軽減させます。

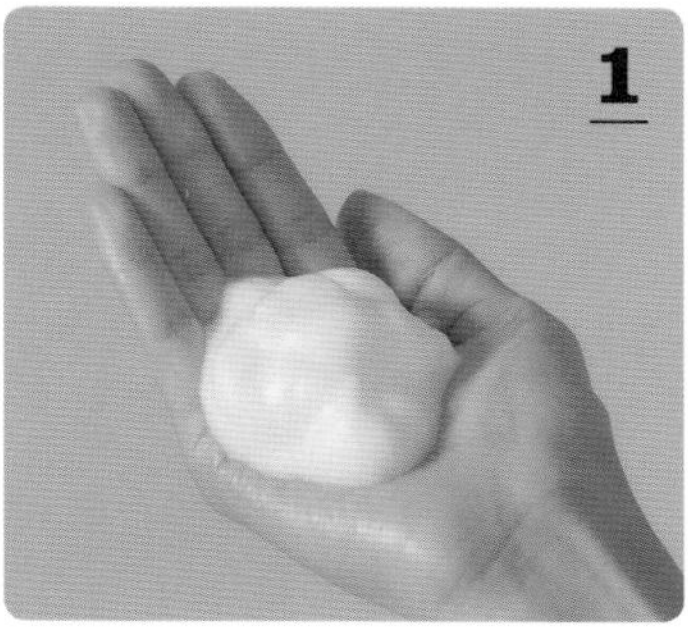


キメの細かい泡を、手にこんもりとのせる。

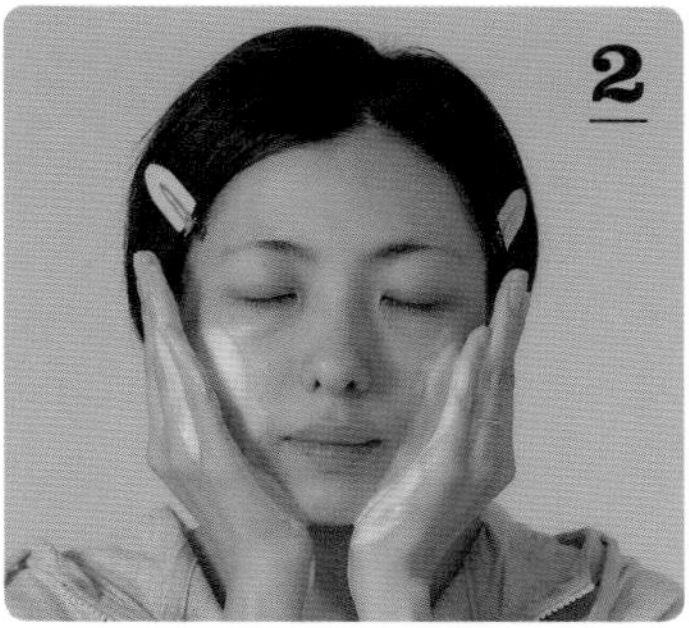


頬に泡をあてて、広げる。手で直接触らないように、注意する。

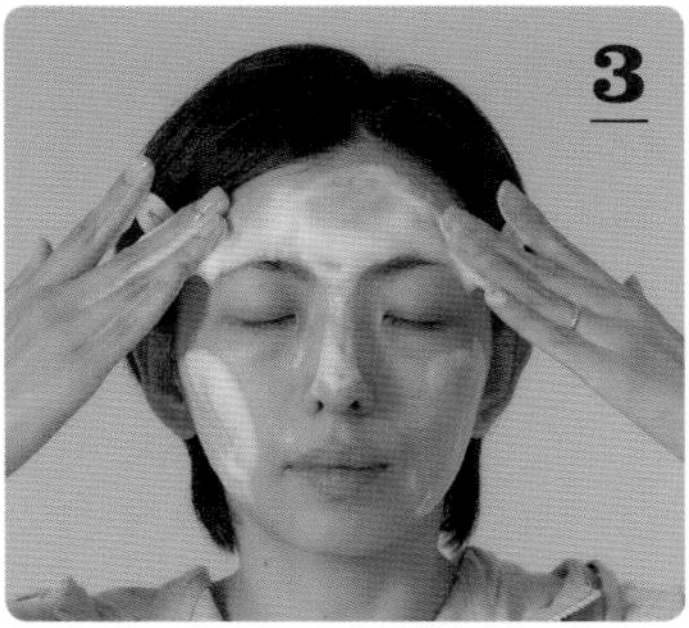


額と鼻筋のＴゾーンにも、指が触れないようにしながら、泡を広げる。

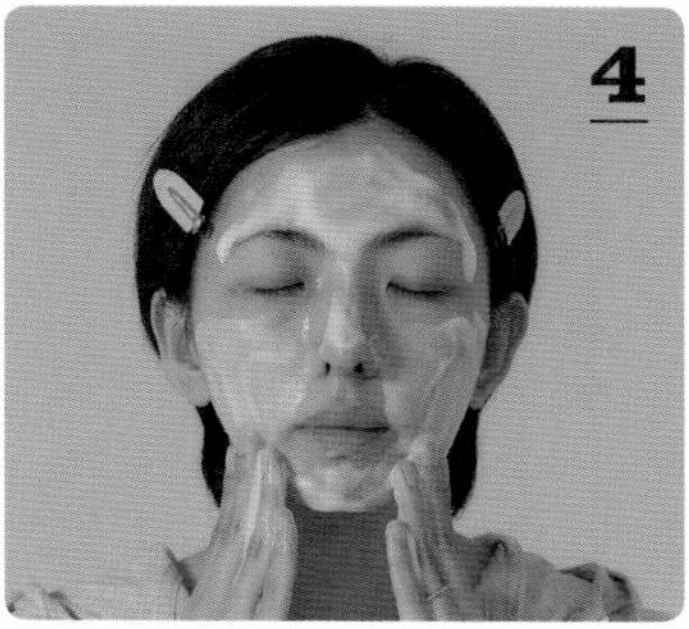


あごの周りと口周りにも、同様に泡を広げる。

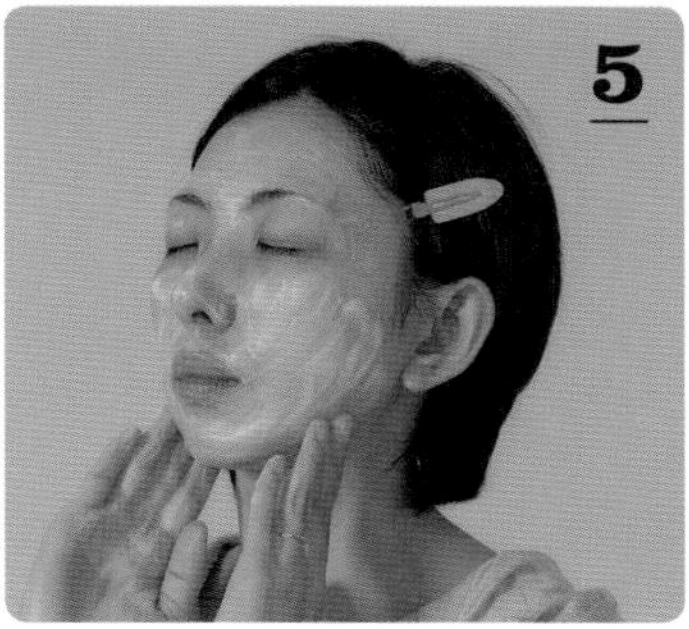


フェイスラインまで、しっかりと泡を広げて洗う。

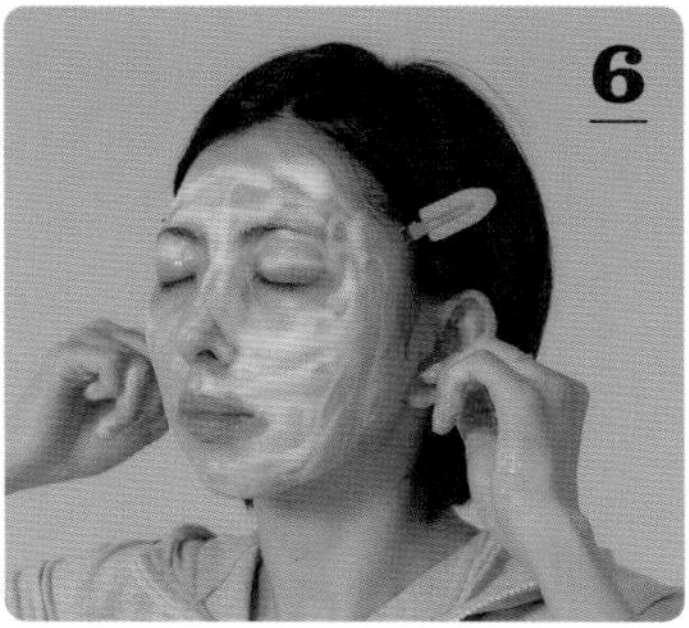


最後に、耳までしっかりと泡をつけて、水で洗い流す。

Daily Skincare

# 化粧水（ローション）

## ・水分を足す
## ・うるおいを与える

化粧水は、ダイレクトに肌へ水分を与える役目があります。どのような肌質でも水分はなくなりやすいので、充分にうるおす必要があります。そのため、ドライやオイリーなど肌質に関係なく、洗顔後は必ず化粧水をつけるようにしてください。

化粧水は、コットンを使うのがおすすめです。コットンで拭くと肌に水分の道を作ることができ、後でつける乳液やクリームなどの浸透もよくなります。サラサラした化粧水は、流れやすいのでコットンを使って拭くのが最適ですが、とろみのあるものは手で感触を確かめながらつけるのもよいでしょう。

化粧水をつけた後、1分程経ってから指で触って、肌が貼りついて戻ってくる感覚があれば、肌に化粧水が染み込んだ証拠です。そのタイミングで、次のケア用品をつけましょう。逆に指で触ってサラッとしていたら、もう一度化粧水をつけてください。

クマやほうれい線、毛穴や額のシワなど、気になる部分はローションマスクで集中ケアをしましょう。たっぷりと化粧水をつけたコットンを貼りつけパックをするだけです。パックは長い時間やりすぎると逆に乾燥するので1～2分でOKです。

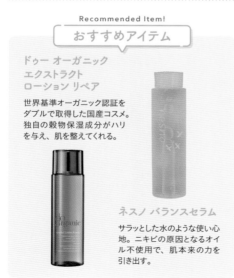

Recommended Item!

### おすすめアイテム

**ドゥー オーガニック エクストラクト ローション リペア**

世界基準オーガニック認証をダブルで取得した国産コスメ。独自の穀物保湿成分がハリを与え、肌を整えてくれる。

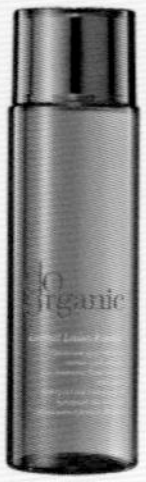

**ネスノ バランスセラム**

サラッとした水のような使い心地。ニキビの原因となるオイル不使用で、肌本来の力を引き出す。

# 正しい化粧水の使用方法

しっかりと肌に浸透するよう、丁寧に保湿する。

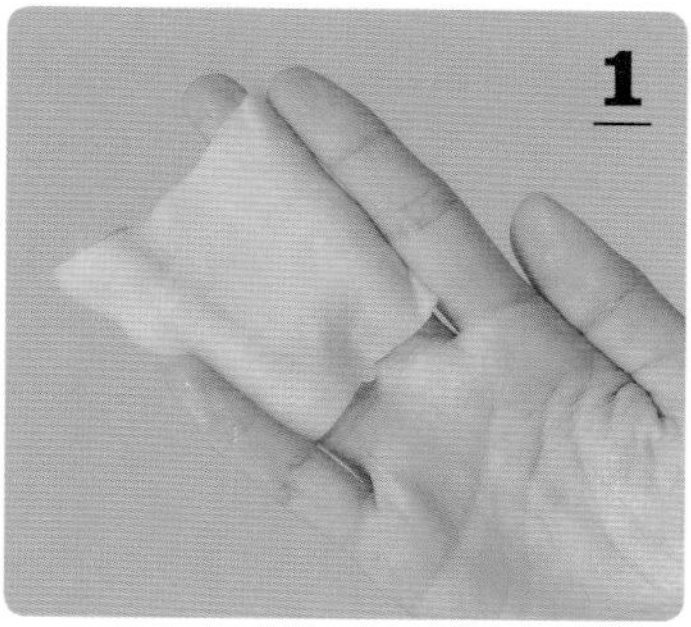


指が透ける程度、コットンにたっぷり化粧水を染み込ませる。

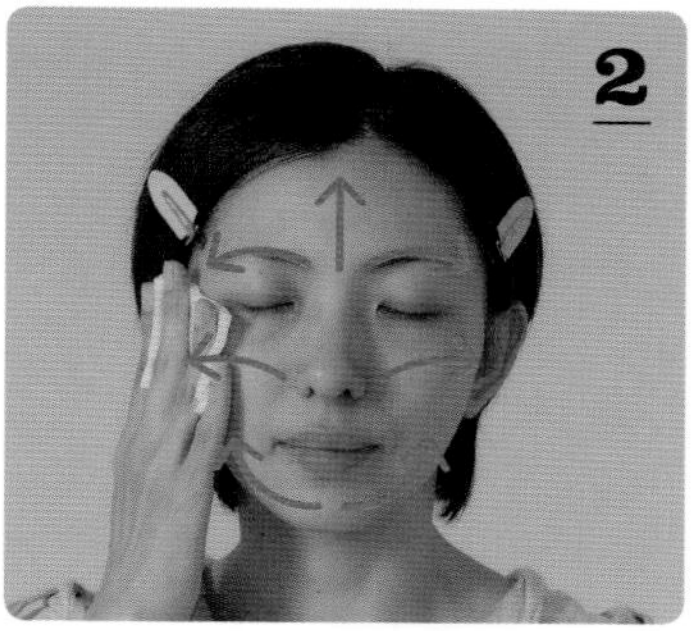


頬、あご、額、眉の順で顔の中心から外側へ向かうように、全体を優しく拭き取る。

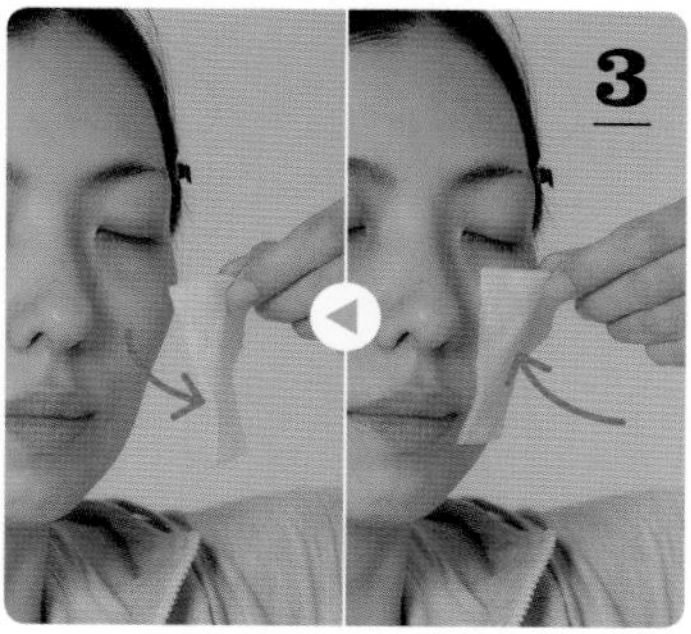


余裕があれば、新しく**1**の化粧水コットンを用意する。コットンの端を持って揺らし、頬へピタピタと貼りつける。数回くり返す。

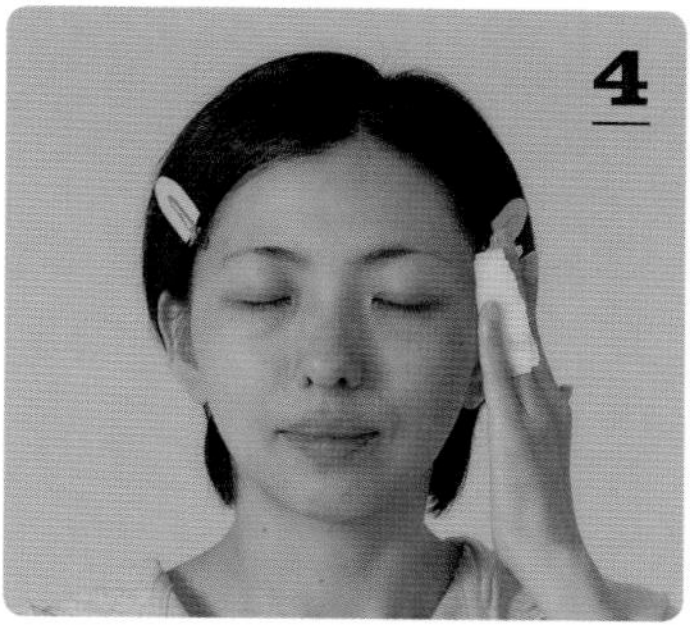


コットンをしっかり持ち、トントンとタップするようにして顔全体に化粧水をつける。

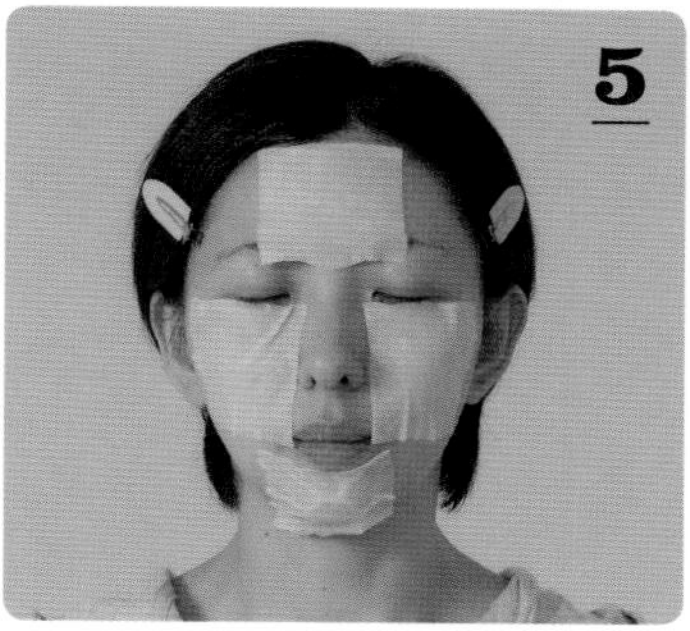


余裕があれば、新しく**1**の化粧水コットンを用意する。化粧水をつけたコットンを2枚に裂く。頬とあご、額に空気を抜きながら貼りつけ、1～2分パックする。

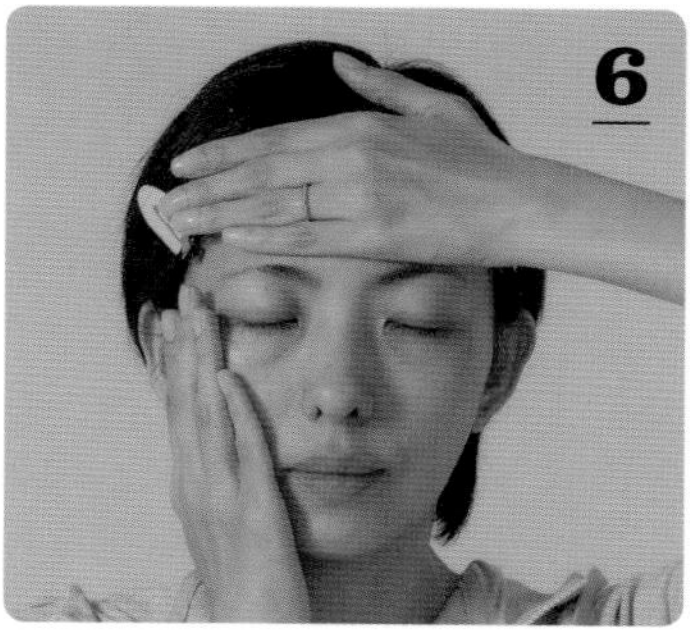


頬や額に手のひら全体をあて、少し引きあげるように軽く圧をかける（ハンドプレス）。乾燥している部分があれば、再度化粧水をつける。

Daily Skincare

# 美容液

## ・肌悩み別で調整する
## ・保湿、美白とエイジングケア

美容液は、肌悩みがあるときに保湿や美白効果が期待できるケア用品です。化粧水などと違い、必ずしも使用しなければいけないものではありません。自分の悩みに応じて使用するアイテムです。必要な人が、必要な場所に使うスペシャルケアと考えてください。

セルフケアにおいては、自分の肌の悩みを明確に把握して本当に必要なケア用品か判断をする必要があります。取捨選択ができず、充分に行き渡っている栄養までケア用品で与えてしまうと、栄養過多により、肌荒れやニキビなどの原因になってしまうこともあります。きちんと必要なケアを必要なときに取り入れましょう。

さまざまな人の肌に触れる機会がありますが、ほとんどの人は乾燥ぎみなので保湿をおすすめします。そのほか、加齢による肌のシワなどで悩む人は、エイジング美容液、透明感が欲しいならば、美白美容液をお試しください。

「スペシャル」ケアだからと言って、ときどきつければよいというわけではありません。美容液を取り入れるときは、毎日続けることが重要になります。日々の積み重ねでしっかりと美容液がなじみ、効果が発揮されます。

Recommended Item!

### おすすめアイテム

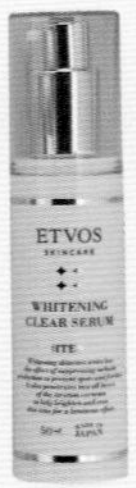


**ETVOS**
**薬用 ホワイトニング クリアセラム**

敏感肌でも使いやすくセラミド配合で、1本で美白と保湿にアプローチが可能。

**OLIGOLOGIC**
**カルチャリングセラム**

うるおいを生み出す肌の環境作りをサポート。美肌菌と相性のよい、ダブルのオリゴ糖を高配合。

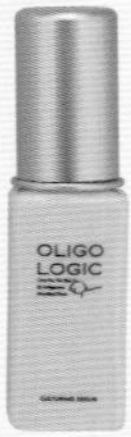

# 必要なケアを見極めて加える

肌質を踏まえて適切なケアをすることで、
自分の理想を叶えることができます。

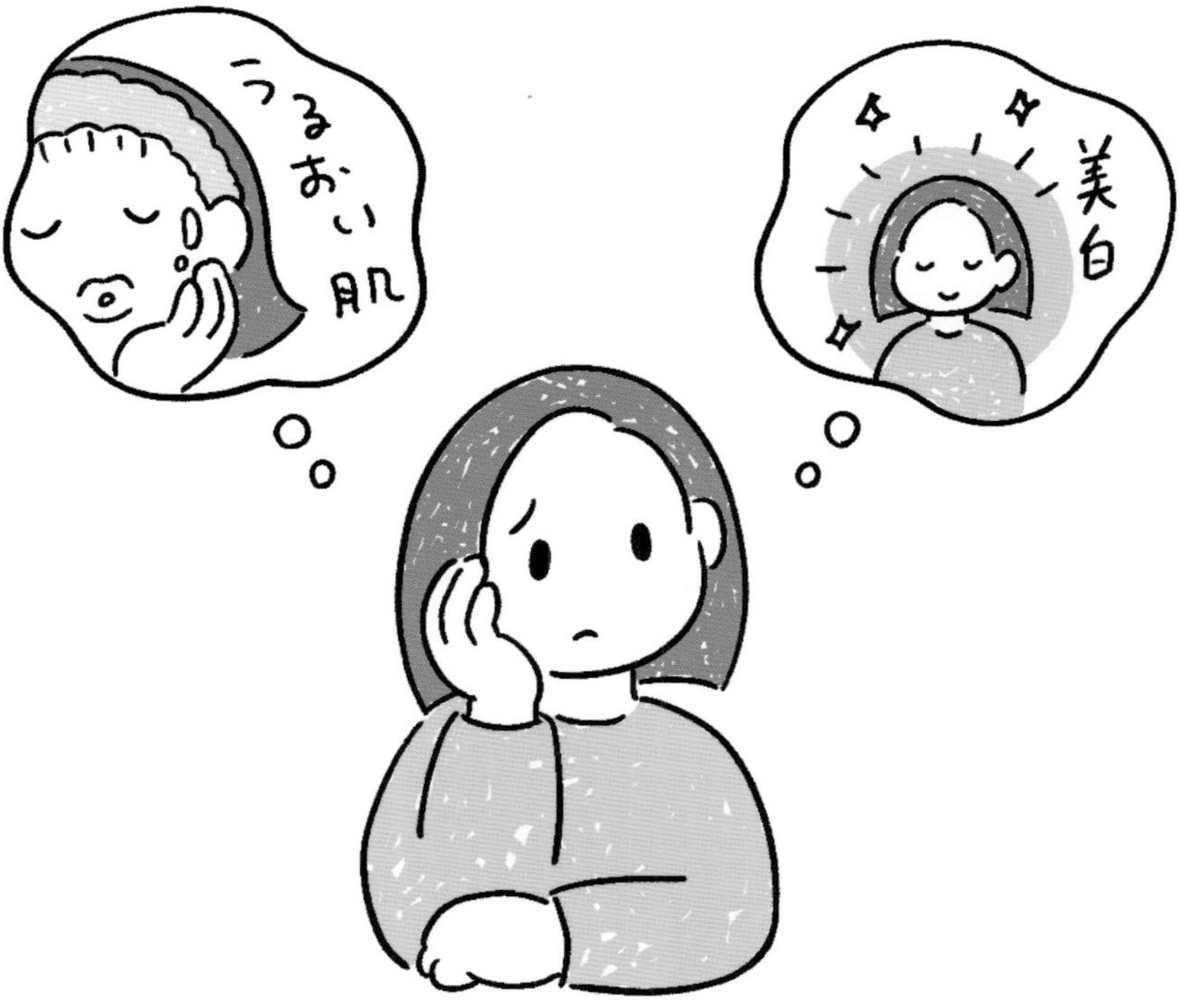




## 自分の肌トラブルや理想の肌質を明確にする

乾燥肌でパサつく肌をしっかりうるおった肌にしたい、くすみがちな顔色だけれど透明感のある肌にしたい、ほうれい線やシワが目立ってきたのがなんだか気になる……など、肌の悩みはさまざまです。まずは自分の肌質と悩みをとらえ、自分が目指す肌を明確にして、必要なケアを選択するのが重要。肌悩みだけでなく、肌質にもあわせたアイテムを選びましょう。使う場合は、毎日欠かさず続けることがポイントです。

Daily Skincare

# 乳液

## ・油分と水分を補う
## ・肌を柔らかくする

乳液の働きがわからないという人は少なくないはず。乳液には、水分と油分を同時に肌に届ける働きがあります。肌質に関係なく肌の水分は誰でも失われやすいので、基本的にマストで使用したいアイテムです。皮脂が多いとされるオイリーな肌質の人は、さっぱりと化粧水だけで済ませがちですが、ぜひ使ってください。また、クリームの前に乳液をつけると、保湿力が高くなるので乾燥肌の人にもおすすめです。

さらに乳液には、硬くなった肌を柔らかくしてくれる嬉しい働きがあります。肌が柔らかくなると、化粧のノリもよくなります。ＵＶカット効果のある乳液もあるので、スキンケアとＵＶケアがひとつで済ませられます。

また、乳液は油分が入った保湿剤なので、軽い化粧なら落とすこともできます。化粧直しなど、クレンジングを使うほどでない場面でも活躍してくれます。

乳液には、炭酸泡で出るタイプなど、テクスチャーにもさまざまな種類があるので、自分の目的や好みにあったものを選んでみてください。

Recommended Item!

### おすすめアイテム

**N organic**
**モイスチュア＆バランシングセラム**

肌のうるおいを守り、外部刺激をブロック。ベタつきにくい仕上がりで、乾燥小ジワを目立たなくする。

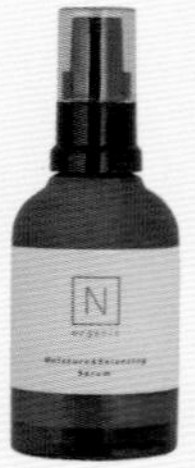


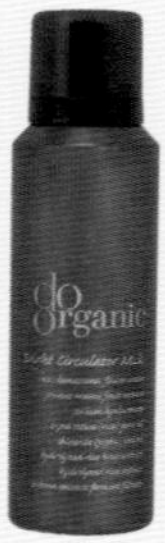


**ドゥー オーガニック ブライト サーキュレーター ミルク**

ホイップのような泡が肌にとろけていく、炭酸乳液。オーガニックコスメ。

# 乳液を上手に活用する

乳液の保湿力や、ソフトニングといった特性を、
効果的に取り入れましょう。

## 朝のルーティンに 乳液を取り入れる

乳液は、水分と油分を肌に届けることで、肌を柔らかくしてくれます。ほどよい油分でクリームよりも化粧が崩れにくいので、化粧やUVケアを行う朝に使うのもおすすめ。順番としては、洗顔し化粧水をつけた後に乳液をつけて、化粧やUVケアをしていきましょう。化粧をしない人でも、乳液には保湿しながら油分で水分の蒸発を防いでくれる効果もあるので、UVケア前に取り入れてください。

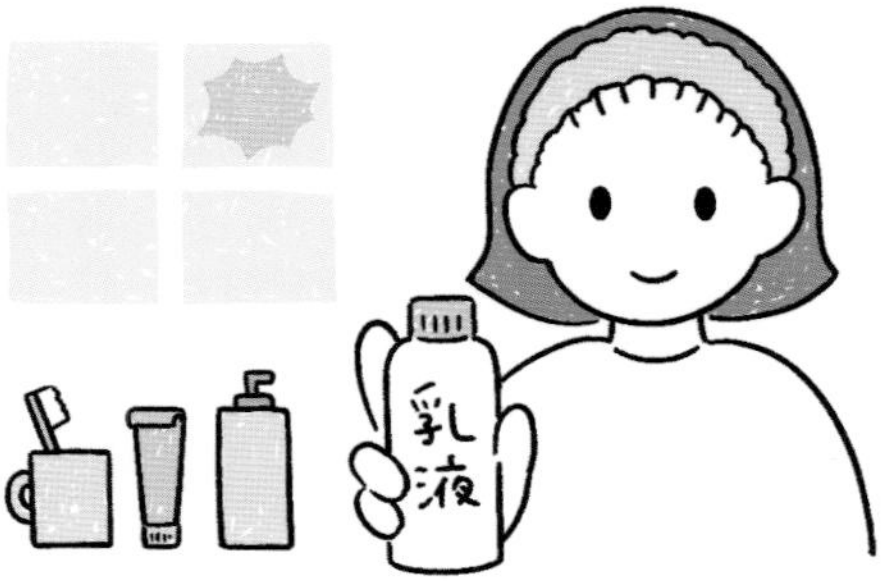




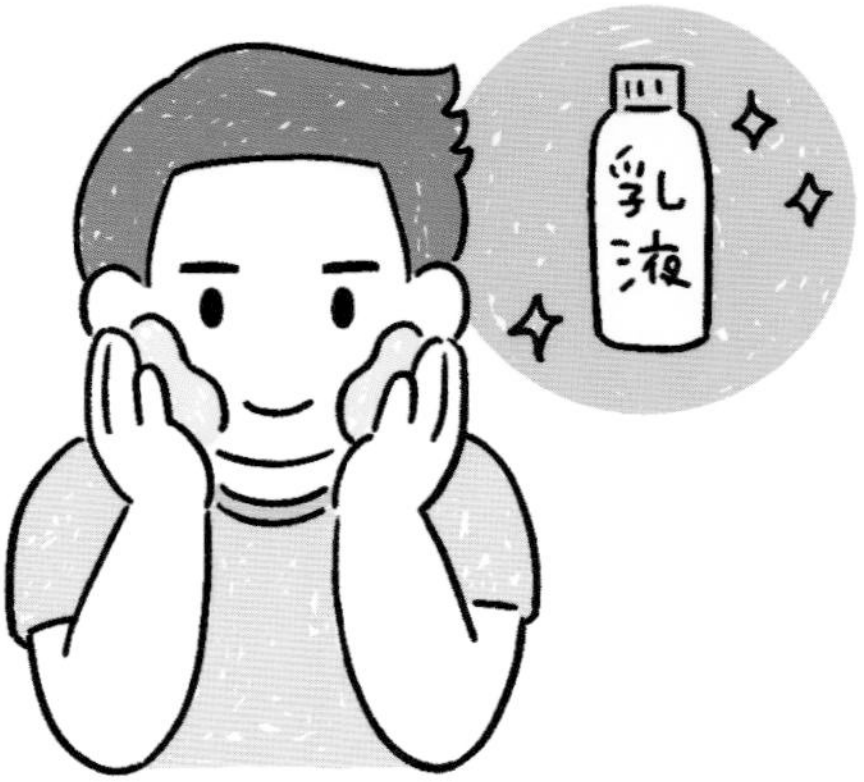


## オイリーな肌質でも 乳液で保湿する

油っぽい肌質の人は、油分の入った乳液を控えてしまいがちですが、クリームは使わないまでも乳液は使ってください。せっかく化粧水をつけても、蒸発を止めなくては水分不足になり水分と油分のバランスが崩れます。また、皮脂の多い人でも、洗顔後は皮脂も落ちて乾燥します。そのため、化粧水と乳液による保湿は、最低限のケアとして必ず行いましょう。

Daily Skincare

# クリーム

## ・保湿成分の蒸発を防ぐ
## ・美容成分を与える

クリームには、化粧水や乳液で保湿した水分を、油分により肌に閉じこめる蓋のような役割があります。オイリー肌など、乳液までで油分が充分足りている人は使用しないか、油分のないゲルクリームを使用しましょう。乾燥肌の人は、少しでもうるおい成分を逃がさないために、乳液の後はしっかりクリームをつけましょう。

クリームは、つけてひと晩おいてから、ゆっくりじわじわと効いてくる特徴があります。美容液同様に美容成分が豊かなものも多いので、肌質も悩みにあわせて選んでください。下まぶたやほうれい線、眉間のシワ、目尻のシワといった、年齢が現れやすい部分には、下から上、内から外を原則としてしっかり塗りこみましょう。

クリームの中には、美容効果が高い分肌に刺激を感じるものもあります。新しいスキンケアアイテムを試したいときは、化粧水など肌に触れるのが近いものではなく、クリームのように肌から遠いものから変えましょう。肌トラブルが起こらないか、きちんと様子を見るのがおすすめです。もし肌質にあわない場合でも、化粧水や乳液などでワンクッションおくことで、直接肌に届きにくくなります。肌質にあうのが一番ですが、大きく肌の調子を崩すことなく相性を判断することもできます。自分の肌にあったアイテムを探してみてください。

Recommended Item!

### おすすめアイテム

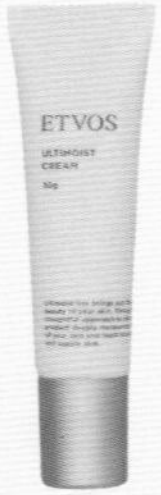


**ETVOS**
**アルティモイストクリーム**

うるおいを乾いた角層に行き渡らせ、ふっくらとハリのあるやわらかな印象の肌に導くクリーム。

# 正しいクリームの塗り方

美容液や乳液も、同じ塗り方になります。

— Daily Skincare —

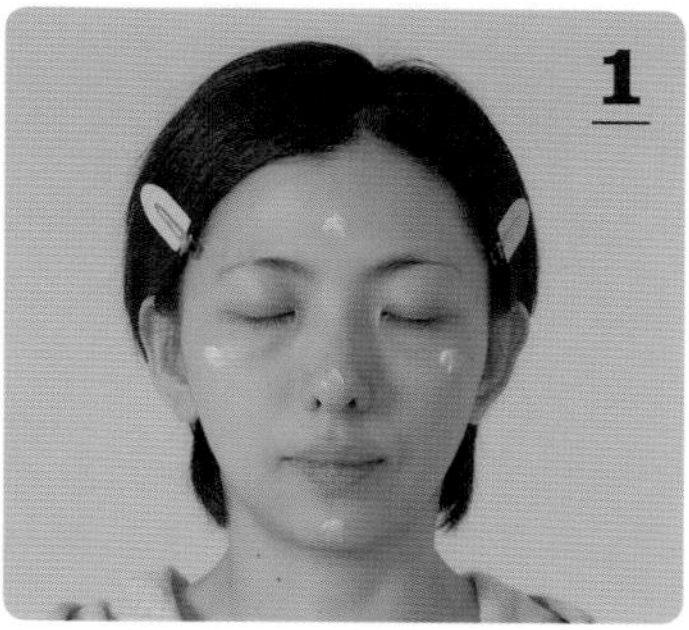


額と両頬、鼻、あごの5点にクリームを適量つける。塗る過程でクリームが足りなくなったら適宜追加する。

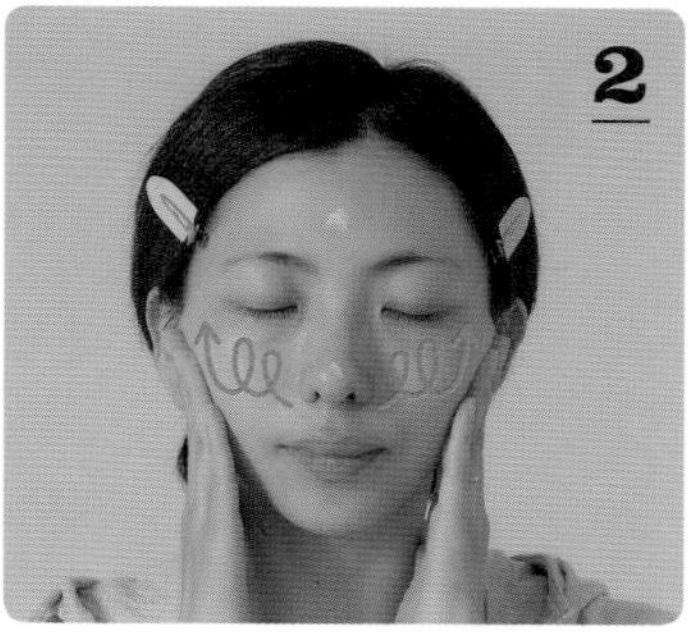


円を描くように、頬のクリームを頬全体に優しく塗り広げる。

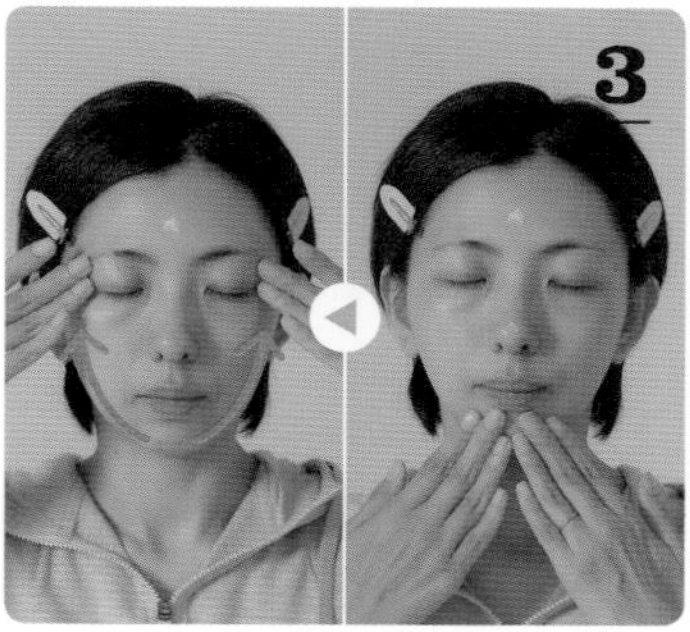


中指と薬指をあごにあて、あごから目尻までのラインにそってV字にクリームを伸ばし広げる。

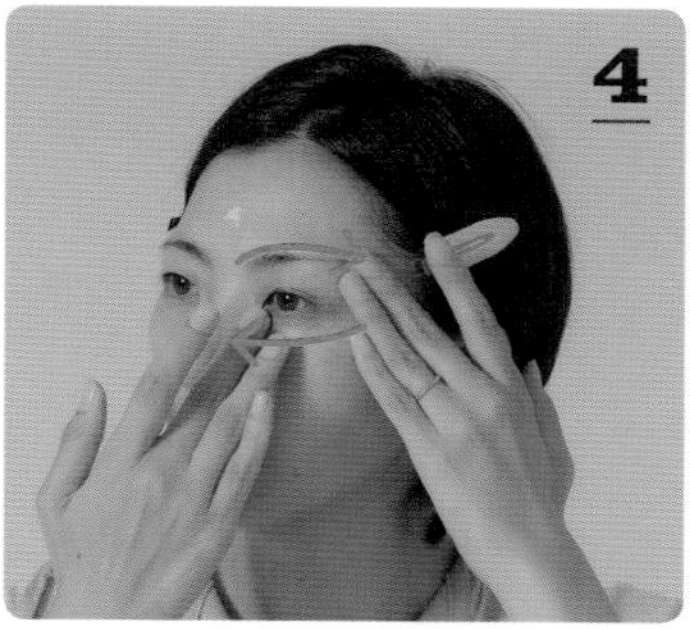


鼻筋は上下に撫で、小鼻は指先を使って往復する。上まぶたは目頭から目尻に向かって、下まぶたは目尻をやや上に持ちあげ、シワを伸ばしながら目尻から目頭に向かって塗る。

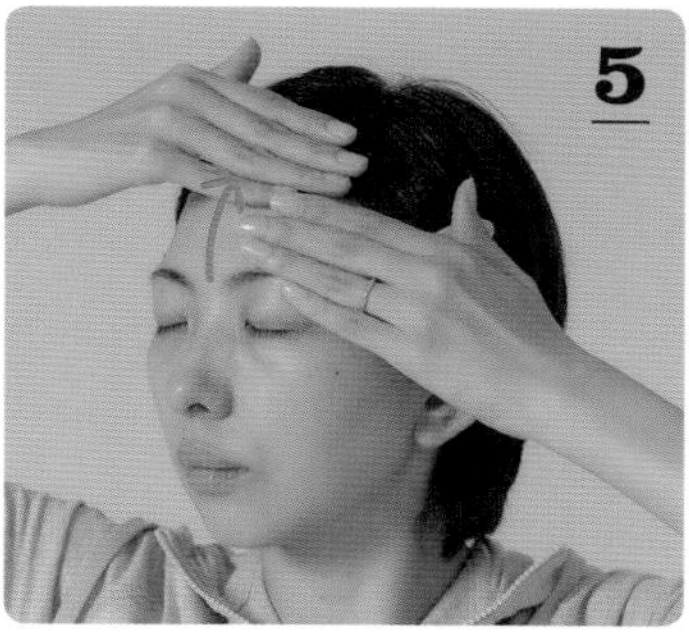


額は人差し指から小指までの4本指で、左右の手を交互に使って、眉毛から生え際までスライドしながらクリームを塗り広げる。

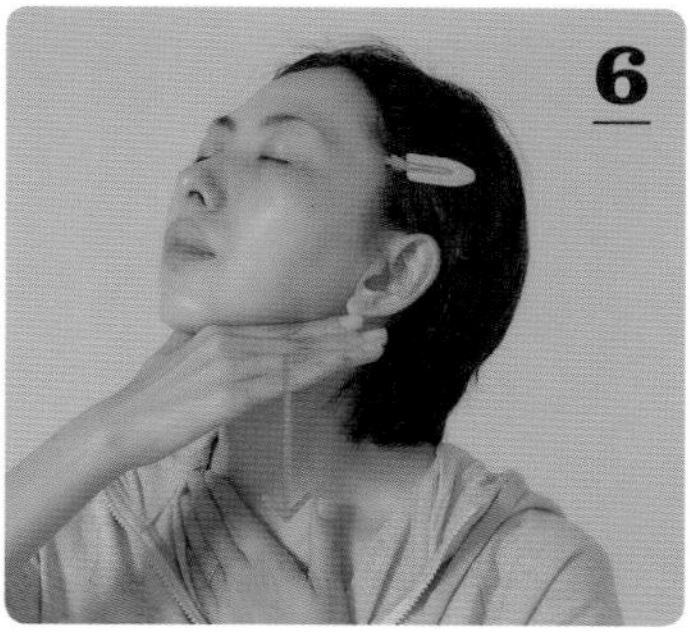


右手であごのラインを押さえて、左手で首筋を伸ばしながら塗る。

Daily Skincare

# リップケア

・保湿する
・見た目を整える

唇は、とても乾燥しがちな部分です。リップケアは、化粧をしない人にも、必須のケアです。また、口紅の下地にもなります。

唇が乾燥していると、口の端や唇が切れやすくなります。そのほかにも唇の血色が悪く見えたり、縦ジワによって疲れて見えやすくなったり。くすみや縦ジワも、乾燥によって増えてしまいます。唇にしっかりとうるおいを与えるためにも、ケアをしましょう。

唇の乾燥には「外的乾燥」と「内的乾燥」の2種類あります。摩擦や唇の水分不足以外に食べるものや体内の水分も影響しやすいため、リップクリームなどの外的な保湿のほか、インナーケアとして体内へ水分補給をする必要があります。唇周りの特別なケア方法もあるので、悩みのある人はスペシャルケアにも取り組んでみましょう。唇は皮脂腺がなく、角層も薄くてとても乾燥しやすい部分なので、乾きに気づいたときにいつでも保湿をできるようにしましょう。唇をうるおし、色味を整えることで顔色もよく見えるようになります。

Recommended Item!

## おすすめアイテム

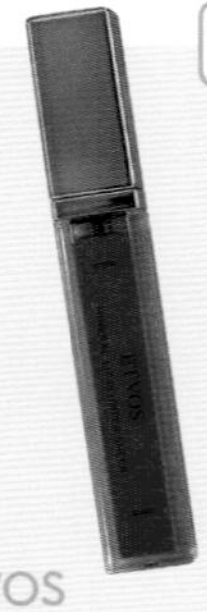

**ETVOS ミネラルリッププランパー シアー アップルレッド**

美容液成分が配合され、高いトリートメント効果。発色のよさと立体感で、透明感ある仕上がり。

**ちふれ 薬用リップ クリーム**

なめらかに伸び、濃密なうるおいで乾燥から唇を守る。優しいつけ心地で、ツヤのある唇に。

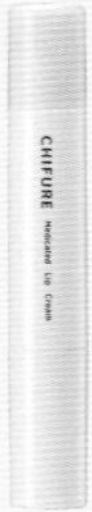


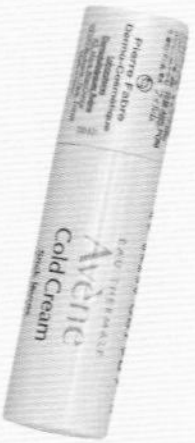


**アベンヌ 薬用リップケア モイスト 医薬部外品**

植物性スクワラン、シアバターなどの植物由来エモリエント成分を配合。乾燥や荒れ、ひび割れを防ぐ。

# 正しいリップケアの方法

話すとき、人の視線が集中する部分。しっかり保湿しましょう。



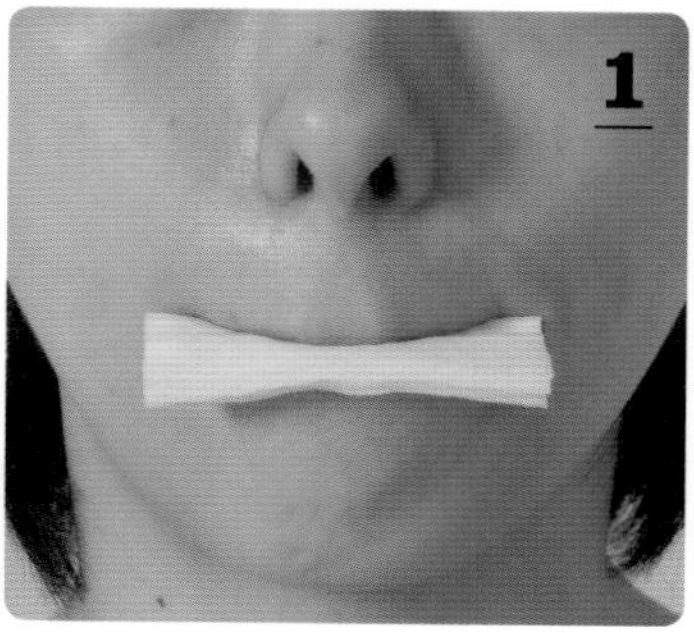


化粧水を染み込ませたコットンを、唇で巻き込むように2～3分はさむ。

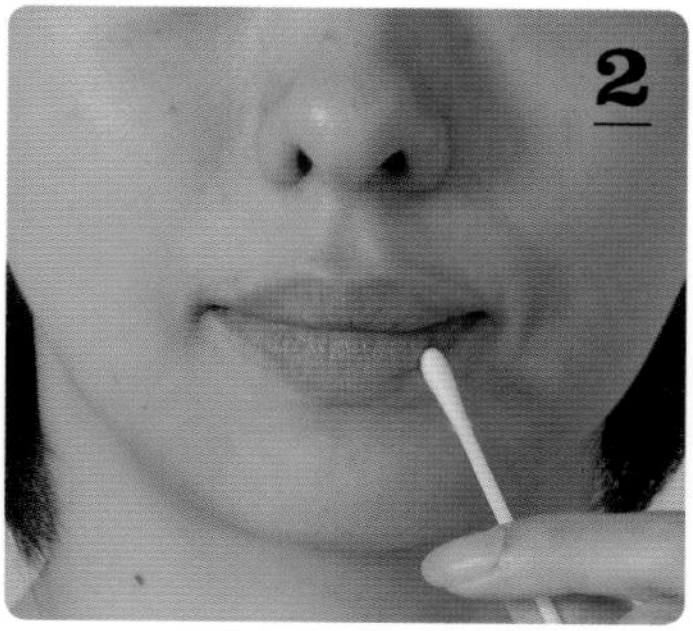


柔らかくなって皮がむけている部分があれば、綿棒で軽く触れるようにして取り除く。

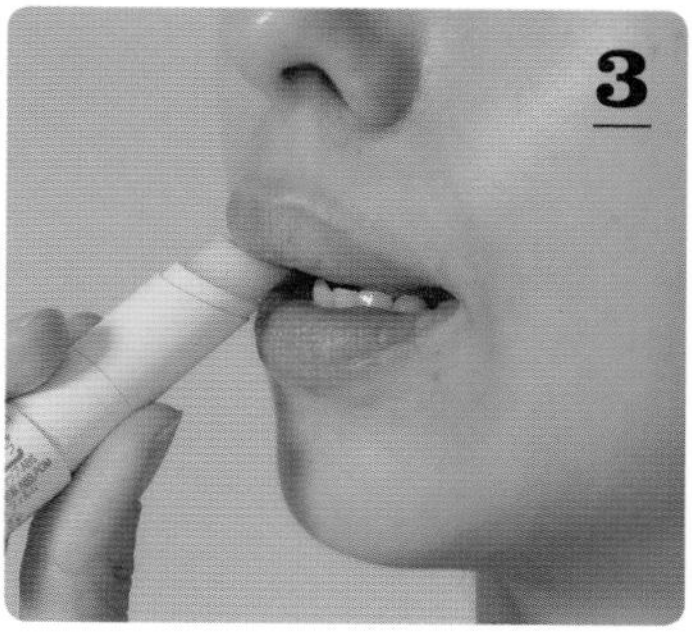


口を軽く開け、リップクリームを唇の内側からしっかり塗る。

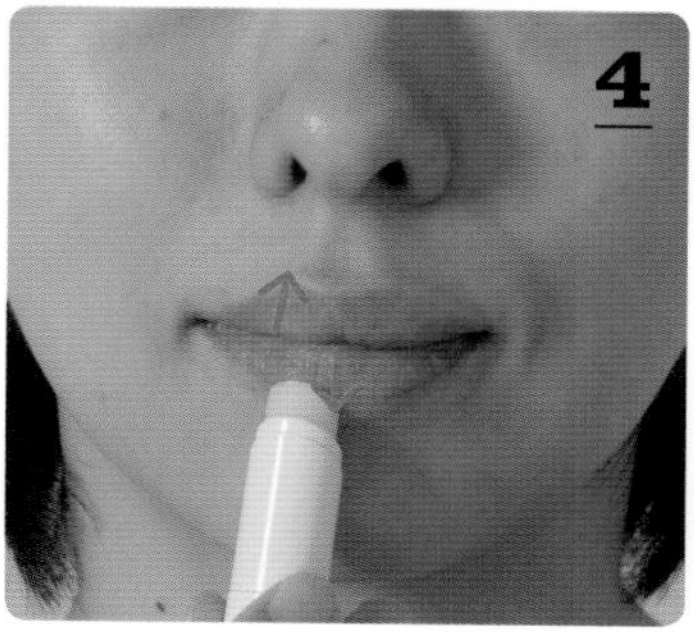


口を軽く閉じ、リップクリームも縦ジワにそって、内から外に向かって縦に塗りこむ。

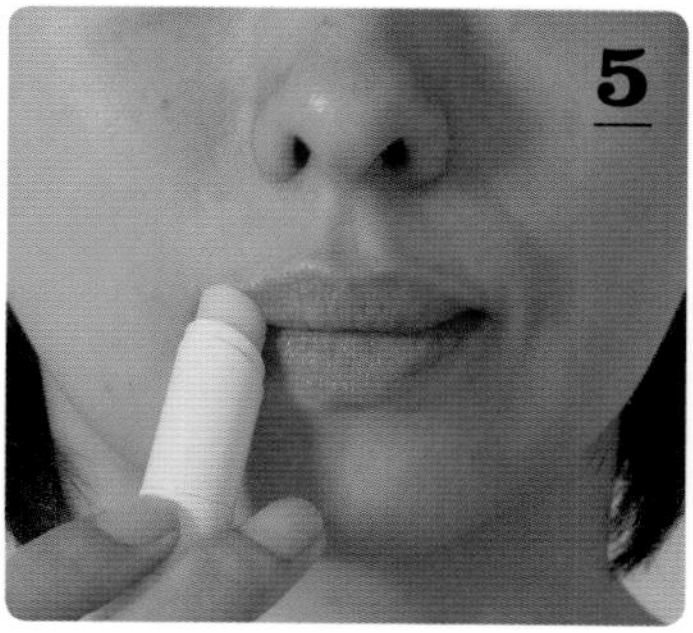


唇全体にリップクリームが塗れたら、唇の輪郭1mmほど外側までさらにリップクリームを塗る。

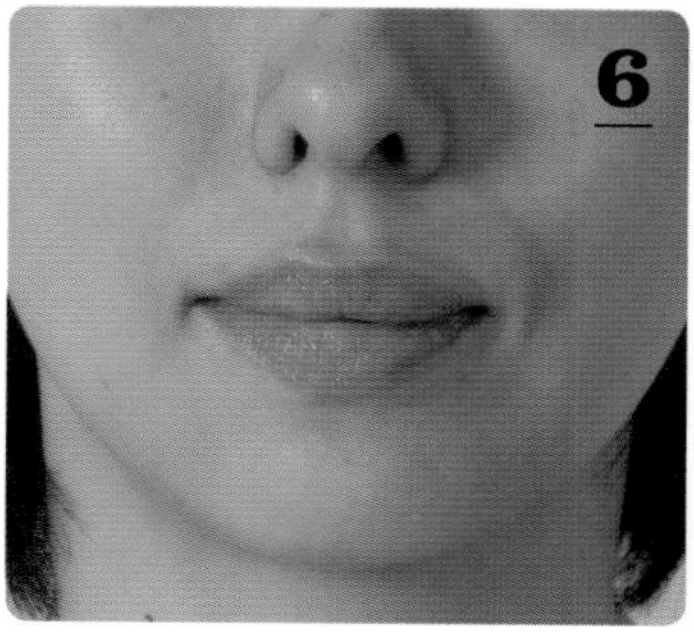


乾燥しやすい唇周りまで、しっかりリップクリームが塗れているか確認する。足りない部分があれば塗り足す。

Daily Skincare

# UVケア（下地）

## ・紫外線を防ぐ
## ・化粧下地

UVケアは、日頃化粧をする人だけのものではありません。ここまでをスキンケアと考えて、肌質や年齢、性別に関係なく積極的に行ってほしいケアです。

紫外線を浴びると、日焼けをしたり、シミやシワなどができ、見た目を損なうことはもちろんですが、紫外線量の増加により、水ぶくれなどのやけどにまで発展することもあります。そのほか、UVケアをすることは皮膚ガンなどの、皮膚疾患を予防するためにも必要なものとなっています。

日焼け止めは、額から鼻のTゾーンや、目の周りから頬骨など高く、焼けやすいところは重ね塗りが効果的です。

日焼け止めは、汗などで流れ落ちてしまいます。コンスタントに、塗り直しをしましょう。化粧をした場合は上からは塗り直せないので、SPFつきのパウダーや、メイクスプレーで化粧の上に重ねましょう。

Recommended Item!

### おすすめアイテム

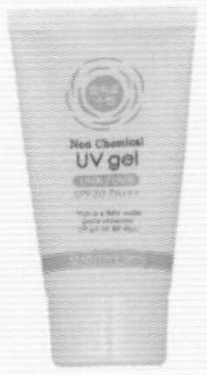


**紫外線予報 ノンケミカル UV ジェル F**

紫外線吸収剤不使用で、敏感肌でも使えるアイテム。みずみずしいジェルがすっと肌になじむ。

**アリィー クロノビューティ ジェルUV EX**

汗や水、こすれに強く落ちにくいジェル。ベタつかずにしっとりうるおい、さらっとした感触が続く。

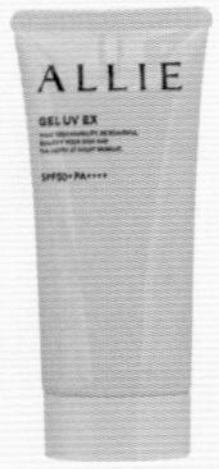


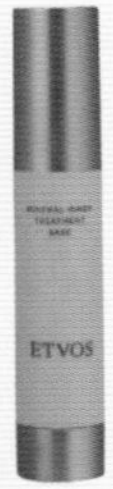


**ETVOS ミネラルインナー トリートメントベース クリアベージュ**

紫外線を防ぎながら、乾燥小ジワも目立たなくする。植物由来の保湿成分配合で、ハリのある肌に。

# 正しいUVケア(下地)方法

— Daily Skincare —

思った以上に、しっかりした厚みで塗るのがポイントです。

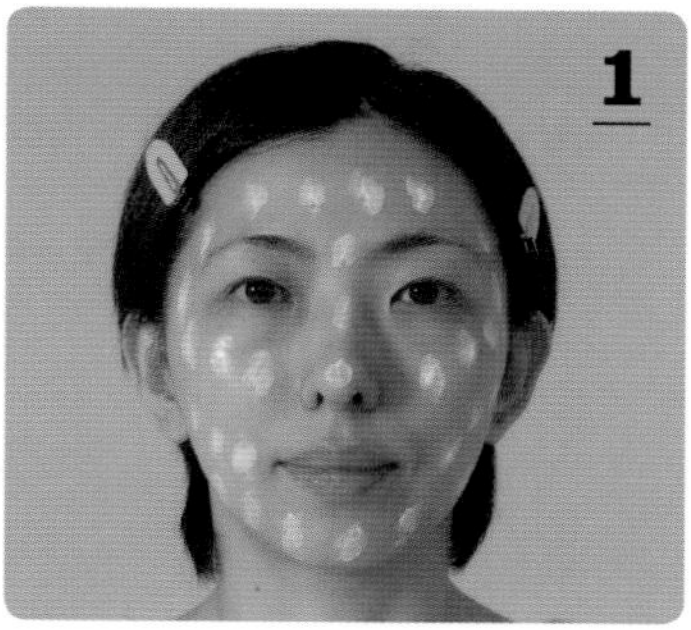


顔の上部を中心に、日焼け止めを点々とたくさんつける。特にフェイスラインは、ギリギリまでつける。

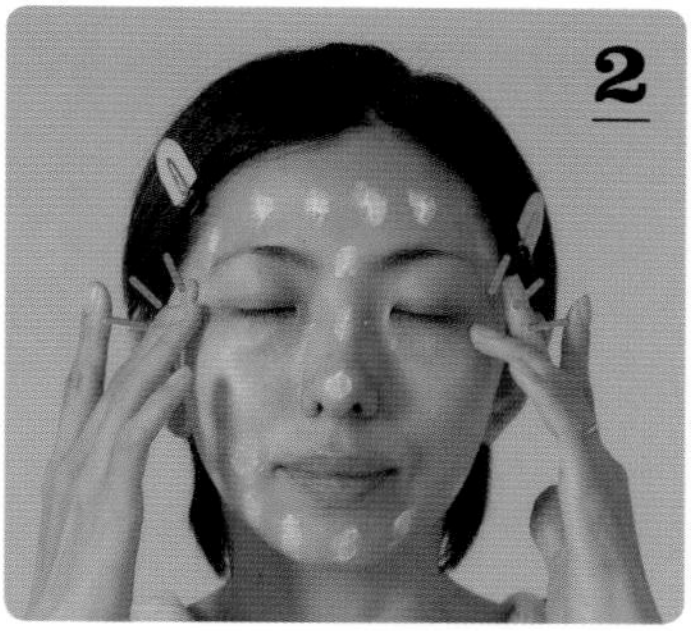


頬からこめかみにかけて、親指以外の4本の指をパタパタと動かし、引きあげるようにタップする(タッピング)。

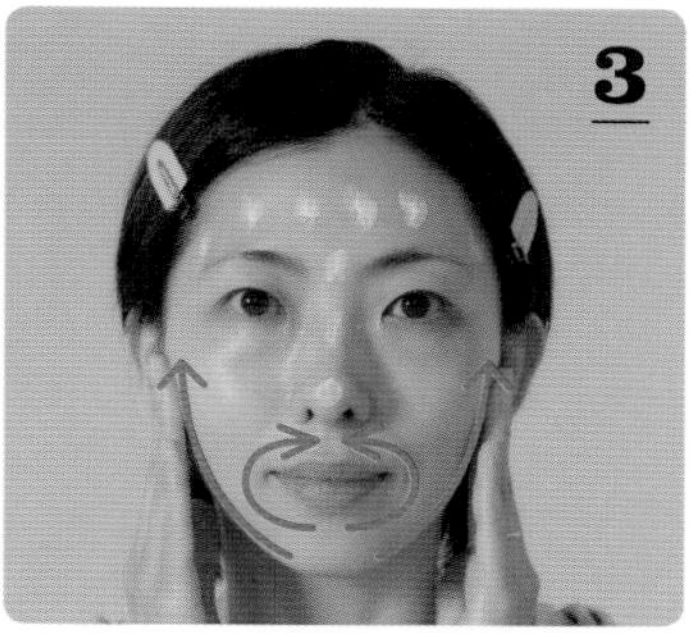


あごからのフェイスラインと、口周りは、指を滑らせて塗り広げる。

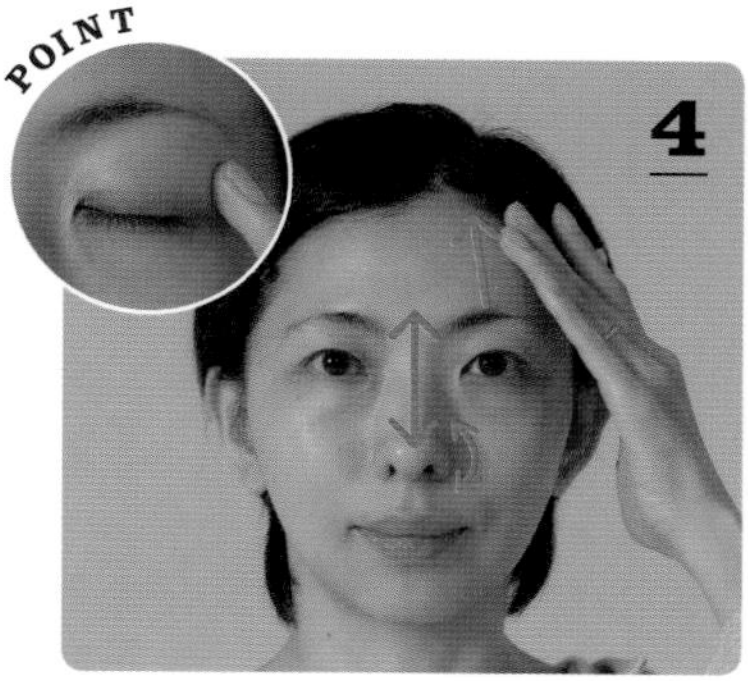


額は、下から上へ指を動かして塗る。鼻筋と小鼻、目の下は往復するように塗る。まぶたは人差し指ではなく、薬指で塗る。

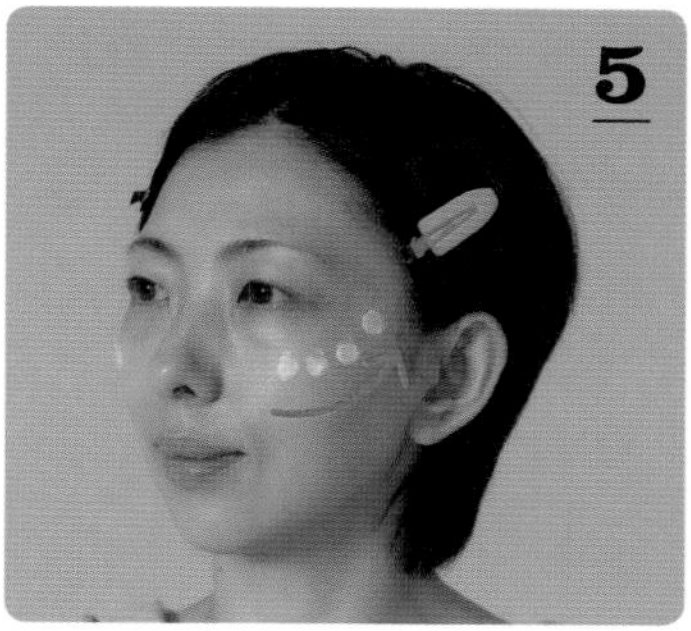


頬骨にそって、こめかみまで日焼け止めを点々とつけて重ね塗りをする。前髪をあげる人は、額にも塗り足す。

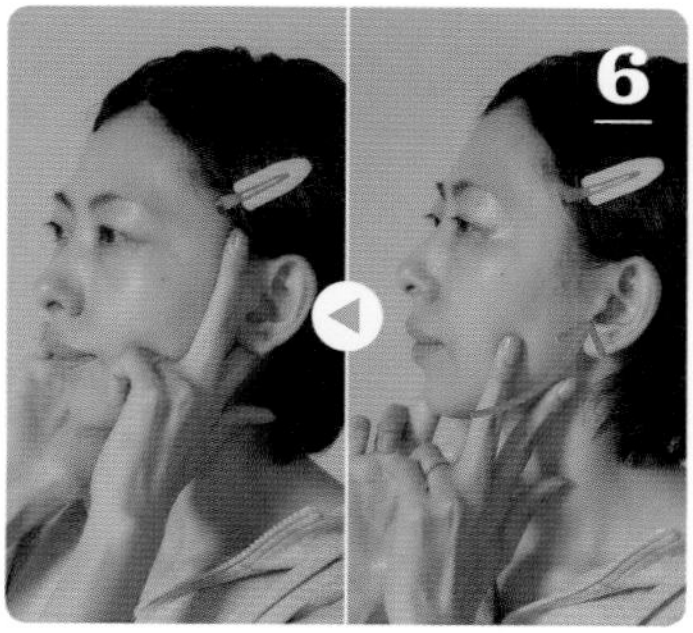


人差し指と中指でVサインを作り、フェイスラインから耳裏まで塗る。仕上げに、首と耳にも塗る。

Daily Skincare

# スペシャルケア

## ・不要なものを取り去る
## ・必要なものを与える

基本のケアに加えて、自分の悩みや理想にあわせて行うケアを、スペシャルケアと言います。おおまかに分けると皮脂や角質など不要なものを取り去るケアと、水分や油分、美容成分など、必要なものを与えるケアの2通りあります。

肌の代謝であるターンオーバーが早すぎる方は、皮膚が薄かったり敏感な傾向にあるので、取り去るケアは夏だけなど、頻度を少なめにして与えるケアを中心に行うのがおすすめです。他方で肌がごわつく人は角質などが蓄積しているので、与えるケアの前に取り去るケアを実践してみてください。化粧水を含ませたコットンで肌を拭き取るだけでも、軽い角質ケアになります。

肌の状態と目指す肌によって、両タイプのアイテムをバランスよく決めていきましょう。

Recommended Item!

### おすすめアイテム

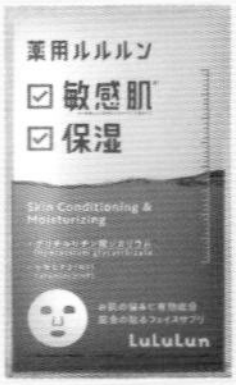


与

**ルルルン 薬用ルルルン 保湿スキンコンディション**

敏感肌を保湿する、薬用フェイスマスク。甘草由来の有効成分を配合し、肌荒れやニキビを防止。

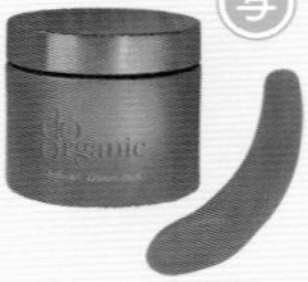

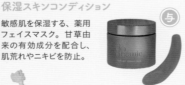

与

**ドゥー オーガニック インフューズド クリーム パック**

肌に優しくハリケアも叶う、クリームタイプのパック。つけたまま寝てもOK。

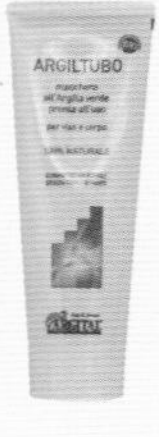


取

**アルジタル グリーンクレイペースト**

精油や有機ハーブエキスなどをブレンドした、ペーストタイプのクレイパック。しっとりした仕上がり。

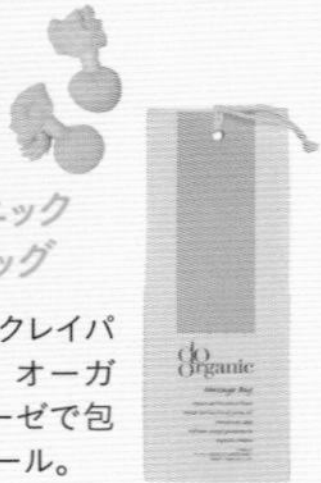


取

**ドゥー オーガニック マッサージ バッグ**

米ぬかパウダーとクレイパウダーを配合し、オーガニックコットンガーゼで包んだマッサージボール。

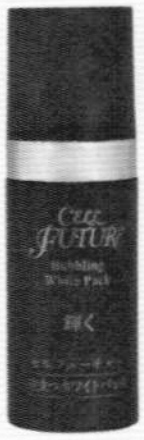

取 与

**セルフューチャー 泡立つホワイトパック**

混ぜずに使える炭酸パック。古い角質や毛穴の汚れを落とす。美容成分が浸透してハリと透明感がある肌に。

# 肌のメカニズム

**肌の仕組みを理解すると、肌トラブルの原因に気づけるかも。
効果的なケア方法を決めるのに役立てましょう。**

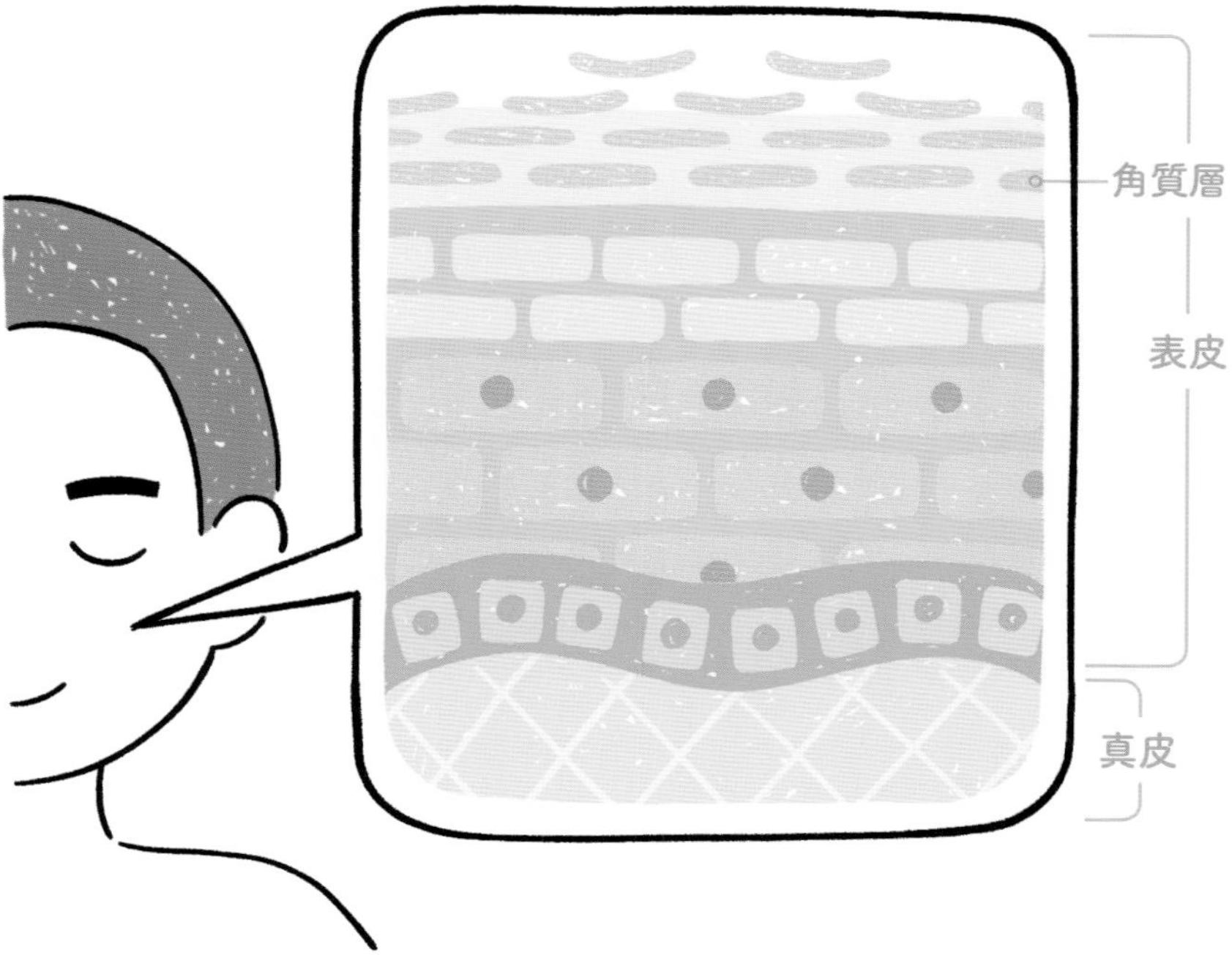




## 肌の代謝サイクルターンオーバー

皮膚はいくつもの層でできています。新しい皮膚が生成されて古い皮膚が押し出されるように剥がれ落ちるサイクルのことを、ターンオーバーと言います。通常は１ヶ月周期ですが、さまざまな原因でターンオーバーが遅れたり、早まったりして乱れることがあります。遅すぎると角質で肌がごわついたり、ニキビやシミなど肌表面上のトラブルの原因となります。一方、ターンオーバーが早すぎる人は、刺激を受けやすい敏感肌になってしまうことが多いです。まずは、ターンオーバーを正常化させることを目指しましょう。

Daily Skincare

# フェイシャルマッサージ

- 血流をよくする
- 化粧水の吸収がよくなる

スキンケア前に行いたいのが、フェイシャルマッサージです。マッサージをすると、肌の血流がよくなってクマなどが一掃され、肌の色が整って見えます。また肌の活力があがるため、その後つける化粧水もしっかり吸いこんでくれるように。リンパも流れやすくなり、目の周りやフェイスラインのむくみ、たるみなども目立たなくしてくれます。

マッサージには、肌への刺激を緩和してくれるオイルや、マッサージクリームなどを使いましょう。馬油は、マッサージしたまま化粧水後のケアに移ることができてとっても便利。

タイミングとしては、夜ならばクレンジングや洗顔などで肌を清潔に整えた後。朝なら洗顔後、化粧水前に行うのがおすすめです。時間に余裕のある夜に行う人が多いと思います。しかし朝、目覚めたばかりでコンディションがよくないとき、例えば冬の朝など肌が冷えてしまっているときは、フェイシャルマッサージに取り組んでみて。マッサージクリームを塗ってマッサージをしてまた洗って……が面倒なら、先に化粧水をつけて乳液を塗るタイミングで、簡易的に行うだけでもOK。ベースメイクアイテムを駆使してクマを隠したり、シェーディングで小顔に仕上げたりするより、フェイシャルマッサージでクマやむくみケアをした方が、メイク時間の短縮になるかもしれません。

Recommended Item!

**おすすめアイテム**

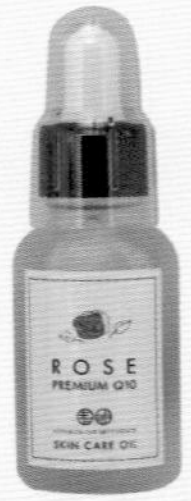


**北海道純馬油本舗**
**天然液状馬油**
**プレミアムQ10ローズ**

天然液状馬油に、ダマスクローズの香りを配合したスキンケアオイル。さらっとした使い心地が魅力。

# 正しいフェイシャルマッサージの方法

皮膚に摩擦を与えないよう、滑らせずにほぐします。

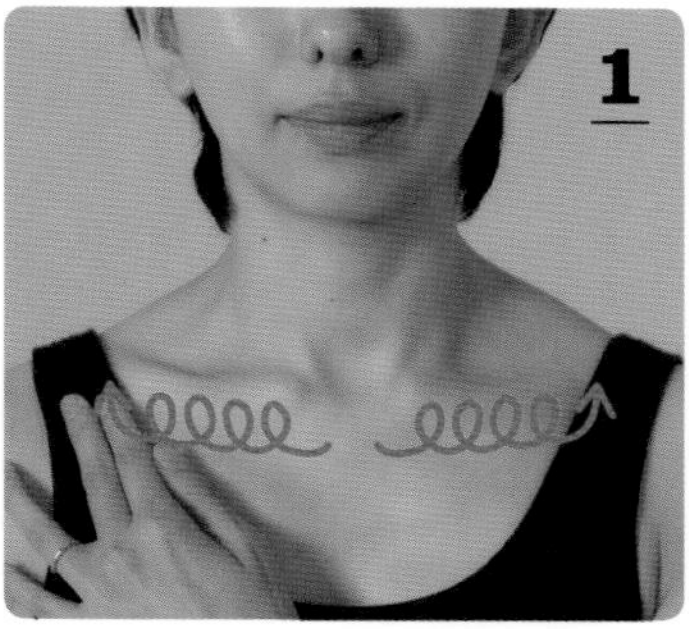


鎖骨のすぐ下を、指で円を描くように首から肩にかけてほぐす。左右各3回行う。

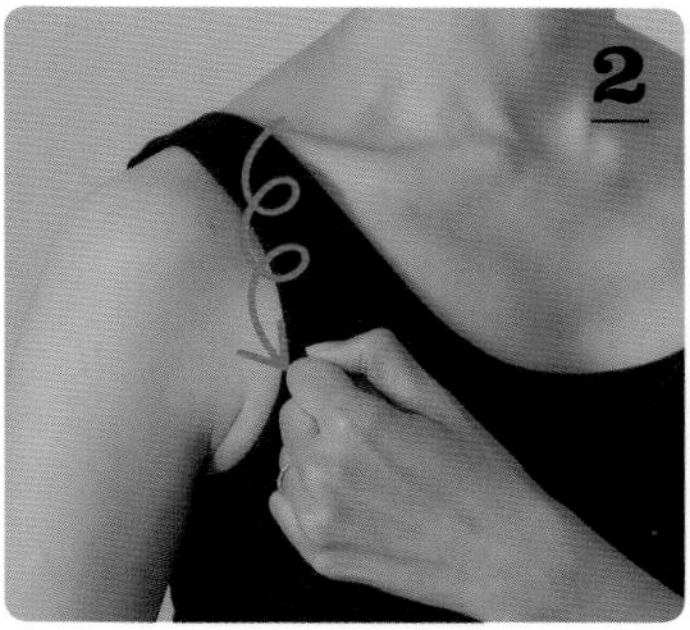


肩から脇の下あたりまで、握りこぶしをあてて円を描くようにほぐす。

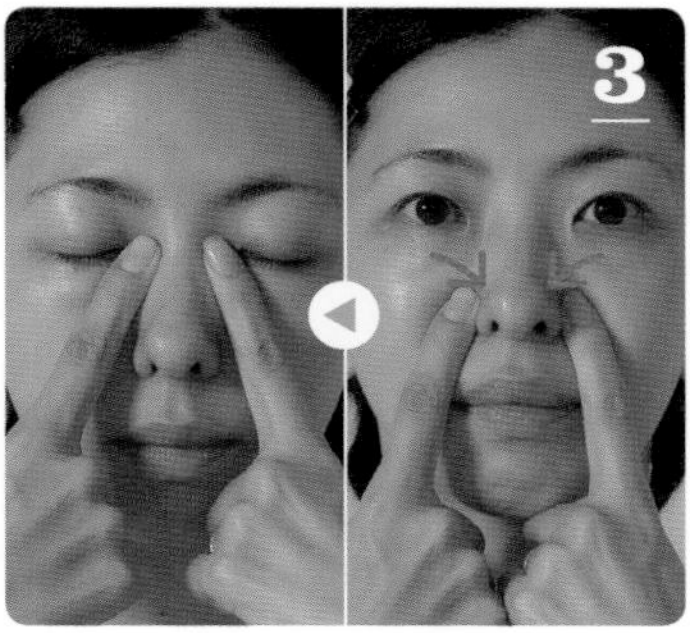


小鼻横に人差し指をあて、痛気持ちいい程度に圧をかける。人差し指の腹ひとつ分ずつ上にずらしながら、目頭横まで指圧していく。

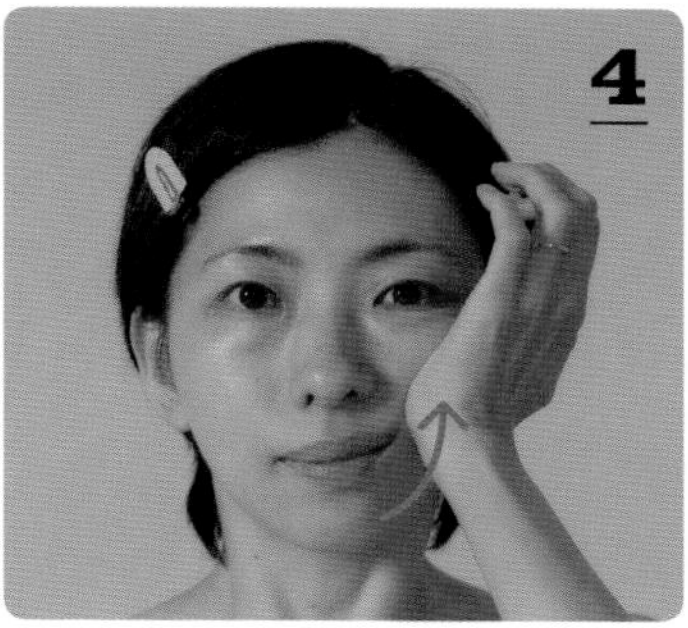


手のひらの付け根を頬骨にあて、下から圧をかけて持ちあげる。左右各3回行う。

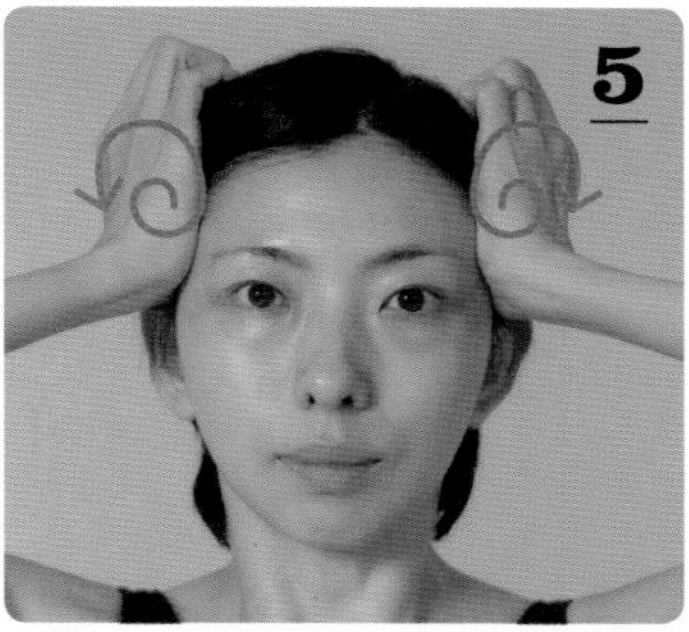


こめかみに手のひらの付け根をあて、内から外に向かい円を描くようにほぐす。

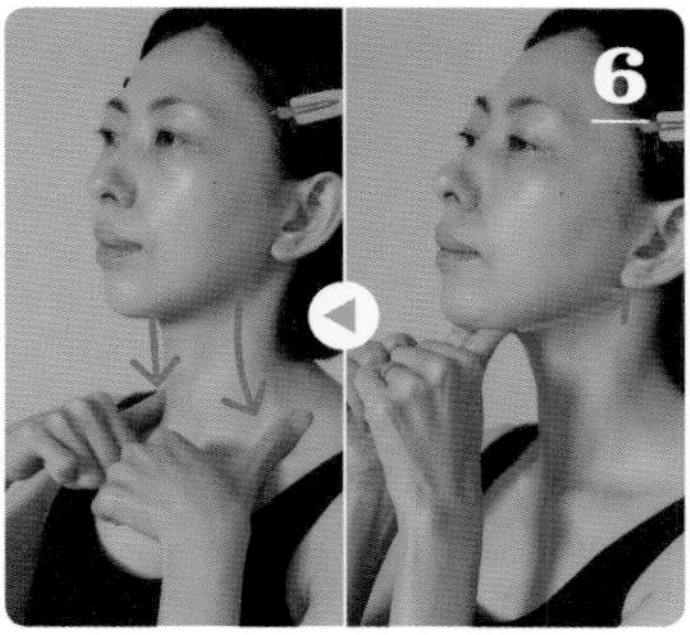


親指をあごの下にあててほぐし、フェイスライン下にそって耳下まで流す。さらに耳から、首にかけて流す。

Daily Skincare

# スカルプケア＆ヘアセット

## ・頭皮の血流促進でトラブル予防
## ・扱いやすい髪を作る

突然ですが、側頭部を両手で包み、頭皮を上下左右に揺らしてみてください。前頭部は片手で回したり、後頭部は出っ張り部分を動かしてみて。どちらも頭皮はしっかり動きましたか？　硬くて動きにくいと感じた方も少なくないはず。

頭皮が硬いことは、何を意味するのでしょう。頭皮は、顔と1枚の皮でつながっているので、額のシワやたるみなど、見た目に影響してしまいます。さらに、頭皮はストレスや睡眠不足、運動不足などで血行不良に陥ると、栄養が行き渡らずに白髪が増えたり毛が細くなったり、薄毛が進んでいってしまったり……。取り返しのつかないダメージにつながることもしばしば。つまり頭皮が硬いのは、これらの不調が現れる前兆なのです。

そこでお風呂上がり、ドライヤーでしっかりと髪の毛を乾かした後に、スカルプケアを導入してみましょう。もちろんアイテムなしで行ってもよいですが、巷では頭皮用のローションなども売っていますので、気になったらチェックしてみて。リフレッシュ効果や頭皮の乾燥によるフケやかゆみを保湿で防ぐもの、血行促進、頭皮環境を整えるものなど、種類はさまざま。ローションは髪の毛の分け目を変えながら頭皮に、オイルやアウトバストリートメントは毛先を中心につけましょう。「天使の輪」は、表面だけつけられれば充分です。

Recommended Item!
おすすめアイテム

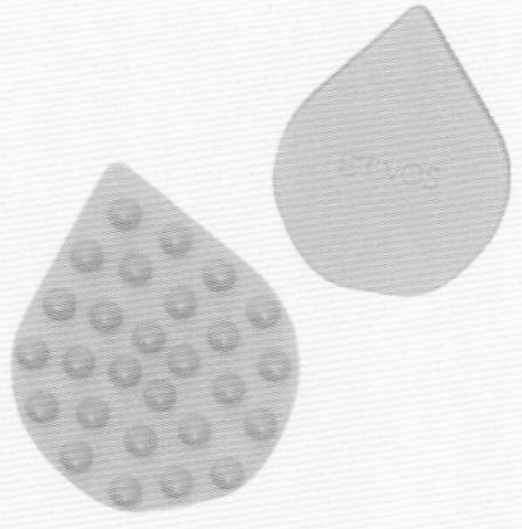

**ETVOS**
**リラクシングマッサージブラシ**

頭皮を心地よく刺激する、しなやかな突起がついたマッサージブラシ。地肌を傷めることなく使える。

# 正しいヘッドケア

頭皮をしっかりほぐし、健やかな髪を育てる。やりすぎで頭皮を傷めないよう注意。

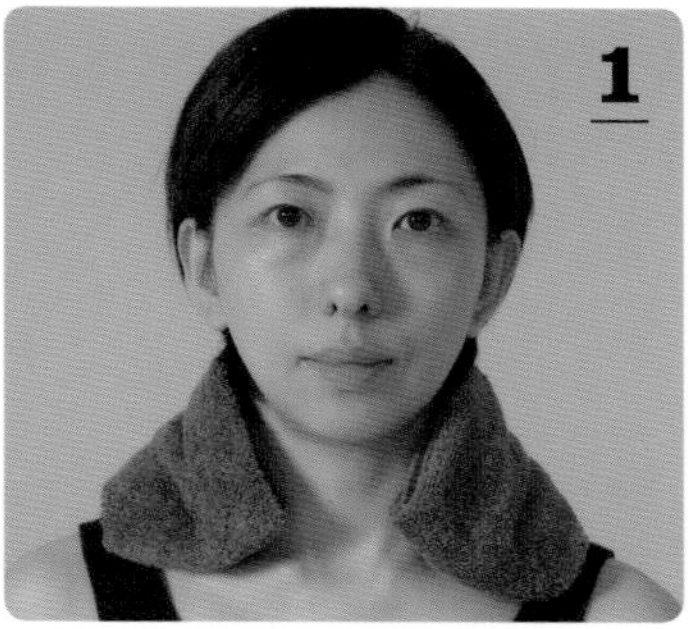


ホットタオルを肩にかけ、温める。

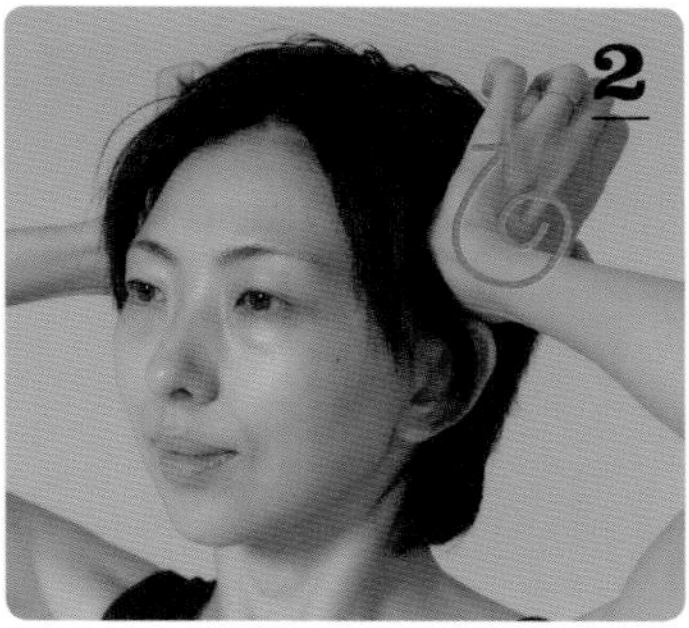


手のひらの付け根をこめかみにあて、円を描くようにほぐす。

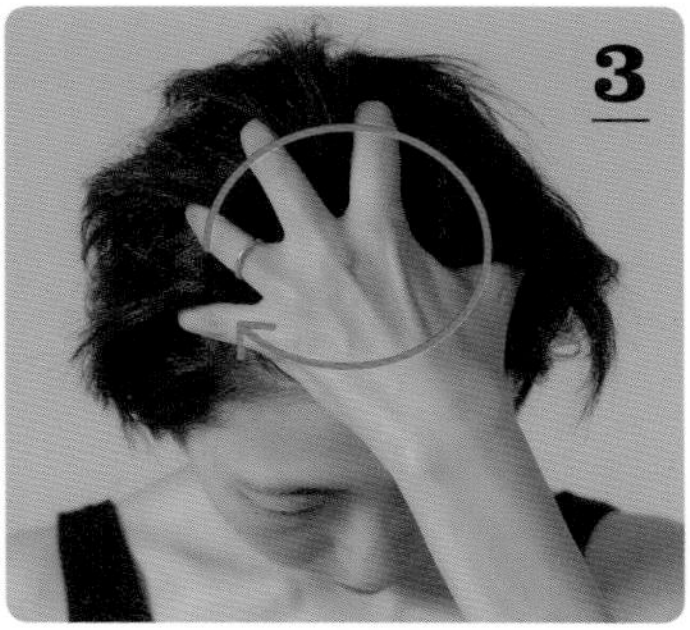


頭頂部を、手全体を使ってがっしりと掴み、円を描くように頭皮を動かす。

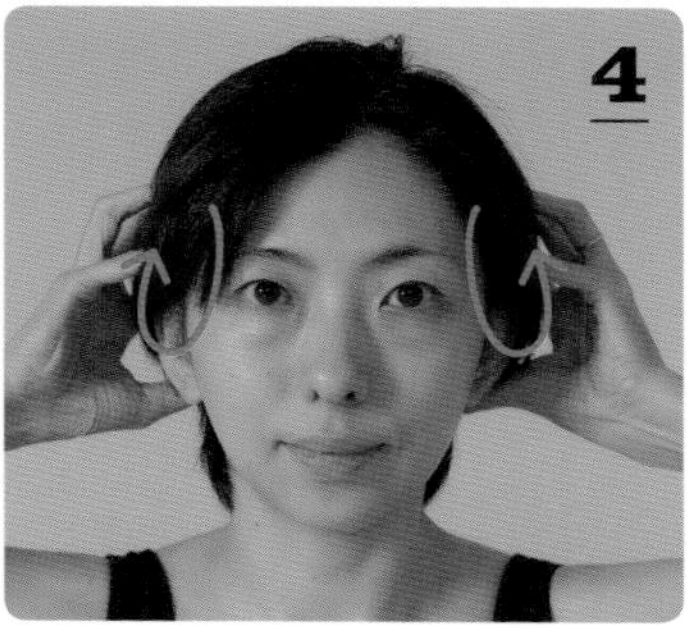


耳を囲うように指を立てて、側頭部にあて頭皮を動かすようにほぐす。

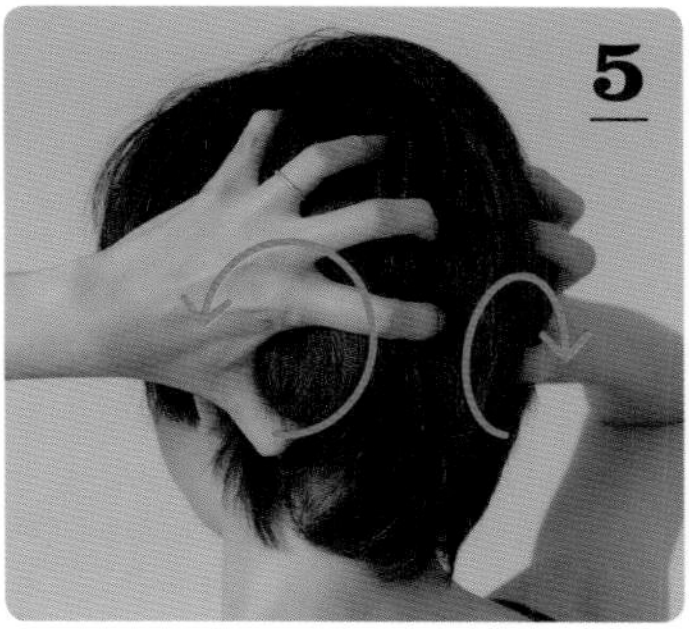


首と頭蓋骨の境目のへこんだ部分に親指をおき、円を描くようにもみほぐす。

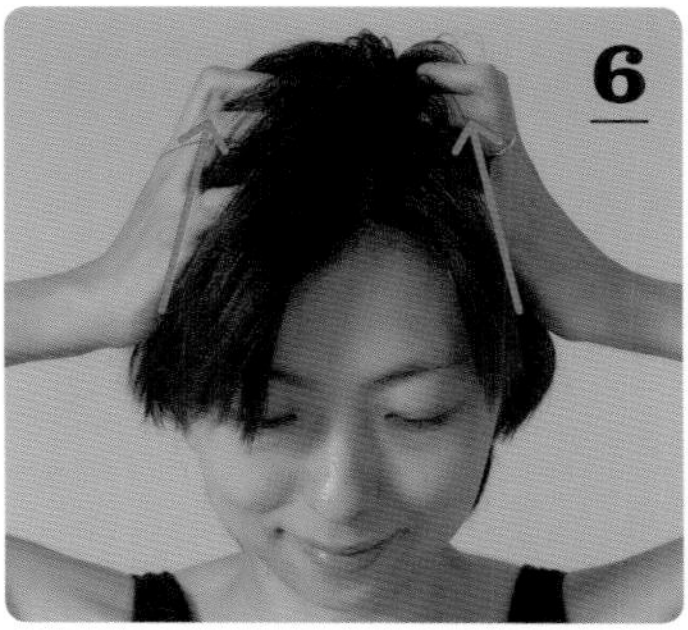


手のひらを側頭部におき、手のひら全体を使って頭皮を上に向かって引きあげる。

## ヘアオイル

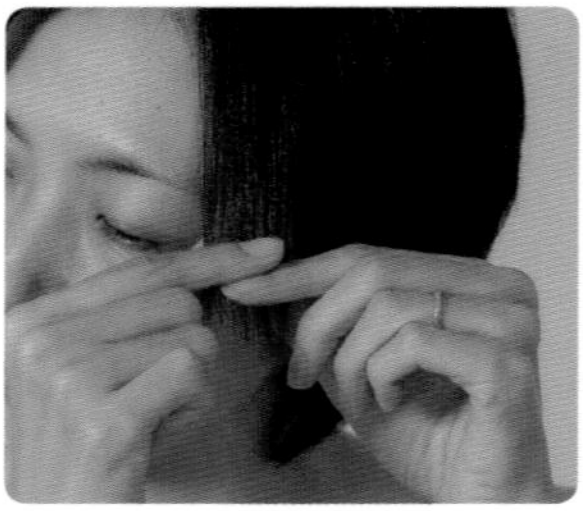

ヘアオイルは基本的に、乾燥しやすい毛先のみにつける。

## ヘアアイロン

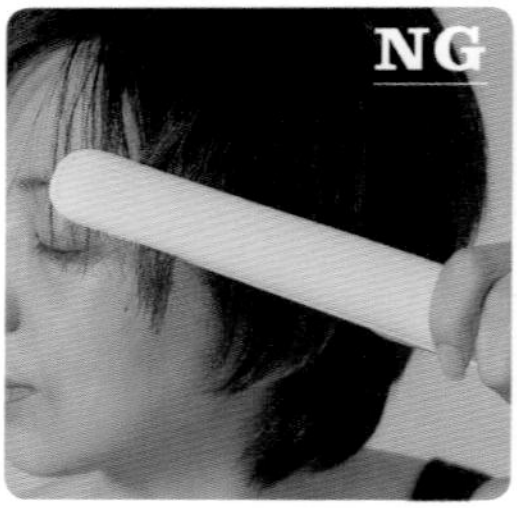


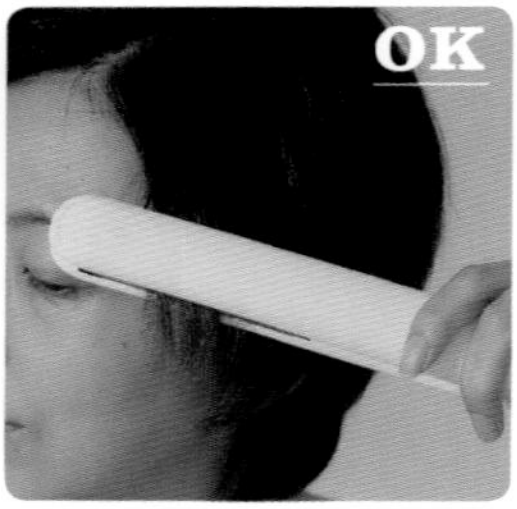


髪が乾燥しすぎてしまうため、温度は 180 度までにする。毛束が乱れたままではなく、髪を整えてからヘアアイロンをあて、やや引っ張りながらアイロンを滑らせると、クセが伸びる。

## ヘアブラシ

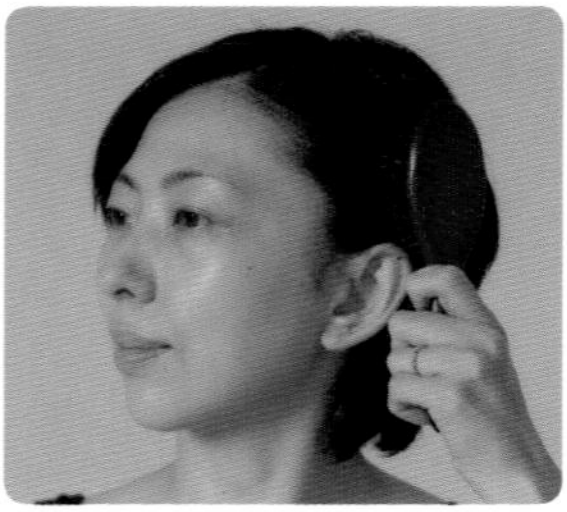

頭皮にブラシをあて、前から後ろへ引きあげ流すように、ブラッシングする。髪が短ければこれだけで OK。

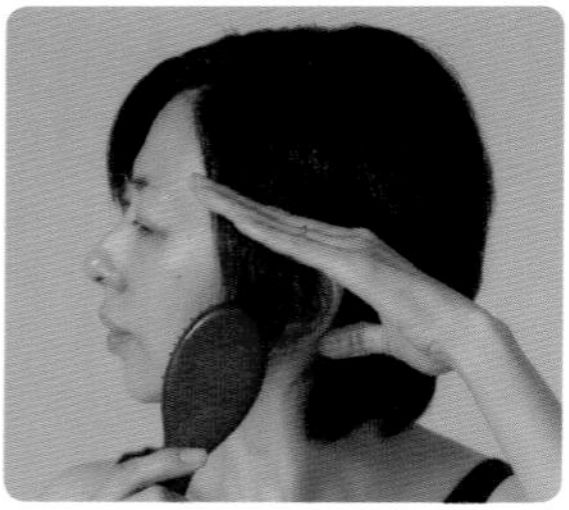

髪の長い方は先に毛先へブラシをあてて絡まりを整えてから、頭皮から毛先までブラッシングする。

Recommended Item!

## おすすめアイテム

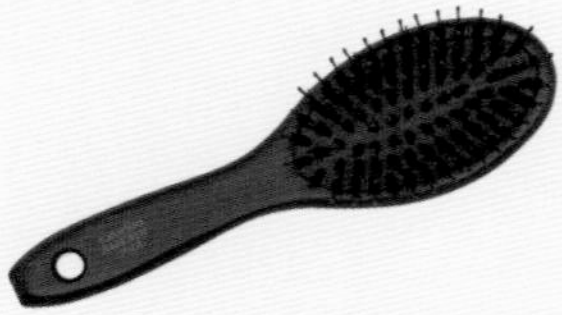

### john masters organics
### コンボパドルブラシ ミニ

トルマリン配合のイオン毛と、天然猪毛の混合でできたブラシ。もつれやすい髪も、まとまりやすく仕上がる。

### ザ・プロダクト
### ヘアワックス

シアバターとビタミン E 配合。1 本で髪や肌、爪や唇までケアできるオーガニックバーム。

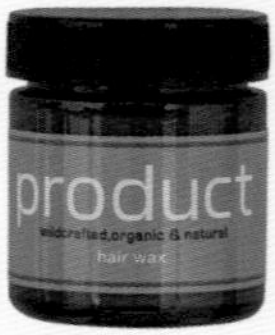


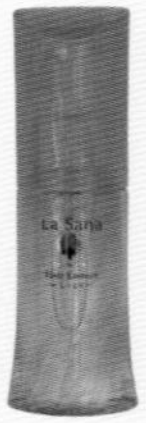


### ラサーナ
### 海藻 ヘア エッセンス

タオルドライした髪全体に伸ばすだけで、うるおったツヤ髪に。海藻のエキスなどの天然成分配合。

# 正しい髪の乾かし方

髪全体よりも、雑菌が増えやすい根元や、頭皮を乾かすイメージで行う。

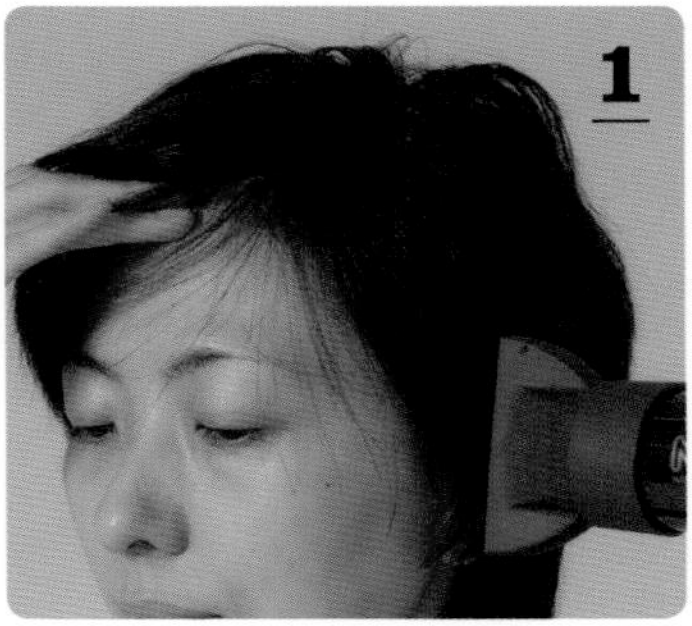


前髪に根元から温風をあてて、乾かす。

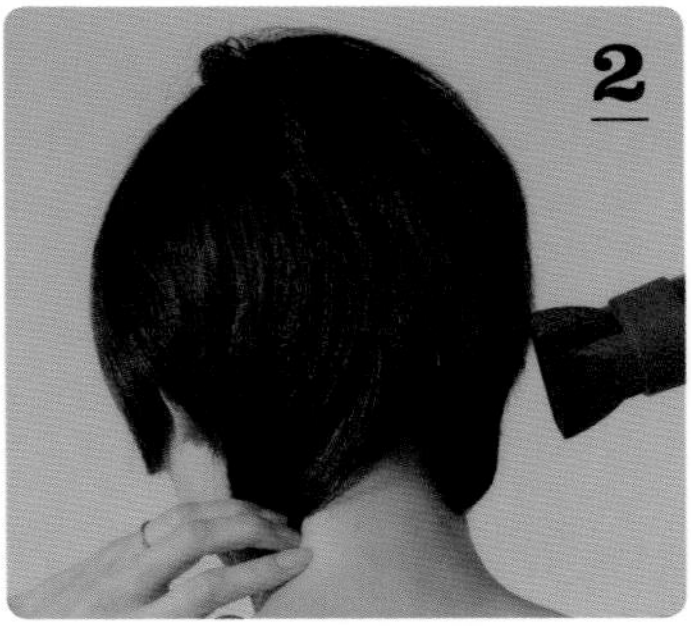


後頭部は、特に乾きにくいので頭皮に温風をあて、髪を首に沿わせるように乾かす。

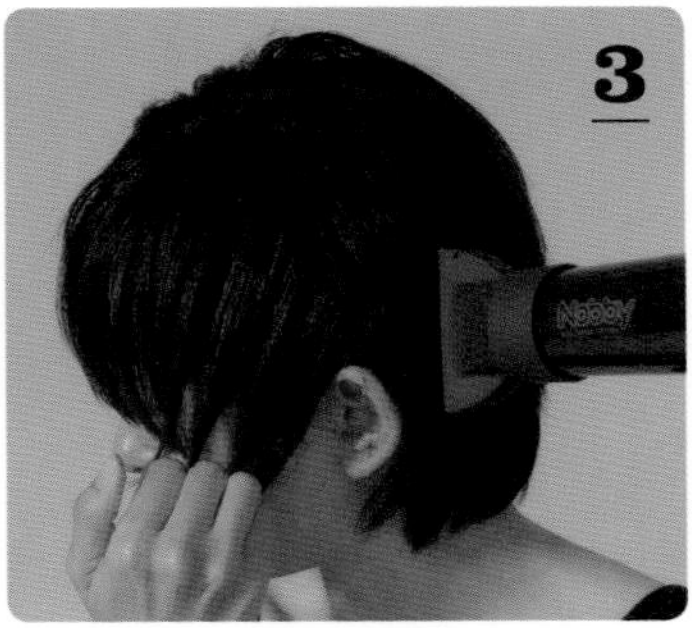


サイドの髪を斜め前に軽く引っ張りながら、頭皮に温風をあてて根元を乾かす。

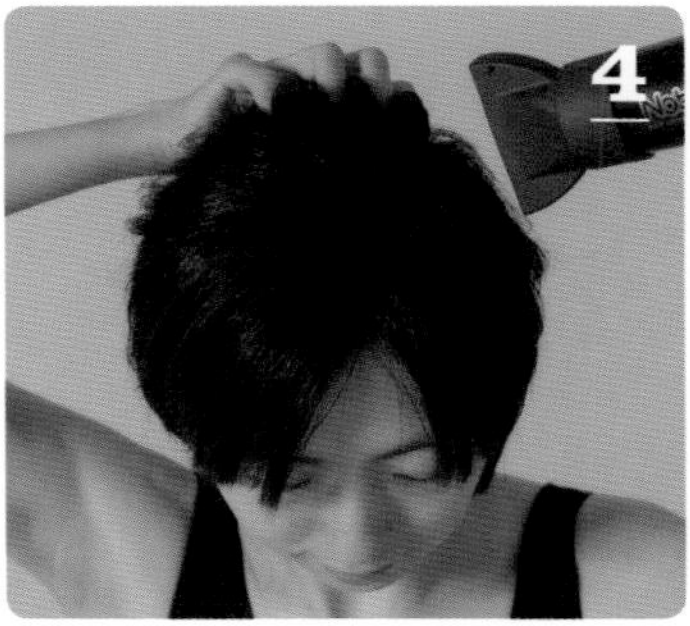


後頭部から温風をあて、後頭部から頭皮をわし掴むように、指を髪の下から上に向かって入れて細かく動かす。

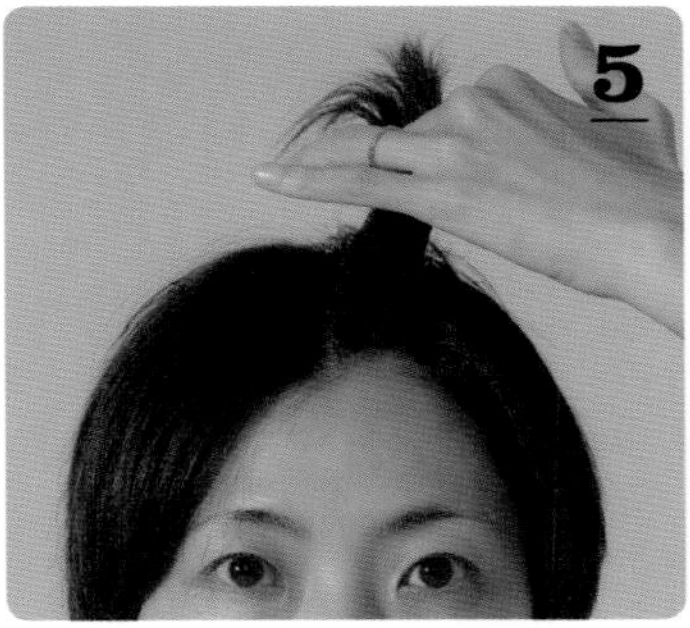


前髪を立ちあげてボリュームを出したいときは、毛束を持ちあげて根元からしっかり乾かし、熱が冷めてから手を離す。

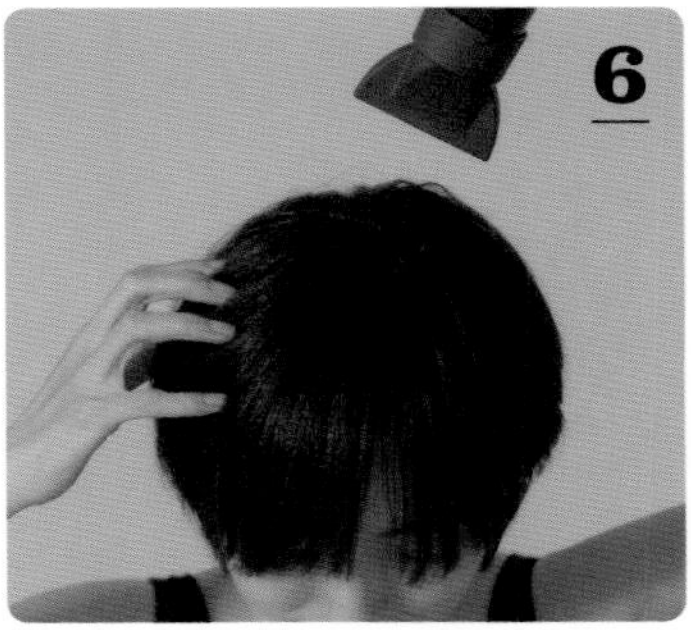


ドライヤーを小刻みに振り全体に温風をあて、乾かし残しがないよう仕上げる。最後に冷風をあてるとツヤが出やすい。

Daily Skincare

# ボディケア

## ・疲労感を和らげる
## ・保湿する

「足がむくんでいる」、「腰に疲労感がある」、「肩こりが治らない」など、日常の中で自覚する体の不調はありませんか? 慢性的な疲れがあったり、日々血行の滞りを感じるなら、ピラティス(P.86〜)、ストレッチ(P.110〜)のほか、整体やマッサージなど根本から体を楽にするためのボディケアを行うのがおすすめです。

運動習慣を身につけて予防したり、辛いタイミングですぐに整体などに駆けこめたらよいのですが、もうストレッチすらできないほど疲れている日もありますよね。そんな日は、ちょっとしたケアだけでも行ってみてください。例えば、腰に疲れがあるときは畳んだタオルや、テニスボールなどを床におき、その上に寝転がり腰に圧をかけるだけでも、楽になるはずです。

もうひとつのボディケアは、ボディへのスキンケア、つまり保湿です。スキンケアと言うと、顔の肌へのケアというイメージが強いかもしれません。ボディにも顔と同じレベルの手入れは大変なので、水分と油分が1本で取れるボディミルクがあれば、ケアはもっと気楽に。つけるときに軽くマッサージできる余裕もあれば、左ページをご参照ください。

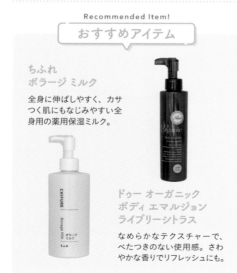

Recommended Item!

### おすすめアイテム

**ちふれ**
**ボラージ ミルク**

全身に伸ばしやすく、カサつく肌にもなじみやすい全身用の薬用保湿ミルク。

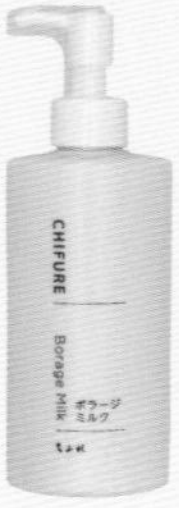


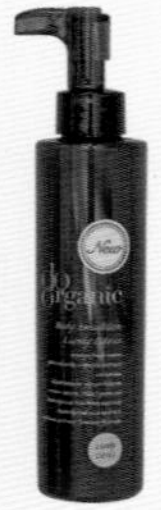

**ドゥー オーガニック**
**ボディ エマルジョン**
**ライブリーシトラス**

なめらかなテクスチャーで、べたつきのない使用感。さわやかな香りでリフレッシュにも。

# 簡単なボディケア

お疲れの日でも、手軽にできるボディケアを紹介します。

いつもの運動習慣などにプラスしても OK です。

## 寝転がるだけで足のむくみ解消に近づく!

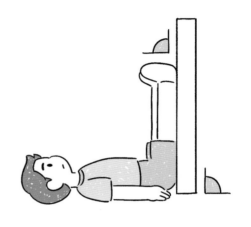

足がむくんでしまったときは、寝るときに足を高くしておくだけでも楽になります。少し余裕があれば、壁に足を立てかけて寝転がり、かかとと尻が 90 度になる体勢を取ってみてください。足に滞った水分などを流すことができ、むくみ取りになります。マッサージと組みあわせると、さらに楽になります。
特に足はむくみやすく、疲労が蓄積しやすい部分です。なるべく小まめにケアをしてあげましょう。

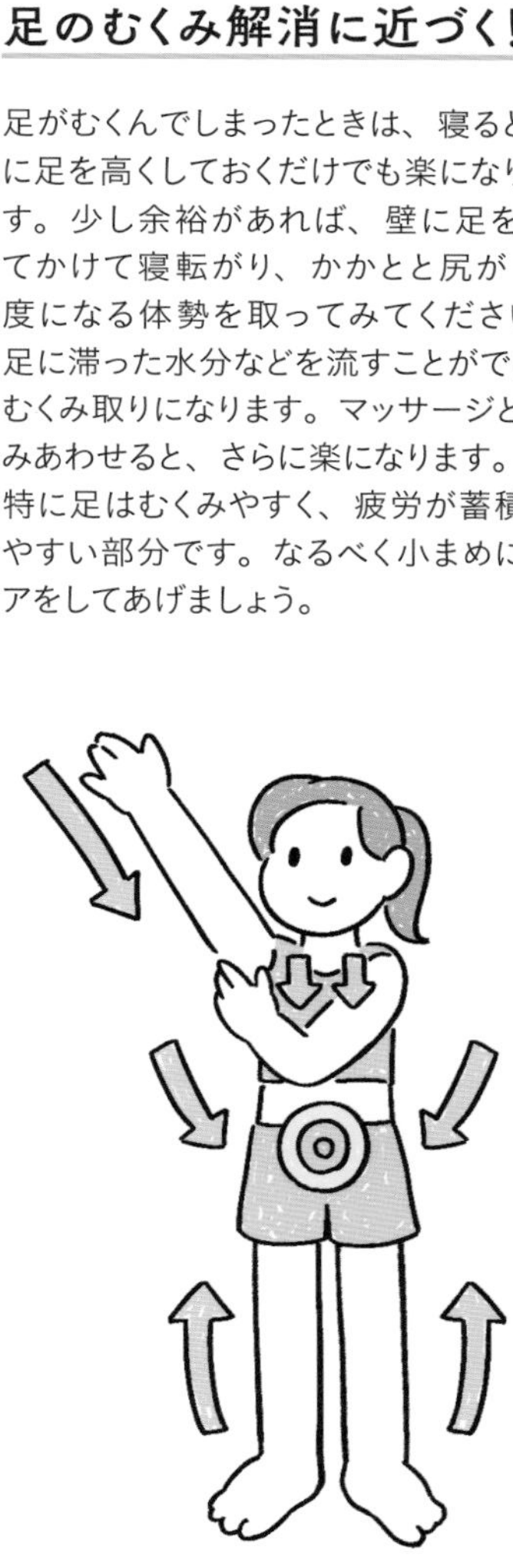

## ボディミルクを塗りながらマッサージする

ボディミルクを塗るときは、絶好のマッサージチャンスです。手や足などの末端から、体幹に向かって流すようにマッサージをしましょう。

指先からひじ、脇をとおり脚の付け根へ、つま先から足首、膝裏を経由して脚の付け根までと順にたどり、体の中心へ老廃物を集めて、尿で排出するイメージで行いましょう。

足首やひじ、膝裏、脇などはリンパの流れが滞りやすい場所ですが、強く刺激するのではなく、手のひらで包みこんで優しくさするのがポイントです。

Daily Skincare

# ネイルケア

## ・指先の保湿
## ・爪を整える

爪切りは、切ったときの衝撃で2枚爪になったり、縦にひびが入ってしまうことも。削りにくい長さでない限り極力使用を避けましょう。**長さ調整は、基本的にファイルという爪やすりを使います。**爪への負担は少なく、爪先の触り心地も滑らかです。7～10日おきに、ファイルで爪をケアする習慣をつけましょう。保湿というと、爪の表面や甘皮部分にオイルをすり込むイメージですが、**爪と指の間にもうるおいが必要です。**保湿をすることで、指先と爪の結合部分であるイエローラインが指先へとあがるため、爪が縦長に見えるようになります。長さやアートを楽しみたければ、爪先をまっすぐに削って、角をファイルで整えたスクエアオフがおすすめです。爪を短めに整える場合は、指にそった長さと丸みのある形がよいでしょう。

Recommended Item!

### おすすめアイテム

**KOBAKO**
**コンパクトネイルファイル／ブロックバッファー／ネイルクリッパー（アーチ）**

① 爪の状態で2面の金属のヤスリを使い分け。（コンパクトネイルファイル）
② 4面で順に磨けばピカピカに。（ブロックバッファー）
③ 爪のカーブに沿い、カット時の負担を軽減。（ネイルクリッパー）

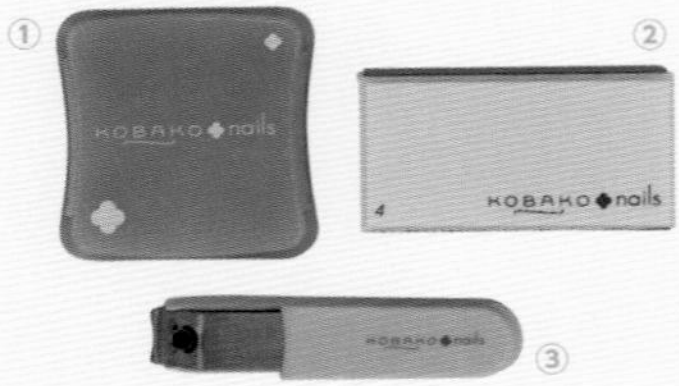


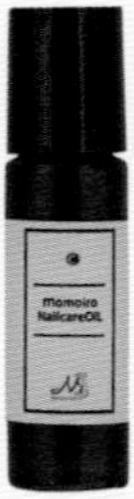


**momoiro Nail**
**Nail care OIL**

高い保湿力で、健やかな自爪を作る。

**アベンヌ**
**薬用ハンドクリーム エンリッチ**
**医薬部外品**

乾燥小ジワ対策をしながらトラブルを防ぐ。

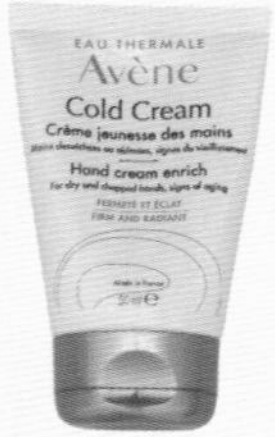


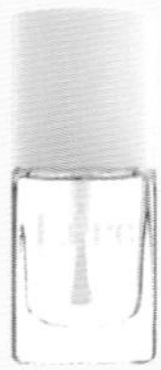

**Kure BAZAAR**
**ドライフィニッシュ**

速乾で輝きを与えてくれるトップコート。

# 正しいネイルケア

「爪を削る」、「爪を磨く」、「保湿する」の3ステップが基本。

**1**

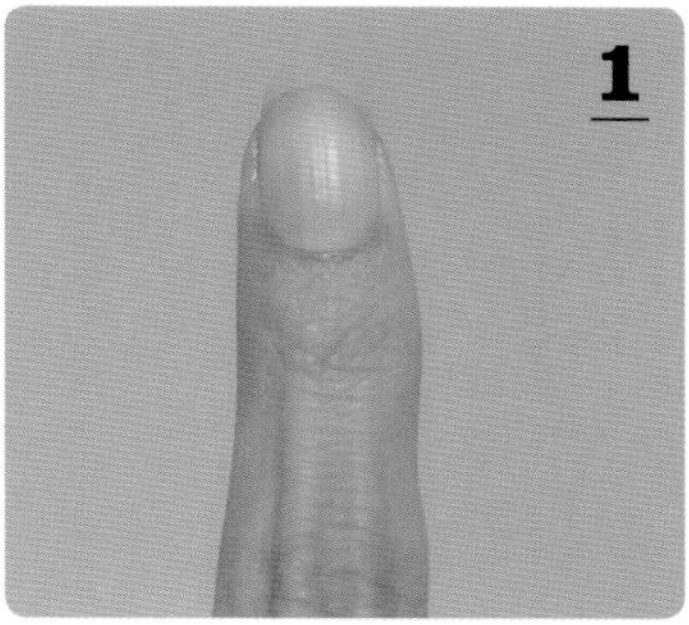

爪の状態を確認して、ささくれなどを取り除く。

**2**

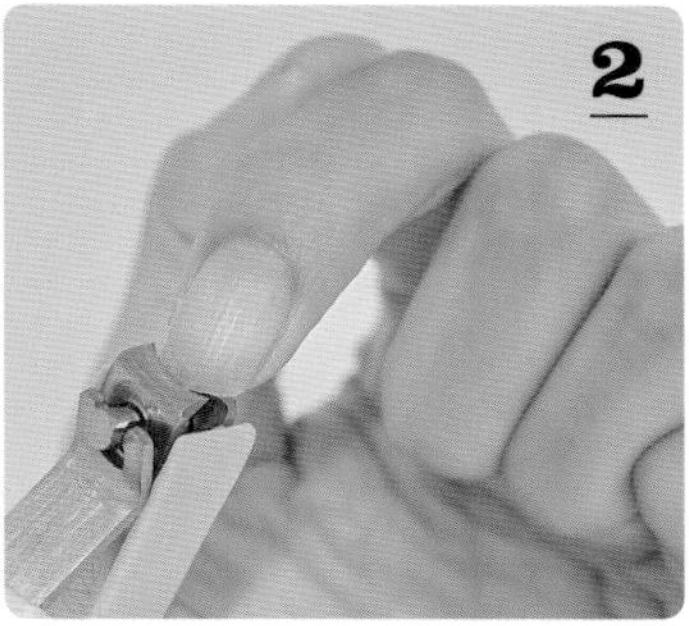

爪が長すぎる場合は、爪切りで仕上げたい長さよりも少し長めに切る。

**3**

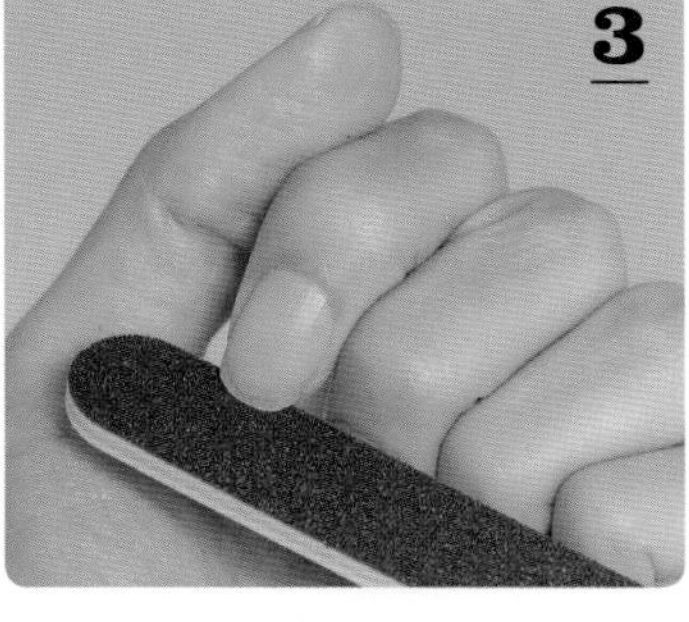

ファイルを一方向に動かして、爪先の断面を滑らかにしながら、長さを調整する。

**4**

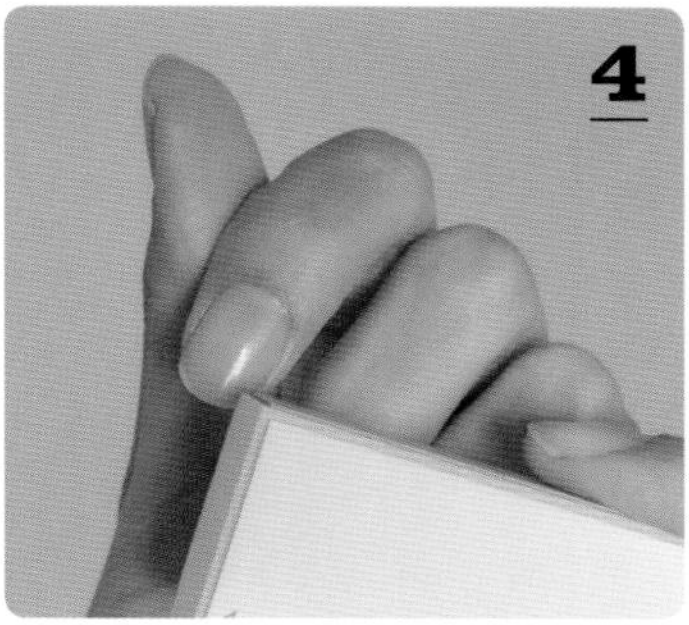

バッファーという爪磨きを、爪の表面にあててこすり、磨く。

**5**

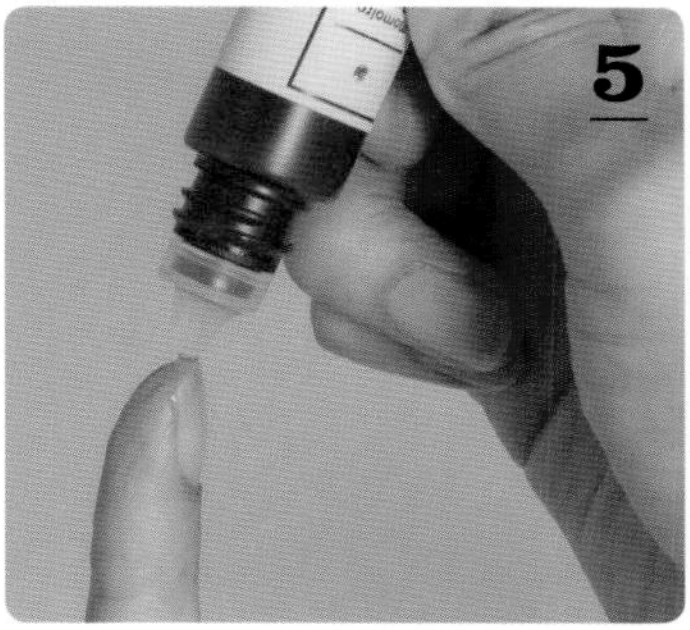

ネイルオイルを、爪と指先の間に垂らす。ここに垂らすことで、爪の両脇にもオイルが流れて行き渡る。

**6**

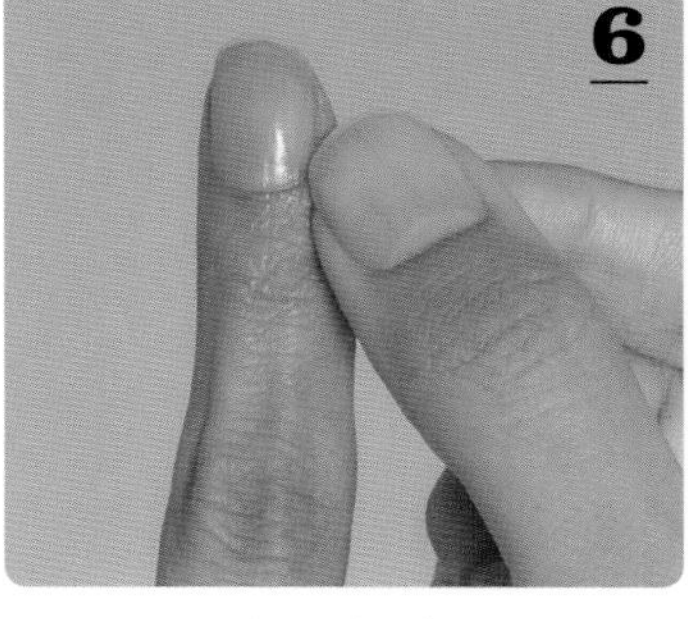

ネイルオイルを、爪の表面やキワにもしっかりすり込む。

Daily Skincare

# オールインワン

## •化粧水、美容液、乳液、クリームの役割

デイリースキンケアのアイテムをひとつにまとめたのが、オールインワンです。さまざまなテクスチャーがありますが、肌質と相性のよいものを選べば、ひとつだけでも満足の仕上がりになります。

肌質に関係なく、オイル系のものは、肌にあうアイテムを最低でもひとつは持っておきましょう。中でも馬油は人の皮脂に近い構造なので、肌質を選ばず使いやすいです。少し乾燥したときのネイルオイルの代わりや、出先で顔が乾いてきたときの保湿、リップバーム、ヘッドスパ、髪のツヤ出しとしてなど幅広く使うことができます。綿棒を持っていれば、化粧が少し崩れたときのメイクオフも可能です。

Recommended Item!

### おすすめアイテム

**北海道純馬油本舗 マーシュアンヨー ラベンダー**

馬油にミツロウと、天然精油を配合。洗顔後最初につけ、化粧水は後に。

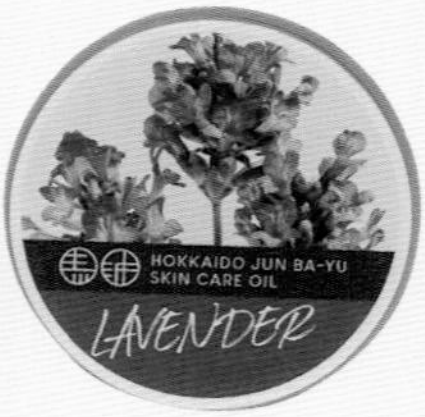


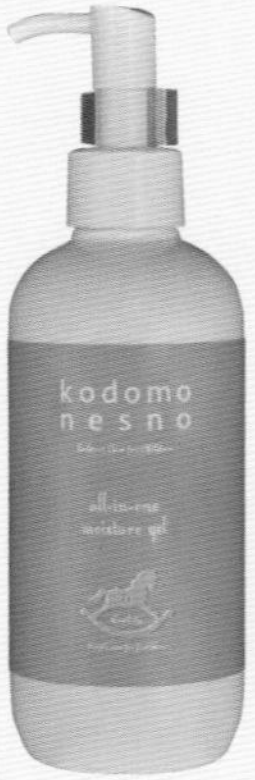


**こどもねすの オールインワンゲル**

肌を優しく守るミネラル成分を使った保湿ゲル。新生児からでも使える安心のアイテム。

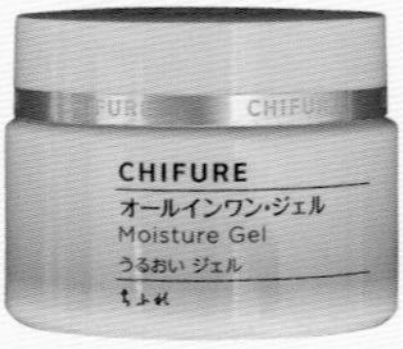


**ちふれ うるおい ジェル**

肌なじみのよいジェルで、やわらかな肌に。アルコール不使用で、敏感な人でも安心。

Part 2

Posture & Walking

# 正しい姿勢 & ウォーキング

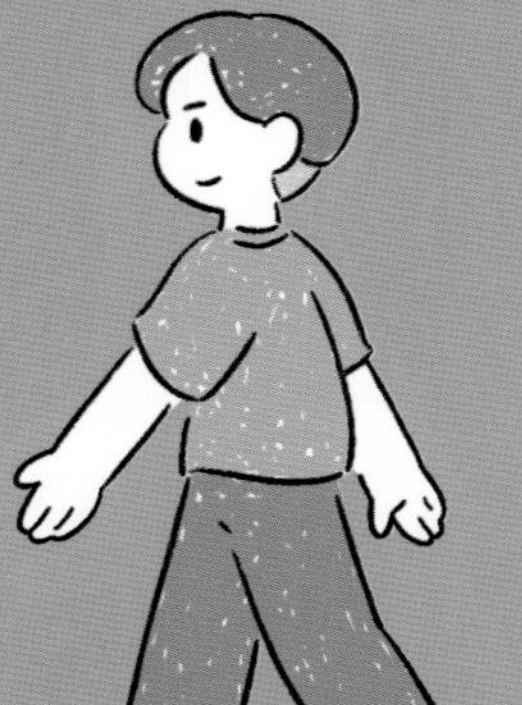

立ち姿や歩き方には、無意識のクセが出てしまうもの。
重心の偏りや間違った筋肉の使い方が、体の歪みの原因になります。
体の歪みのない、正しい姿勢や歩き方を心がけましょう。

Posture & Walking

# 正しい姿勢を手に入れる

## 普段の姿勢をチェックしてみる

正しい姿勢のレクチャーを始める前に、「自分の体を知る」（P.10）と同様、まずは自分の現状を把握していただくことが大切です。自分の体の歪みやクセを正確に知ることで、正しく、美しい姿勢を取るために足りない部分や生活習慣、体の使い方を修正しようと日々意識しやすくなります。

自分の現状をチェックする際、おすすめなのが鏡のない場所で写真や動画を撮ってもらうことです。カメラで撮られることを意識しすぎるあまり、いつもより格段によい姿勢で撮影に臨むと自分が普段、本当はどう体を使っているのかや、クセなどが掴みにくくなってしまいます。ぜひ、いつも通りのリラックスした状態をカメラにおさめてみてください。

次は、写真の中の自分が、お手本の姿勢と異なって見えてしまう原因となる部分を見つけてみましょう。立ち姿のポイントをおさえていくと、長い時間その姿勢を維持するのは難しいと感じる人もいるでしょう。普段から猫背になって腹筋を休ませていたり、偏った重心で片方の脚に負担をかけていたりしていませんか？　人は無意識に楽な姿勢を取ってしまうもの。その楽な姿勢では、正しい姿勢を取るのに必要な筋肉が正しく使われていなかったり、不足したりしてしまっていることが考えられます。でも大丈夫です。意識して正しい姿勢を保とうとする時間が増えていくほど、自然と体は使われて必要な筋肉が鍛えられていくのですから。

基本の立ち姿勢は、骨盤の上に自然なS字カーブを描いた背骨と、肋骨、肩、そして頭がのっていて、膝とつま先も正面を向いた状態です。背筋を伸ばして、頭のてっぺんから糸で吊られているようなイメージで、頭は肩から落ちないように高く保って立ちます。

# 客観的に自分の姿を見る

普段の自分の姿勢や、
正しい姿勢を目指したときの様子を俯瞰してみましょう。

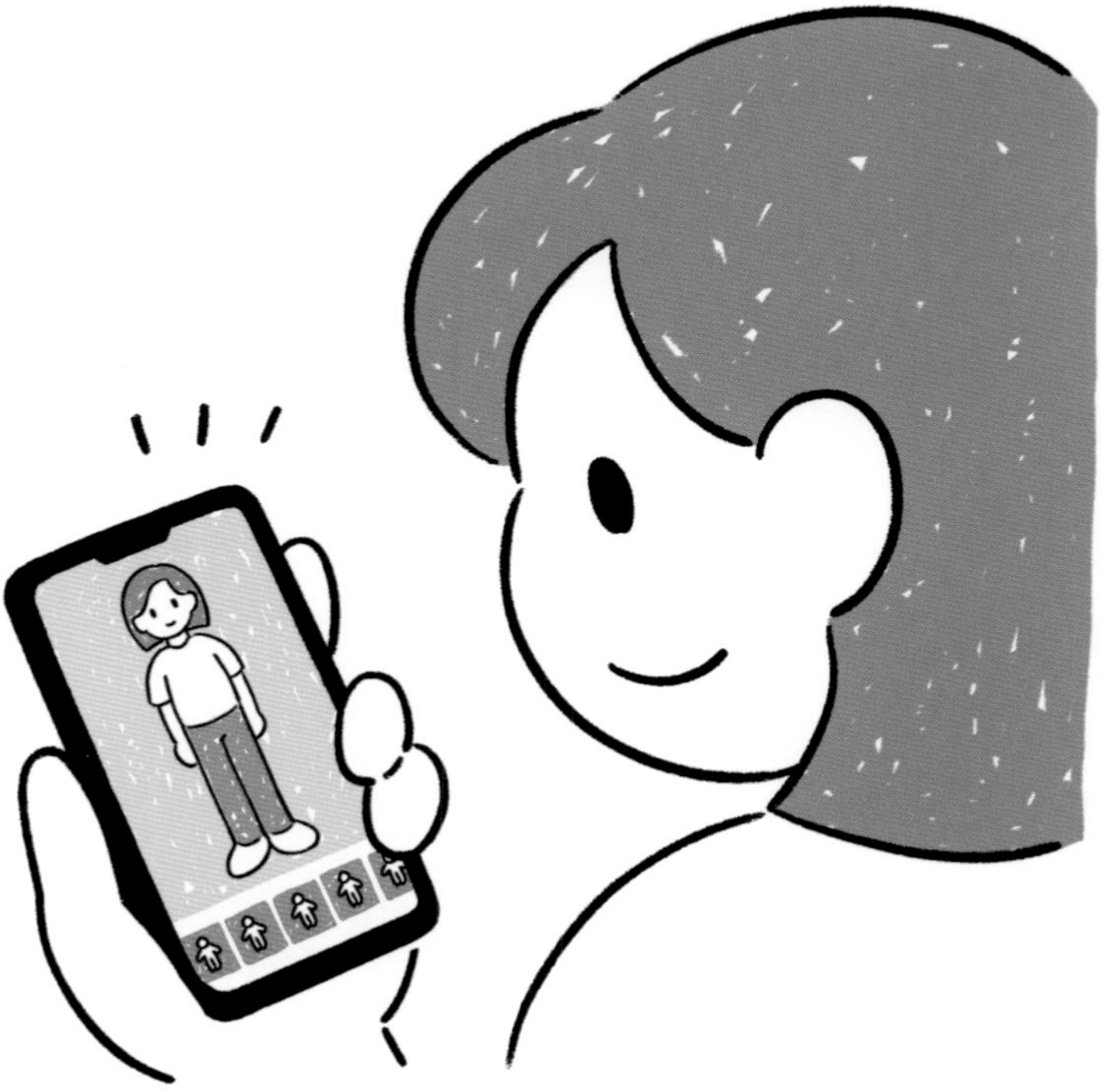



## 自分の姿を写真に撮って観察する

自分を客観的に見るのは、なかなか難しいものです。鏡でよく観察してもよいですが、鏡の前に立つと、無意識にいつもよりよい姿勢になりがちです。そこで、自分を写真や動画に撮ってみましょう。写真なら正面と側面、背面の3カットを撮影してください。動画ならば、正面と側面から。いずれもスタート地点に戻るように、半分のところでターンを入れれば、正面と背面、側面も両側撮影できます。頭からつま先まで映してください。

## 正しい立ち姿

立っているときの、きれいな姿勢を紹介します。
理想の姿として、目指してみてください。

### 背面

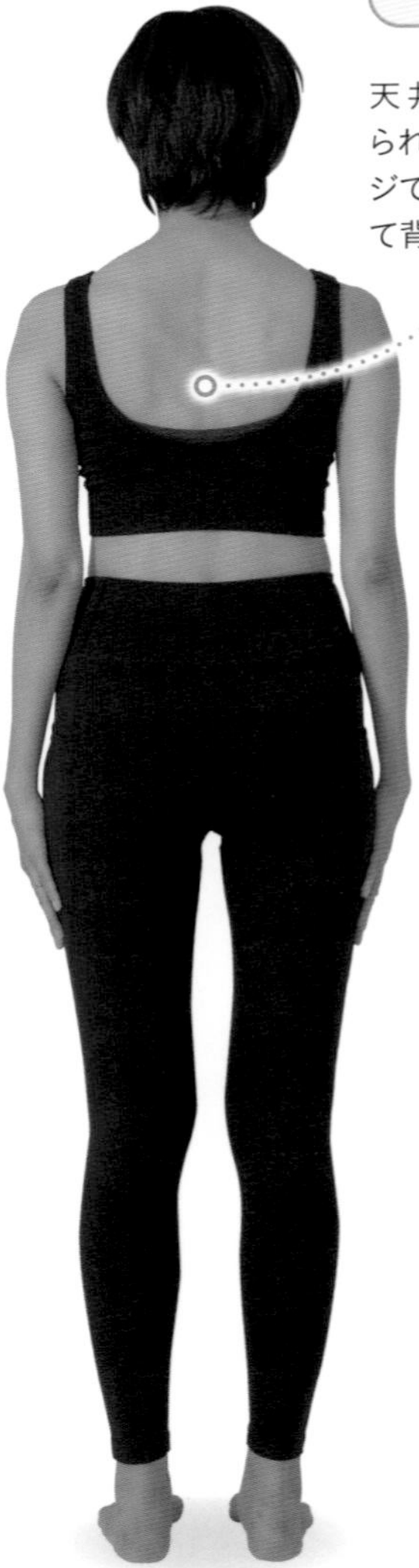

天井から糸で吊られているイメージで、上に向かって背筋を伸ばす。

### 正面

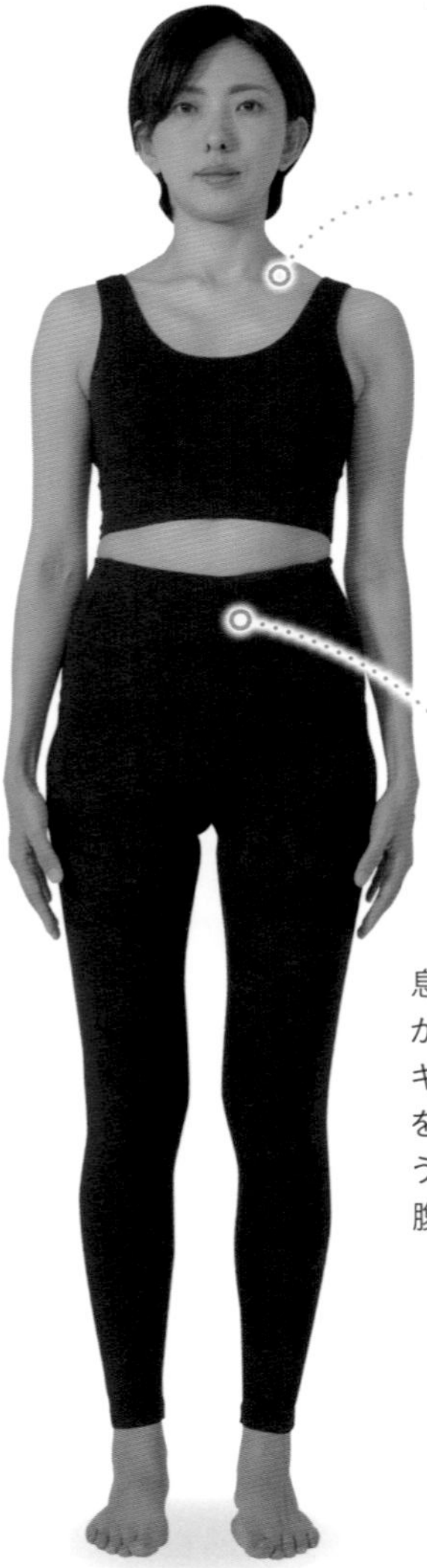

鎖骨を左右に広げ胸を開く。肋骨は開かないように注意する。

息を吸っても腹筋が膨らまないようキープして、内臓を体の中に軽くしまうイメージでゆるく腹筋を使う。

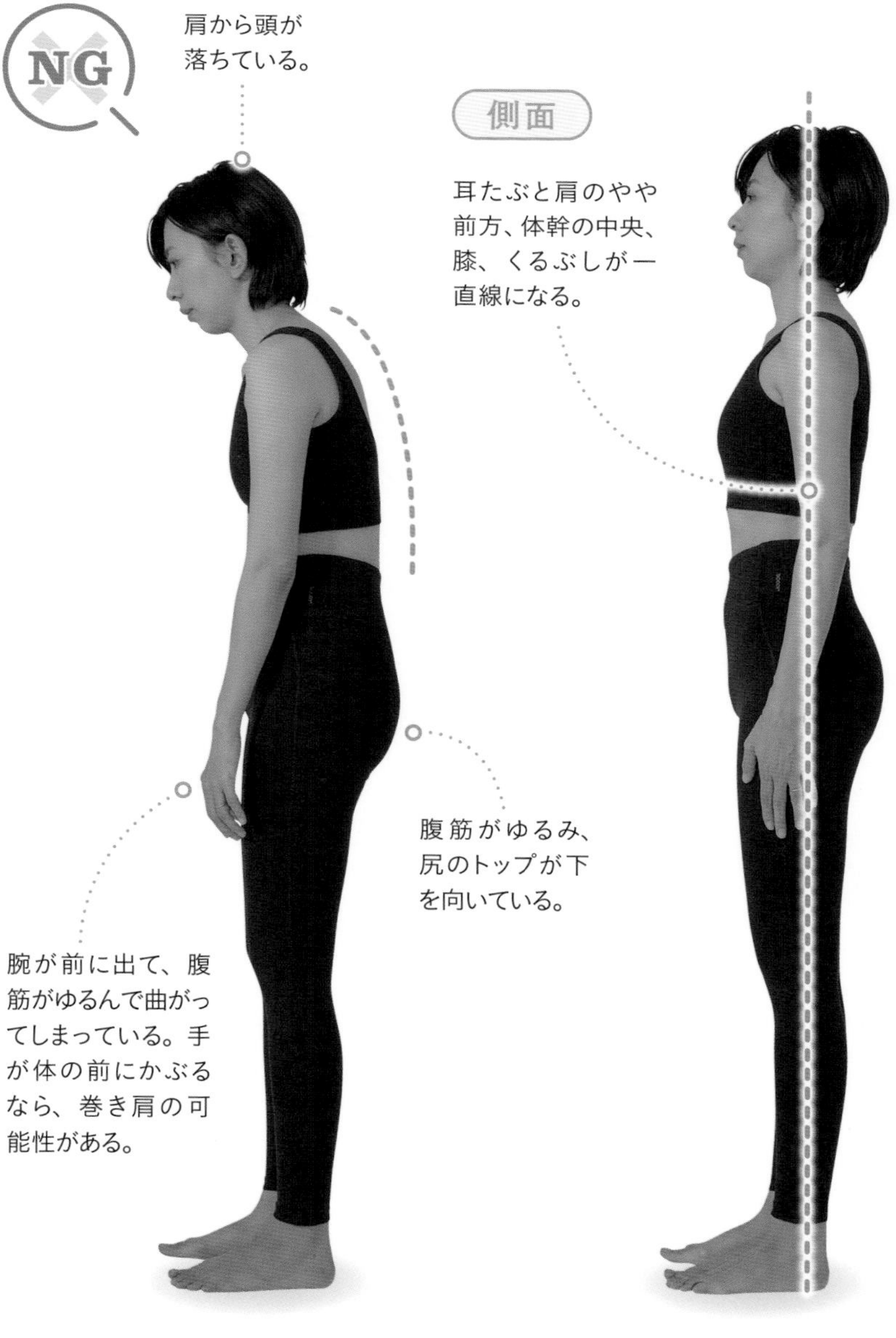
NG
肩から頭が
落ちている。
腕が前に出て、腹
筋がゆるんで曲がっ
てしまっている。手
が体の前にかぶる
なら、巻き肩の可
能性がある。
腹筋がゆるみ、
尻のトップが下
を向いている。
側面
耳たぶと肩のやや
前方、体幹の中央、
膝、くるぶしが一
直線になる。

# やりがちNG習慣

気づかないうちにしてしまう、体に負担をかける体勢や習慣を正しましょう。

## 口呼吸を<br>くり返している

気を抜くと、口呼吸をしがちな人は多いかと思います。口で呼吸をしてしまうと、喉や唇が乾燥するだけでなく、噛み合わせや歯並びが悪くなり、口臭などの原因にもなります。さらに、顔の力が抜けた状態になってしまうので、顔がたるみやすくなってしまいます。

口を閉じて、きちんと鼻を使って呼吸をしましょう。鼻呼吸では口呼吸よりも深く息を吸うことができます。

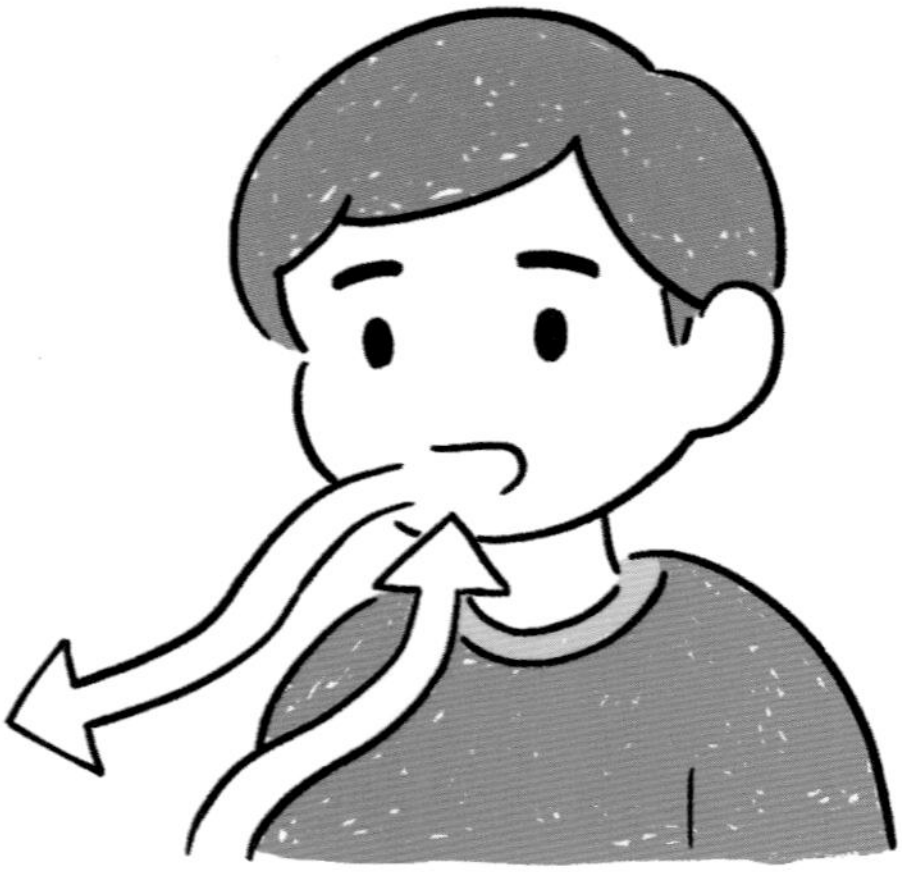

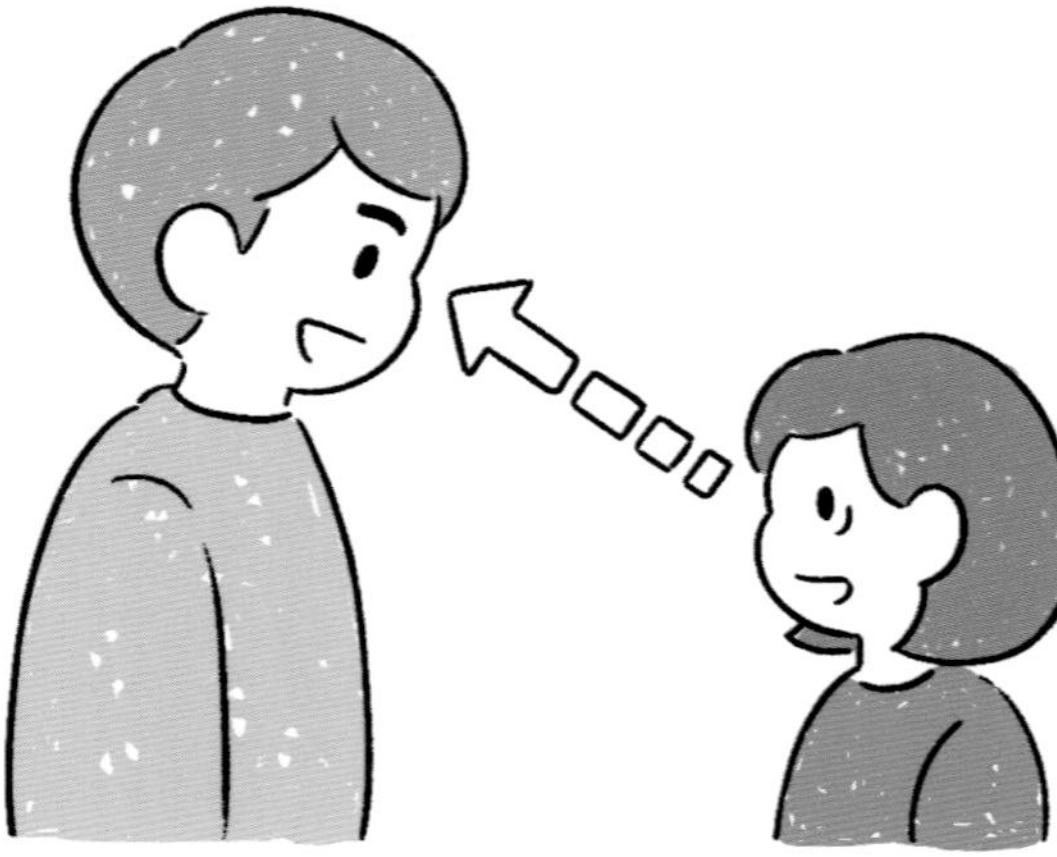

## 目線だけ<br>上にあげてしまう

自分よりも高い位置にいる人を見るとき、自然と見あげる姿勢になります。このとき、頭を傾けずに目線だけで上を見てしまっていませんか？　眉毛や額の筋肉で目線を持ちあげるクセは、額のシワの原因になります。見上げるときは、頭ごと上に顔を向けるよう意識してみてください。

## スマホや本を見るときの首の角度に注意！

首のシワが多い10～20代の人が、急激に増えたように感じます。これは頭だけを下に向けて首が折れた状態になる機会が多くあることでできている、生活習慣によるシワだと考えられます。

スマホや本を見るときに、首を曲げて目線を下に向けていませんか？長時間下のものを見るときは、目線の高さへ手元を持ってくるようにしてみてください。

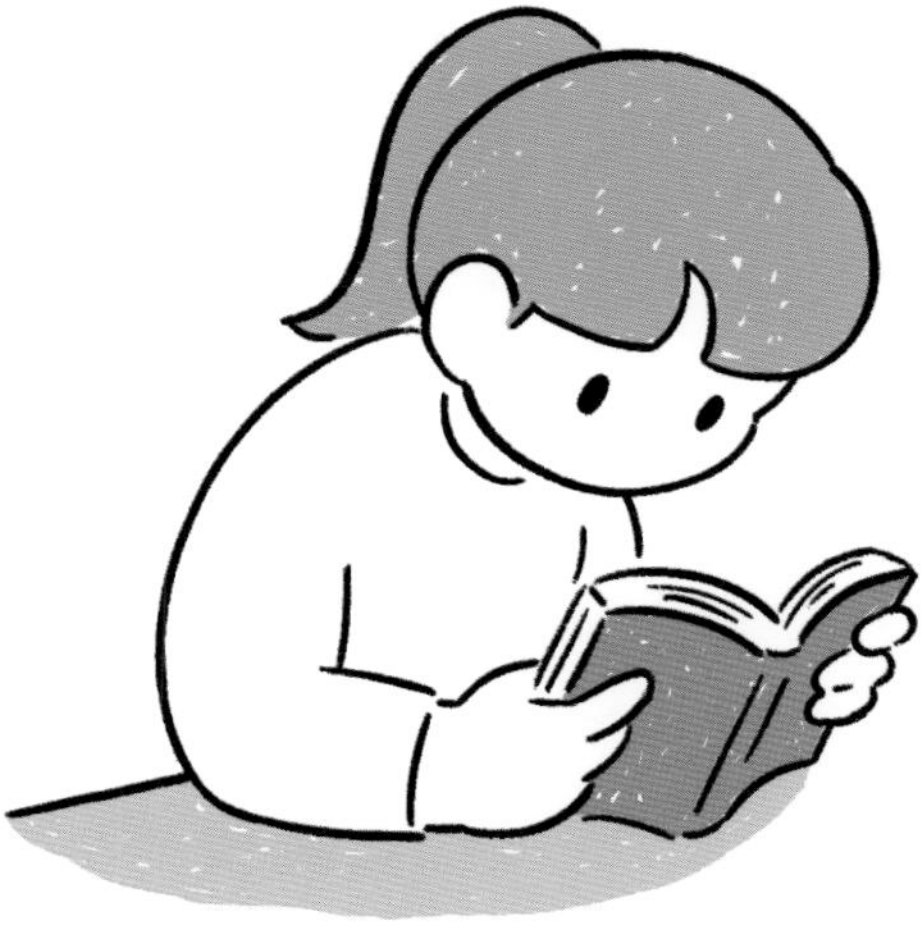

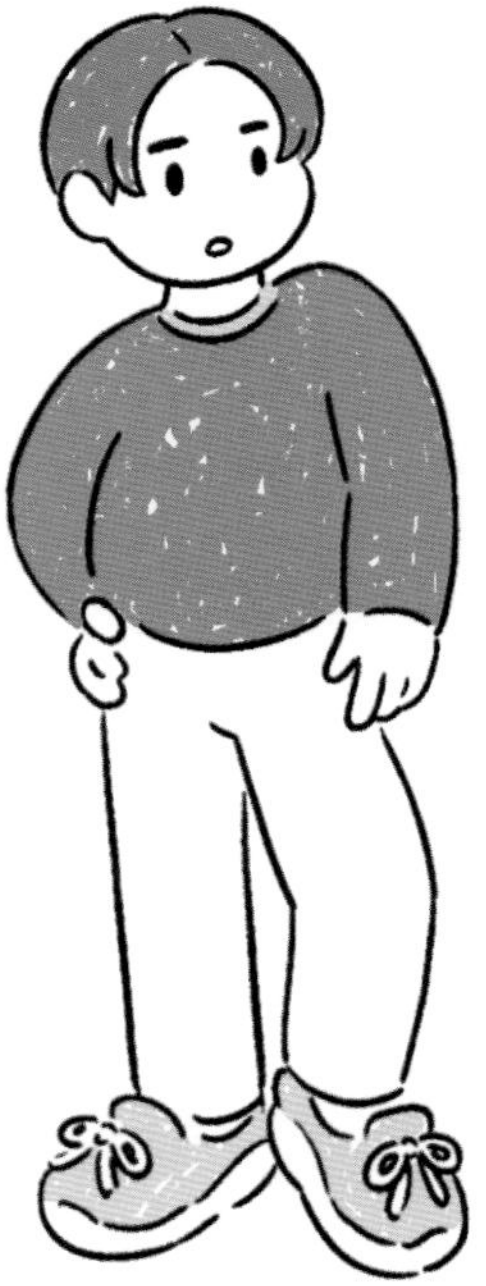

## 立ったときの重心が偏っている

片脚だけに重心をかけて立つ人を、よく見かけます。重心が片方に寄ると、骨盤の歪みや腰の痛み、そこからつながり、上へと向かう首や肩にも痛みなどの症状が出てくる可能性があります。

また、見た目の影響としてはウエストのくびれが非対称になったり、履いているボトムがねじれたり、肩の高さが違ったりということにも。なるべく左右バランスよく重心をかけられるように、気をつけて立ってみましょう。

Posture & Walking

# ウォーキングは究極の全身運動

## 正しい歩き方で筋肉の底あげをする

ウォーキングは究極の全身運動です。しっかりと大きめの歩幅で腕を振って歩くだけでも、運動不足には陥りにくくなります。また、健康維持やダイエットにも最適な基本の有酸素運動です。

　ただし、好ましくない姿勢でただ歩き続けるだけでは、どんなに長時間歩いても全身運動にならないばかりか、足裏や股関節など体を痛めることにもなりかねません。重心のバランスが悪かったり、足の運び方が間違っていると、O脚やX脚などの原因となることもあります。歩くときの体の動きのクセが大きいと、無駄にエネルギーを浪費してしまい、歩くだけでも疲れてしまうこともあるかもしれません。普段は省エネで疲れにくく、運動として必要なときにはダイナミックに。いずれにしても正しく、美しい姿勢を意識して歩くことが大切です。

　仕事柄、ウォーキングを教えているなかで、膝下だけで歩く人が多いと感じます。膝下だけの動きで、ももをあげなくても前に進むことができますが、それでは当然歩幅は全体的に小さくなってしまいます。人は、歩行という動作に関しては、頭で考えなくても自動操縦できるようになっています。手と脚は基本的には連動しているので、右脚を出せば左手が前に、左脚を出せば右手が前に……というように、互い違いに自動的に出る仕組みなのです。小さな歩幅では、それにあわせて手の振りもおのずと小さくなってしまいます。そうすると、意気込んでウォーキングをしても、しっかりと筋肉を使ったり伸ばしたりすることができず、全身運動とは言えなくなってしまいます。

　ももをしっかりあげて膝を前に向けて進め、歩幅を少し大きめに意識して歩きましょう。それにあわせて、しっかりと手を振る歩き方がおすすめです。

# NGな歩き方

**無意識の本当の姿。動画を撮るなどして歩き方を確認しましょう。
あてはまるものはありますか?**

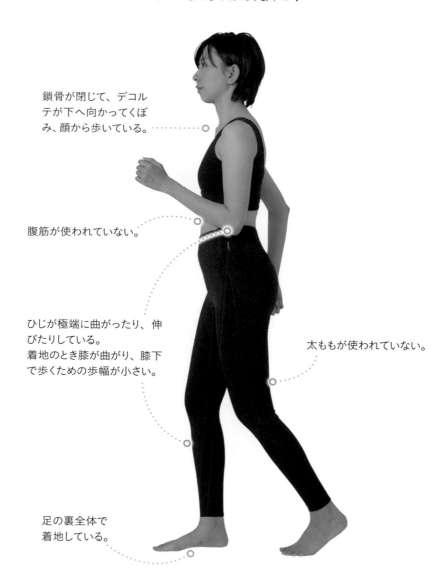

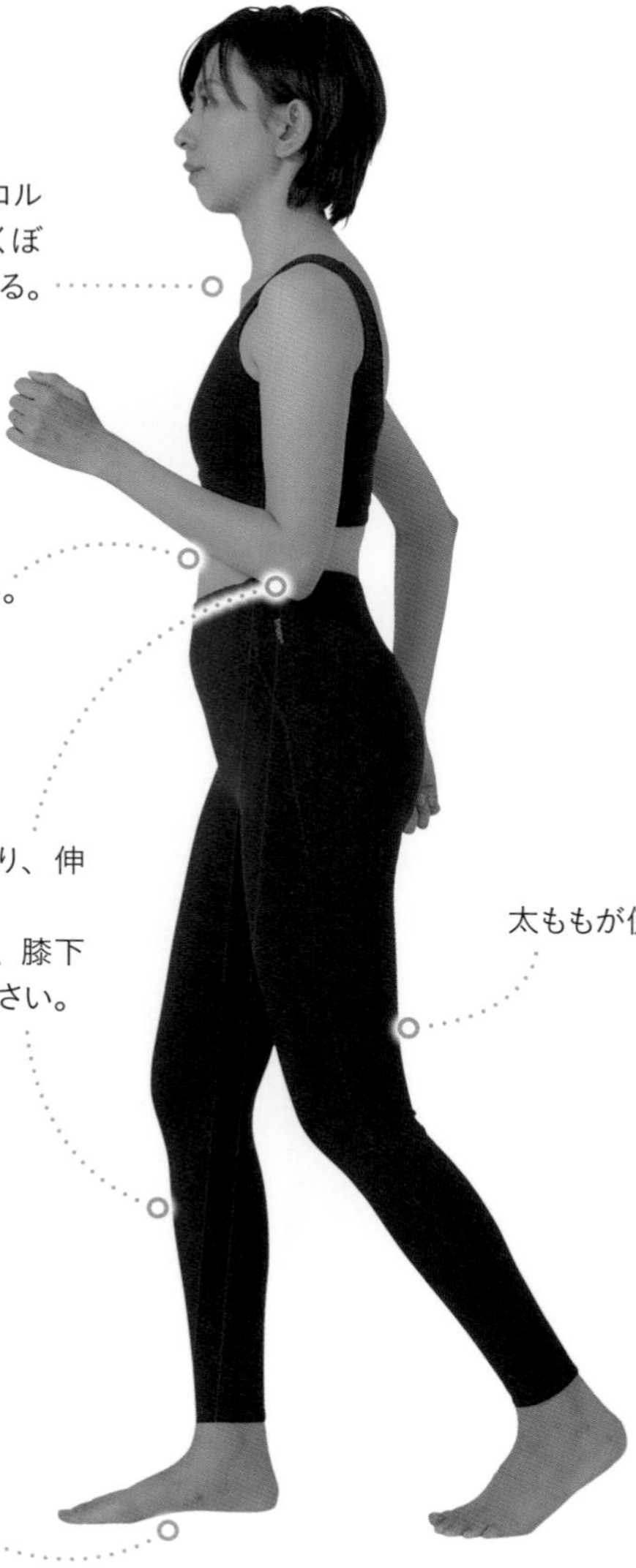
鎖骨が閉じて、デコルテが下へ向かってくぼみ、顔から歩いている。
腹筋が使われていない。
ひじが極端に曲がったり、伸びたりしている。
着地のとき膝が曲がり、膝下で歩くための歩幅が小さい。
太ももが使われていない。
足の裏全体で着地している。

# 正しい姿勢の歩き方

ポイントを意識するだけで、
使われていなかった筋肉が目覚めるのを感じるはずです。

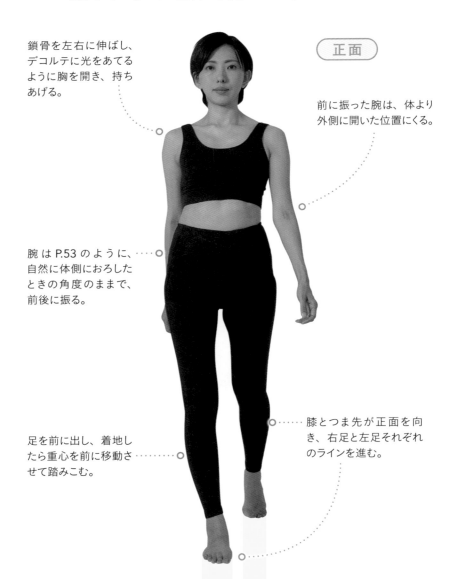

正面

鎖骨を左右に伸ばし、デコルテに光をあてるように胸を開き、持ちあげる。

前に振った腕は、体より外側に開いた位置にくる。

腕はP.53のように、自然に体側におろしたときの角度のままで、前後に振る。

膝とつま先が正面を向き、右足と左足それぞれのラインを進む。

足を前に出し、着地したら重心を前に移動させて踏みこむ。

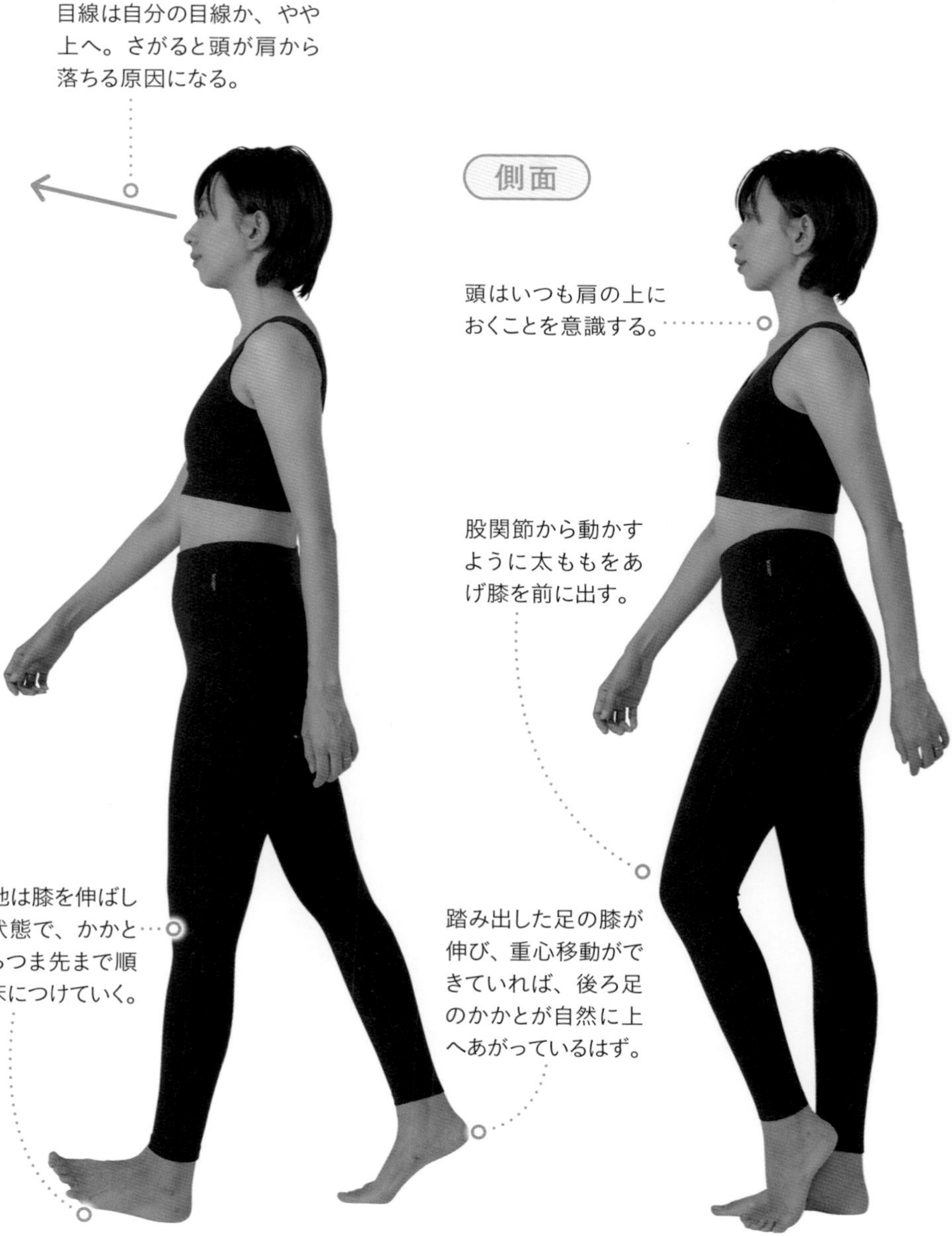
側面
目線は自分の目線か、やや上へ。さがると頭が肩から落ちる原因になる。

頭はいつも肩の上におくことを意識する。

股関節から動かすように太ももをあげ膝を前に出す。

着地は膝を伸ばした状態で、かかとからつま先まで順に床につけていく。

踏み出した足の膝が伸び、重心移動ができていれば、後ろ足のかかとが自然に上へあがっているはず。

## ヒールのときの正しい歩き方

かかとのあるヒールを履いた際の、正しい姿勢の歩き方を解説します。
美しく歩けるように意識してみましょう。

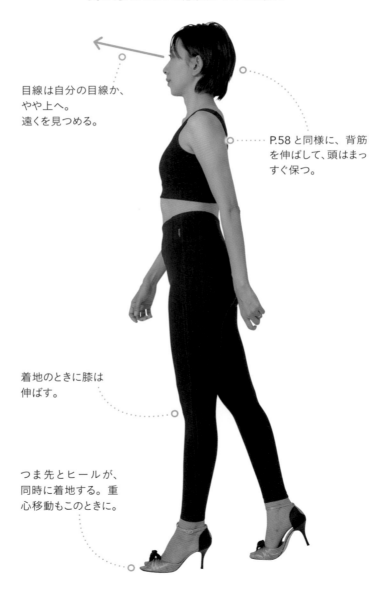

目線は自分の目線か、
やや上へ。
遠くを見つめる。
P.58 と同様に、背筋
を伸ばして、頭はまっ
すぐ保つ。
着地のときに膝は
伸ばす。
つま先とヒールが、
同時に着地する。重
心移動もこのときに。

NG

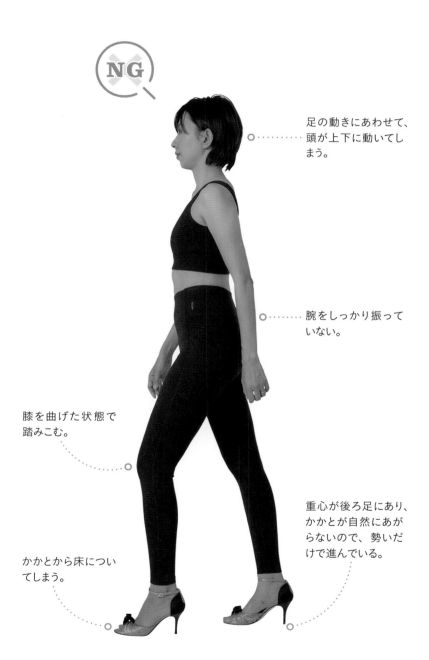

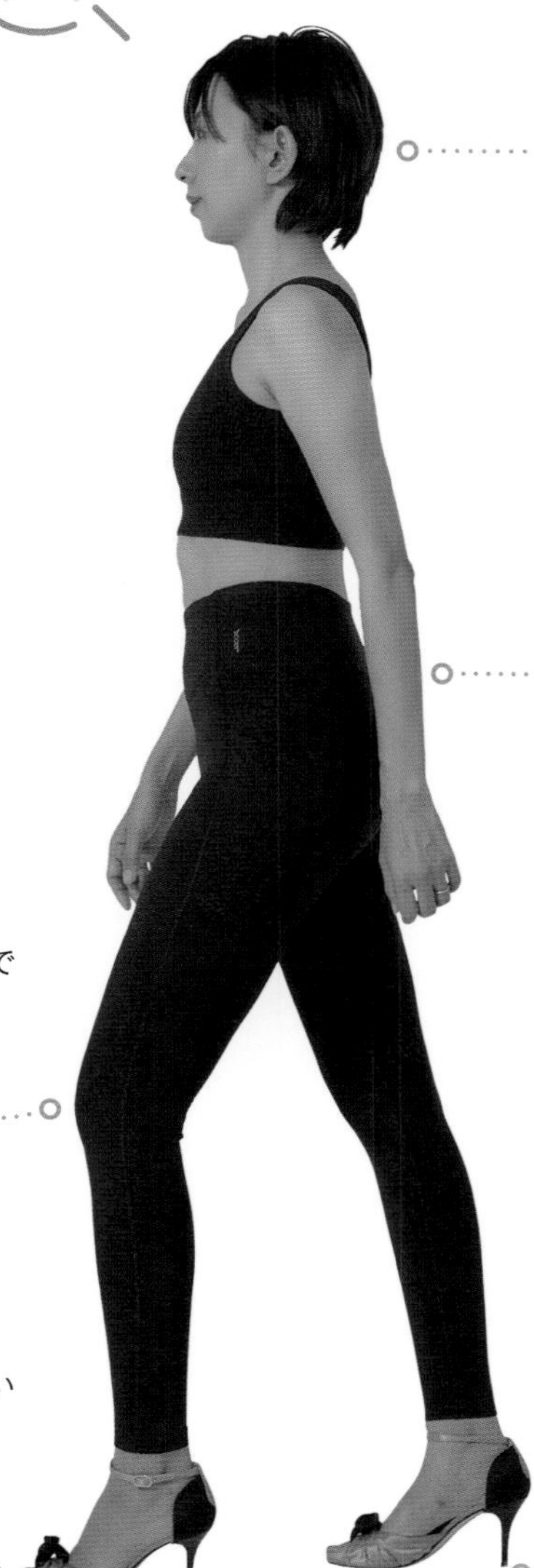

足の動きにあわせて、頭が上下に動いてしまう。

腕をしっかり振っていない。

膝を曲げた状態で踏みこむ。

重心が後ろ足にあり、かかとが自然にあがらないので、勢いだけで進んでいる。

かかとから床についてしまう。

COLUMN 1

# 16時間ファスティング

ファスティングとは、「断食」のこと。ダイエットの方法ととらえられがちですが、実は内臓を休めてリセットすることで、集中力向上やデトックス、リフレッシュ効果が期待できるのです。食事と食事の間を16時間あけるだけなのでトライしてみて。

## ファスティングの効果

- 体脂肪率減少
- 内臓を休める
- 免疫力アップ
- 脳のリフレッシュ、集中力が高まる
- 腸内環境が整う
- 快眠につながる
- 排泄機能を高める
- 老廃物の排出を促進する
- 新陳代謝が高まる
- 食生活の改善、食欲のコントロール
- 味覚リセットを目指せる
- 肌質改善

## ▶必要な栄養

- 酵素
- 質のよい糖質
- ビタミン
- タンパク質
- ミネラル

### なぜ16時間？

体は、一度飢餓状態におちいると、細胞内の古くなったタンパク質などを体内で新たにリサイクルしてでも、何とか生き残ろうとします。この働きが「オートファジー」です。細胞の自食作用とも呼ばれる、私たちの体に備わっている機能です。細胞が生まれ変わり、新陳代謝が促されるわけですから、老化予防にもなります。そしてオートファジーが活性化する飢餓状態というのが、最後の食事から10～16時間後、と言われているのです。

## ▶ファスティングのPOINT

### 栄養を摂る

人の体は寝ている間にリセットされます。そのため、朝は栄養が不足した状態です。朝食でビタミンと酵素などを摂ることが大切です。

### 消化を休める

固形物を摂らず消化を休ませることにより、脳や体の疲労回復につながります。

### 睡眠をとる

体は寝ている間に作られます。しっかりと寝ることが大事です。最低6時間の睡眠をとるよう心がけましょう。

Part 3

Mindfulness Meditation

# マインドフルネス瞑想

自分を客観視し、心を落ちつける方法としておすすめなのが、
マインドフルネス瞑想。自分と向きあうことで、
自分を信じ表現することができるようになります。

Mindfulness Meditation

# マインドフルネス瞑想

## 思考せず、感じることで心身のコンディショニングを

マインドフルネスとは、自分の「今、この瞬間」に意識を傾けて集中し、客観的に自分を洞察して評価などを手放し受け入れる、気づきの状態のことを指します。マインドフルネス瞑想は、その状態に近づくためのプラクティスです。

マインドフルネス瞑想の効果として、集中力が高まり、雑念が減ります。そうした状態で自分のことを深く知るようになるため、自己肯定感が高まり不安を感じにくくなります。そして自分に集中すると、忙しさや雑念で無意識に感じないようにしていた痛みや、疲れに気づくことができます。結果、痛みや疲れなどを予防し、適切なケアを行えるように。ストレスが緩和されることで体調を大きく崩しにくくなるなど、心身のコンディショニングに役立つのです。「瞑想」という単語から、修行などで行うものという印象を持つかもしれません。しかしマインドフルネス瞑想は宗教色が薄いのも特徴で、誰でも行うことができます。近年では大企業の人材教育にも取り入れられたことで、ビジネス層から一般に広く知られるようになりました。

マインドフルネス瞑想を実践すると、自分を取り巻く世界や人間関係の状況は何ひとつ変わっていなくても、ものの見方が変わります。「辛い」と思っていることを「自分は今○○が辛いんだな」と客観視できるだけで気持ちが楽になることもあります。また、心に余裕ができると、無理しない等身大の自分で周りの人に接することができ、人間関係はより円滑になるはず。

マインドフルネス瞑想で一番大切なことは自己否定や価値判断、評価を手放すこと。マインドフルネス瞑想に「うまく集中しなくては」という気持ちさえも手放し、過去でも未来でもなく、今ここにいる自分を感じましょう。

# 生活にマインドフルネス瞑想を取り入れる

マインドフルネス瞑想をすると、心から健やかでいられます。

日々の暮らしのなかで行ってみましょう。

## 自分にあったやり方を模索して取り組む

マインドフルネス瞑想といっても、座って呼吸に集中するスタンダードなものをはじめ、歩きながらのもの、書き続けるものなど、動きを伴うやり方まで多種多様です。

例えば何かを暗記するとき、ひたすら書き写して覚える人も、声に出して覚える人もいるでしょう。同じように、マインドフルネス瞑想にも自分に向いたやり方があるのです。

自分にあわないやり方をする必要はなく、自分を見つめやすいと感じたものに取り組んで構いません。

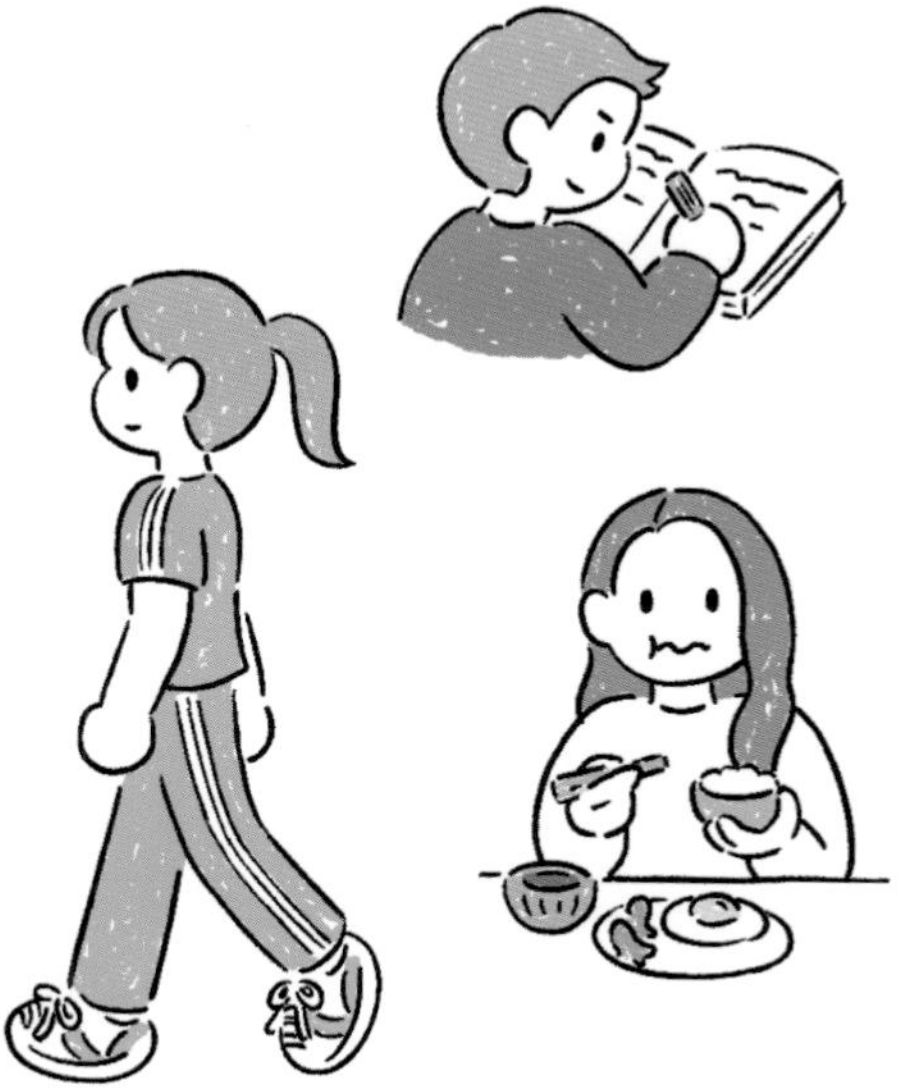



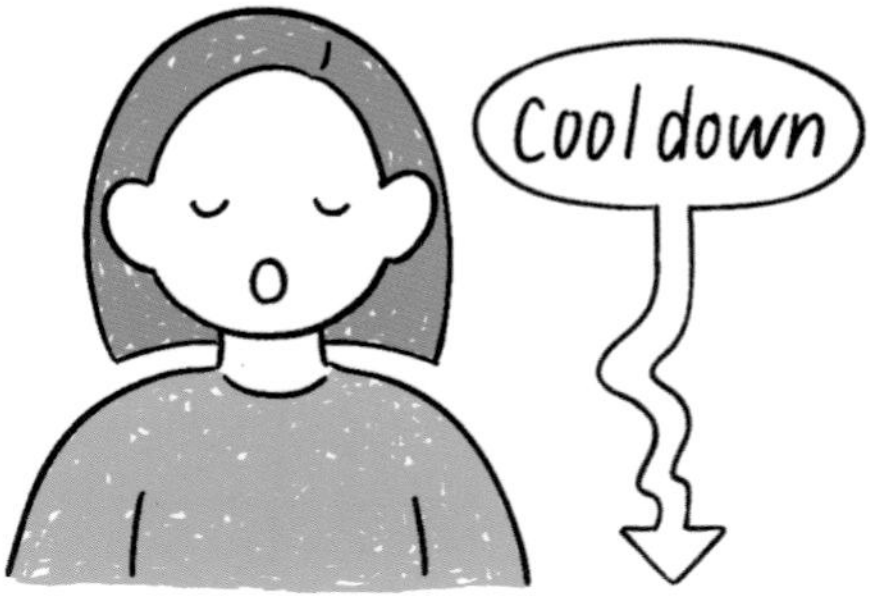


## 呼吸に集中して常に落ち着いた自分に

腹式呼吸は副交感神経が優位になり、リラックスすることができるので、マインドフルネス瞑想では基本的に腹式呼吸をします。呼吸に集中するうちに、意識が自分の今、この瞬間だけにフォーカスされていきます。マインドフルネス瞑想に慣れてくれば、感情が高まった瞬間に呼吸をすることで、気持ちを落ち着けられるように。嫌なことがあったときや怒りがわいたとき、悲しいことがあったときは一度呼吸をしてみましょう。意識はあとでも大丈夫。まずは反射的な態度をしないことで、一歩前進。

Mindfulness Meditation

# 基本のマインドフルネス瞑想

## フラットな心地で呼吸に集中する

マインドフルネス瞑想にはさまざまな方法があります。まずは基本となるスタンダードなものにチャレンジしてみましょう。慣れたら時間を3分、5分と伸ばすと、より深く集中できるようになります。

1. **あぐらで座ったら、力を抜いてリラックスします。**
2. **ゆっくりと目を閉じるか、眉間の力を抜いて薄目でやや下に目線を向けましょう。**
3. **腹式呼吸をして、自分の呼吸へ意識を向けます。**
4. **息を吸うとどこから空気が入るのか、吐くとどこから出て行くのか、呼吸をするたび体のどこが膨らみ、どこがしぼむのかといった体の動きを、ありのまま起きていることとして感じてみましょう。**
5. **2分間呼吸へ意識を向けたら、大きくため息をつくように口から息を吐きます。瞑想を終わらせる心の準備ができたら、ゆっくり目を開けましょう。**

呼吸に集中してありのままを受け入れてみると、気持ちが穏やかになってくるかと思います。

もし、瞑想の呼吸中に雑念がわいて意識がそれてしまったとしても、焦る必要はありません。失敗したと考えてしまったり、集中ができないと自己批判をしてしまいたくなりますが、それをしないのがマインドフルネス瞑想です。うまくできないことも含めて、受け入れます。

意識がそれたことに気がついたら、ゆっくりと呼吸へ意識を戻していきましょう。集中しやすい環境としては、なるべく静かで明るすぎず落ち着ける場所が適しています。

# 基本のマインドフルネス瞑想

座って行うマインドフルネス瞑想に挑戦してみましょう。
呼吸に集中する練習にもなります。

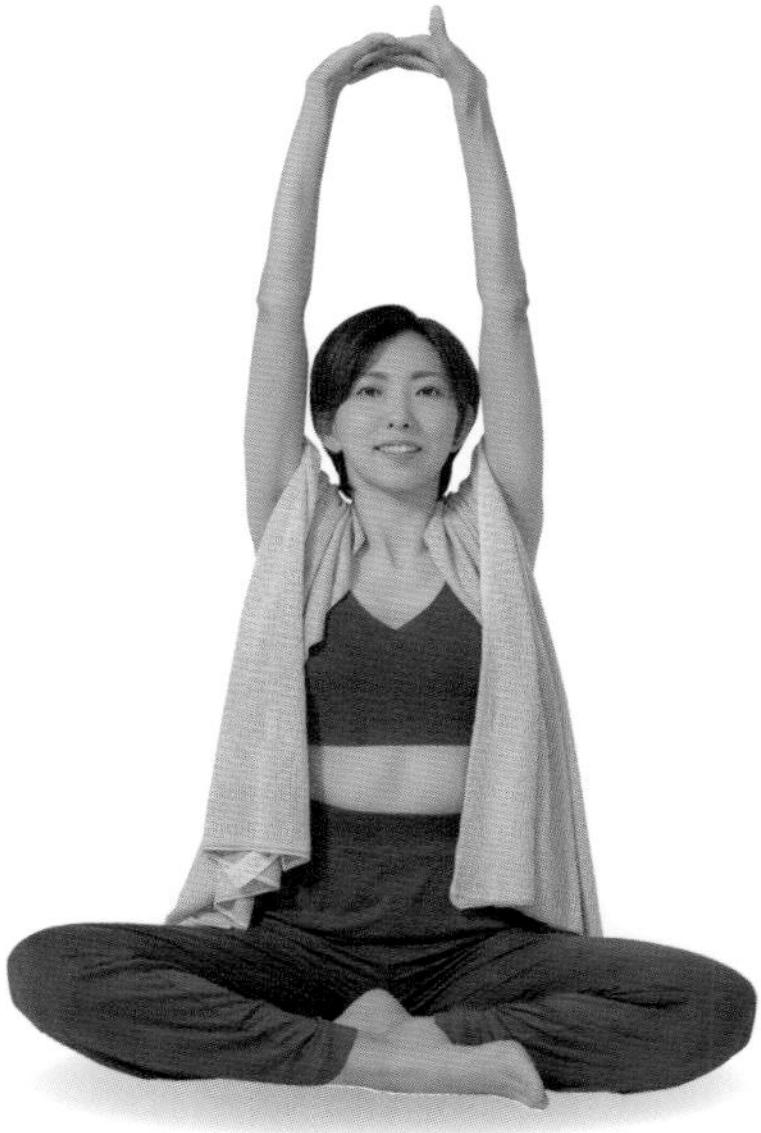

## 体を適度にほぐしてから基本姿勢に入る

疲れや体の硬さ、リンパや血流のつまりを感じるときは、マインドフルネス瞑想に入る前にほぐしましょう。快眠ストレッチのロールバック（P.110）やキャットストレッチ（P.128）を行ったり、フェイシャルマッサージで体を楽に。手軽に、気持ちよく肩や首を回したり、伸びをするだけでもよいでしょう。体にこわばりがあると、マインドフルネス瞑想中に気になってしまいます。力を抜いて、リラックスした状態で基本姿勢に移りましょう。



## 気持ちのいい姿勢で座って「今の自分」に集中する

背骨と骨盤をしっかりと立たせて座ります。どちらかに体が流れるなど、マインドフルネス瞑想中に居心地が悪くなる姿勢にならないようにしましょう。足を重ねずにあぐらで座ると、圧迫される部分もなく楽に座れます。背中を固めず、丸めないように気をつけ、手のひらを上にして膝におくことで、リラックスしやすくなります。胸を開くと、猫背防止のほか肩も自然と横に広がるので、巻き肩になりにくいです。

腹式呼吸をして、腹の膨らみやしぼみを感じましょう。

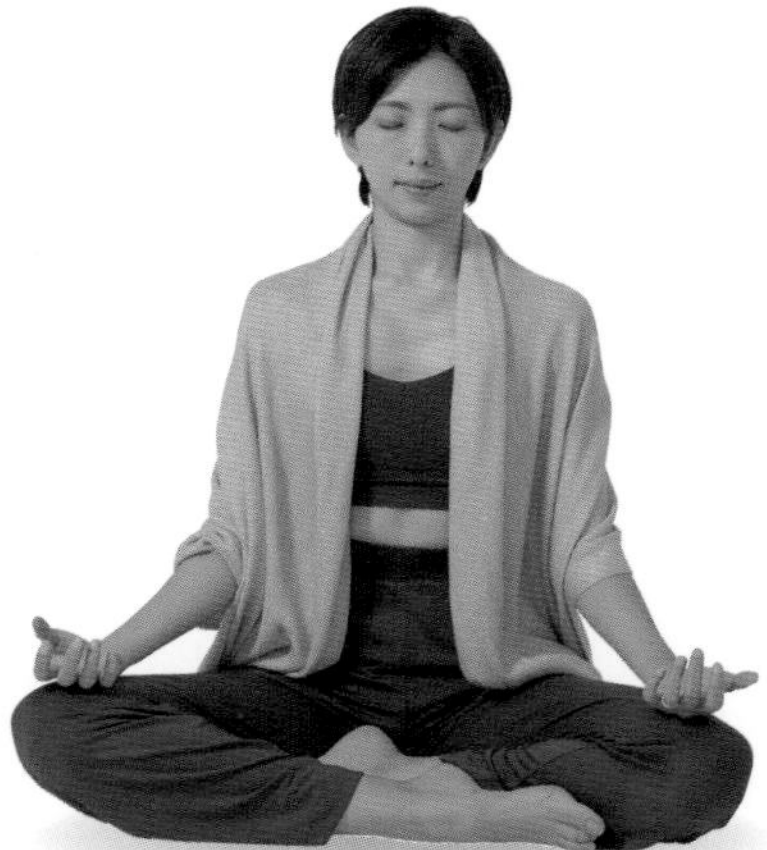

Mindfulness Meditation

# ジャーナリング

## ひたすら頭の中を書くマインドフルネス瞑想

ジャーナリングは、大きめの紙やノートとペンさえ用意できれば簡単に行える瞑想です。感じていることや、頭に浮かんだことをすべて紙に書き出すことで、自分を俯瞰してみましょう。思考を止めると、隠れていた本当の心の動きが見えてきます。

1 **お題を人に決めてもらうか、もしくは自分でお題を決めます。「自分のことがわからない」と思うときほど、「今日嫌だったこと」など、内面にスポットをあてたお題にしてみてください。**

2 **3分や5分など、書き出す時間をあらかじめ決めておきます。**

3 **お題について「私が感じていることは○○○」や関連する単語など、とにかく「頭に浮かんだこと」を取り留めもなく時間いっぱい、ひたすら書き続けます。**

思考はしないで「感じたことをただ書く」というのがジャーナリングでは大切なルール。そうすることで、反射的な感情の裏に隠れた感情の正体を知ることができます。例えば「嫌」という感情の正体は、畏れや嫉妬かもしれません。書きあげたものは誰に見せるものでもありませんから、安心して正直にアウトプットしましょう。

書いているうちに内容がお題から逸れたり、何も思いつかなくなっても「あーどうしよう」、「何も思いつかない」など、決めた時間の間はそれも書いてください。

書く手が止まるのは、考えてしまっていることになります。自分の名前を書くくらいのナチュラルなスピードで、筆記をし続けてください。

# 書くマインドフルネス瞑想

書き出すことで、自分の内にある気持ちが見えてきます。

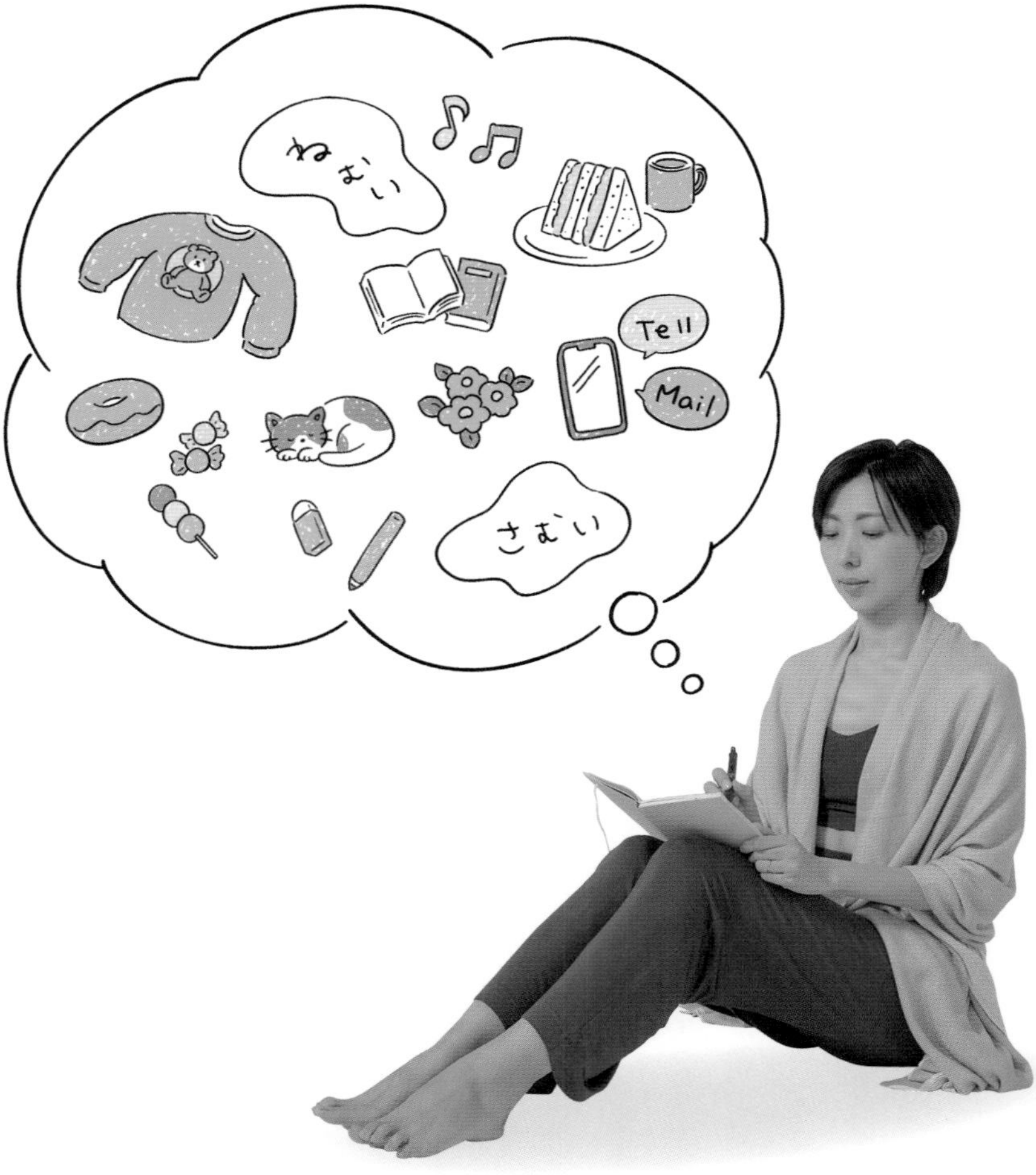




ジャーナリングは必ず、手書きで行いましょう。手を動かして書くことで、頭に浮かんだことをよりストレートに抽出できるはずです。

お題は気になっている事柄や、将来の夢などなんでもよいのです。ジャーナリングをして書きあげたものを読み返すと、そのお題についてどんな気持ちがあるのか、どう受け止めているのかなども見えてきます。

Mindfulness Meditation

# ボディスキャン

## 各部位に集中して 体と心の現状を知る

ボディスキャンは、体に集中することで、無意識に感じないようにしている体の不調や痛み、抑圧していた感情にも気づくマインドフルネス瞑想です。具体的に部位を意識していくので、基本のマインドフルネス瞑想のようなやや抽象的な形式が苦手な人や、体で感情を感じにくい人でもトライしやすいかと思います。リラックス効果や不眠ぎみのときの睡眠導入としてもおすすめです。

**1** **まずは快適な姿勢を作ります。体の部位に意識を集中しやすい方であれば、座っても仰向けでもOKです。**

**2** **目を閉じ自然に2～3呼吸して、その呼吸に意識を向けましょう。呼吸をしたとき、鼻のどちらの穴から吸っているのか、吸う空気は冷たいか感じてみます。**

**3** **2の意識を持ったまま、両足からボディスキャンを開始します。足の指→かかと→足の裏→足首→ひざ→太もも→股関節と、末端からポイントを意識していきます。このとき、痛みやつまりを感じる部位があればそこを意識し、呼吸をして呼気を入れ、吐き出す息とともにデトックスするようなイメージで押し出します。スキャンとデトックスが完了したら、ポイントごとに感じていた意識を広げて、両足全体を感じます。**

**4** **3同様に、両手（指先→手のひら→手首→ひじ下→ひじ→二の腕→脇の下→両腕→両手全体）、体幹と首、頭（骨盤→尻→へそ→胸→肩→首・喉→顔→頭→頭皮→体幹全体）もボディスキャンを行います。**

**5** **体すべてを感じ終わったら、今ここにあることを認識しながら、目を開けていきます。**

# 体に集中するマインドフルネス瞑想

自分の体に話しかけるように、今どのような状態なのか、
ひとつずつ確かめてみましょう。

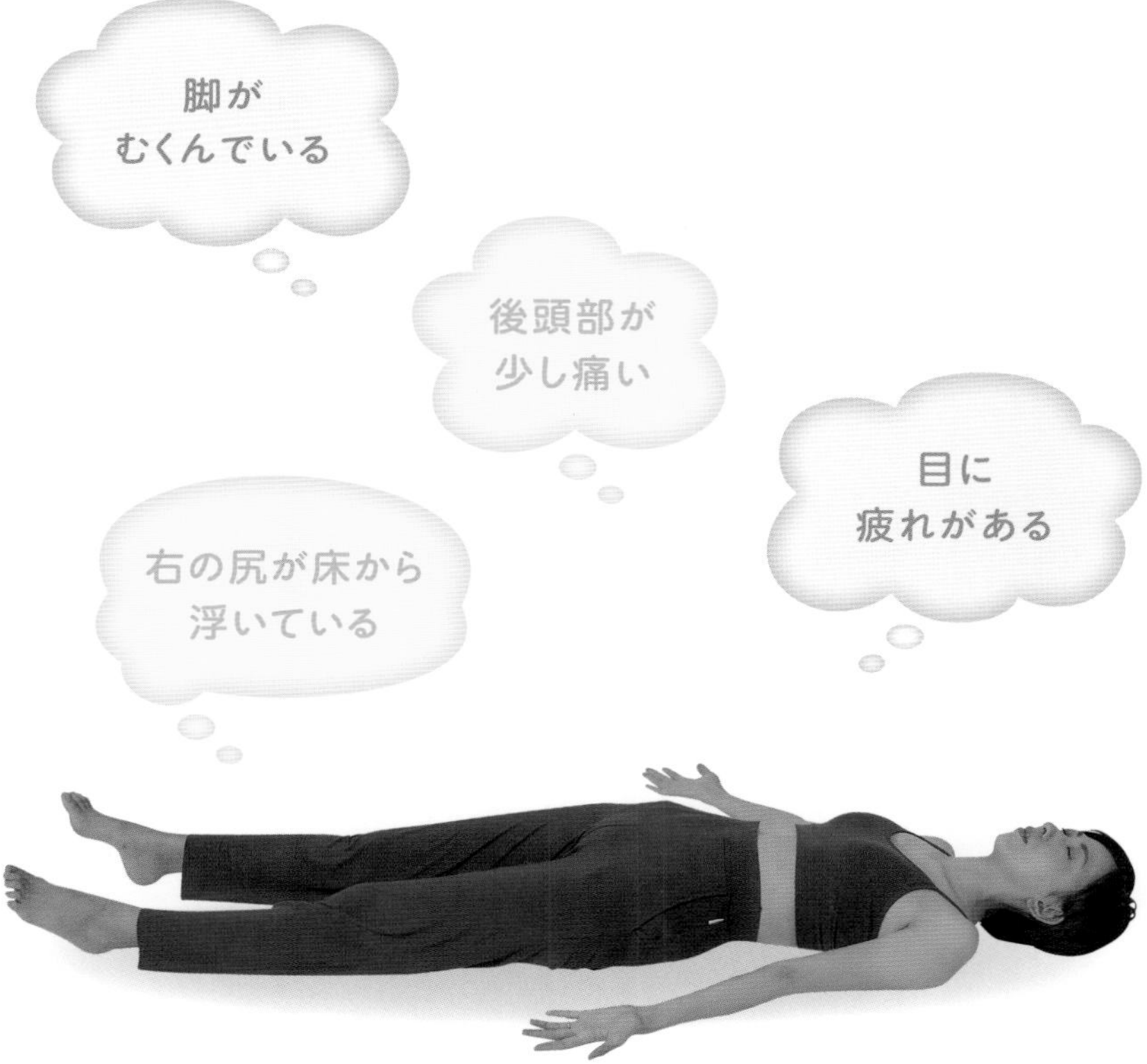
脚が
むくんでいる
後頭部が
少し痛い
目に
疲れがある
右の尻が床から
浮いている

寝っ転がり、力を抜いてリラックスしましょう。部位に注目して自分の体と向きあうと、実は頭が痛い、肩がこっているなど、当たり前になって気にならなくなっている不調に気づけるはずです。無意識に消した違和感はなかなか見つけられません。忙しいときこそ、少しでも自分の心や体と向きあう時間を取ってみましょう。人によっては頭部に怒り、心臓に悲しみなど、部位ごとに何かの感情を見つけるかもしれません。そんなときは、感じた部分に手を当てて、呼吸でデトックスをしていきましょう。

Mindfulness Meditation

# 動きのあるマインドフルネス瞑想

## 動作の中で己を見つめる

マインドフルネス瞑想はじっとして、動かないものというイメージはありませんか？実際は食べながら、歩きながらなど、動きのあるマインドフルネス瞑想もたくさんあります。

食べるマインドフルネス瞑想では、これから食べるものをしっかりと観察して、食感や咀嚼している口のなかの様子などを感じながら、ゆっくり食べます。口のなかで起きていることを、ひたすら感じます。食べているものを見た目や食感、香りなど五感で認知して味わうことで、ものの見方、解像度があがります。この食べ物が手元にやってくる過程を感じれば、すべてが当たり前ではないと思い至るはず。自然な感謝が起こるようになります。

歩くマインドフルネス瞑想は、目線をやや斜め下にさげて薄目で行います。家や公園などの危険がない広めの場所で実践しましょう。草むらなどがあれば、裸足で行うとより効果的です。

大地に立っていることや重心の動きを意識して、自分に対して内側の目を向けてから、その場で1分足踏みしたあと3～5分程度歩きます。歩き終わったら目を閉じて、足の裏をもう一度感じながら、自分の体重を大地につないでくれている足に感謝して、目を開けましょう。詳しいやり方は、P.74を参考にしてみてください。

歩くことに没頭すると、考え事をしながら歩いていては気づけなかったものに改めて目を向けることができます。ウォーキングであれば、正しい姿勢など歩き方に意識を向ける必要がありますが、マインドフルネス瞑想では、歩き方を気にしなくても問題ありません。むしろ集中できなくなるので、歩き方は評価しないようにしましょう。

# 食べるマインドフルネス瞑想

食べるものを五感で感じることで、口のなかで起きていることと、
食べ物と自分のつながりに目を向けましょう。

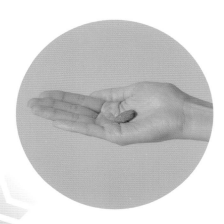

① アーモンドやナッツ、ドライフルーツなど時間をかけて食べやすいものを用意する。

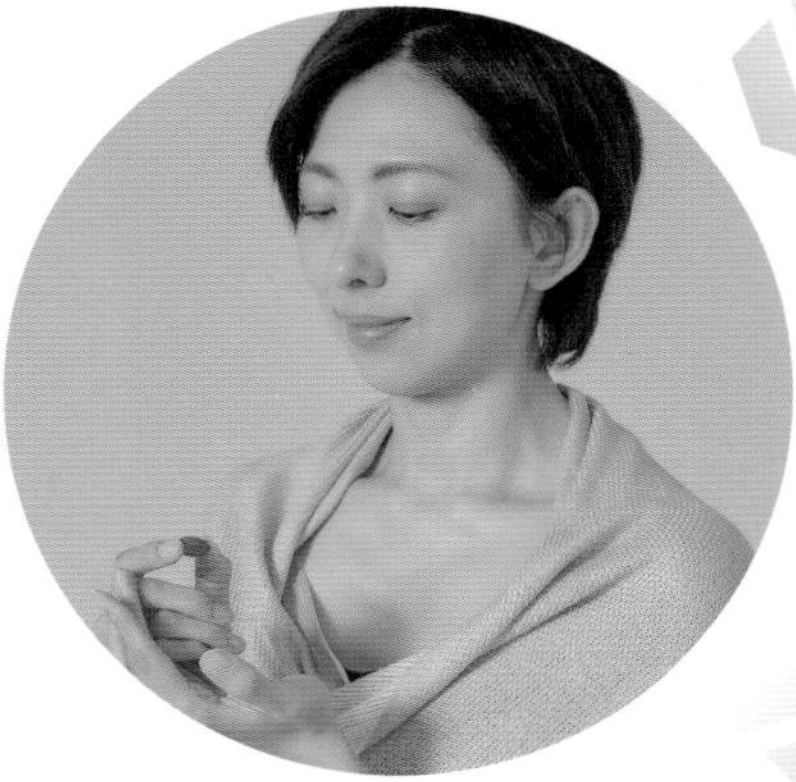

② 食べるものを持ち、色や形、香り、触感などをじっくり1分程観察して、存在を認識する。

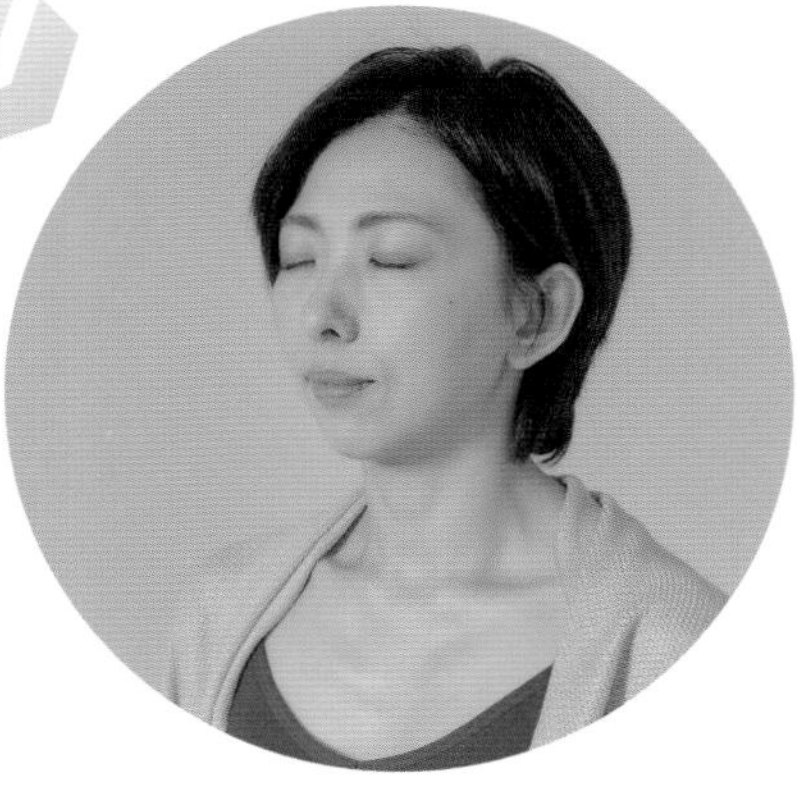

③ 食べるものを口に入れ、目を閉じ、ゆっくり噛みしめるように咀嚼する。噛むごとに、口のなかで起きることに集中する。2分かけて食べる。

# 歩くマインドフルネス瞑想

体を動かすことで、雑念が取り払われることもあります。
安全な場所を確保してから、行いましょう。

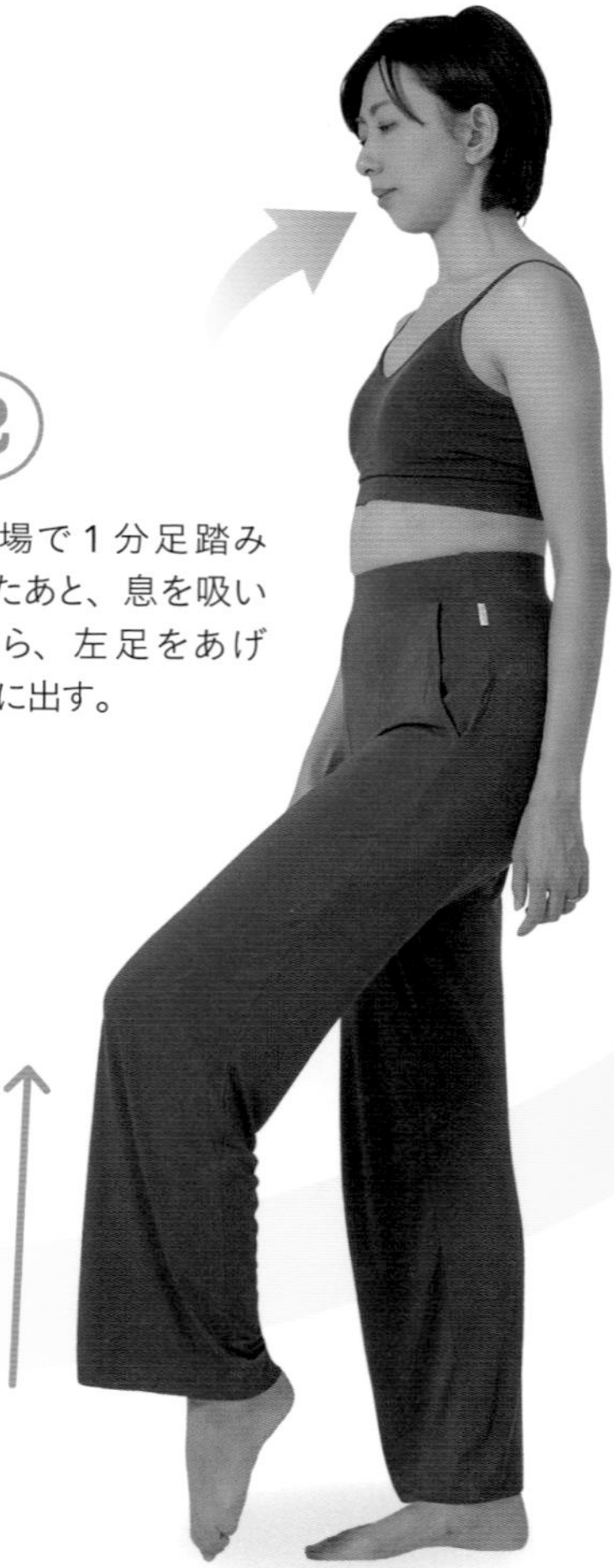

②

その場で１分足踏みをしたあと、息を吸いながら、左足をあげて前に出す。

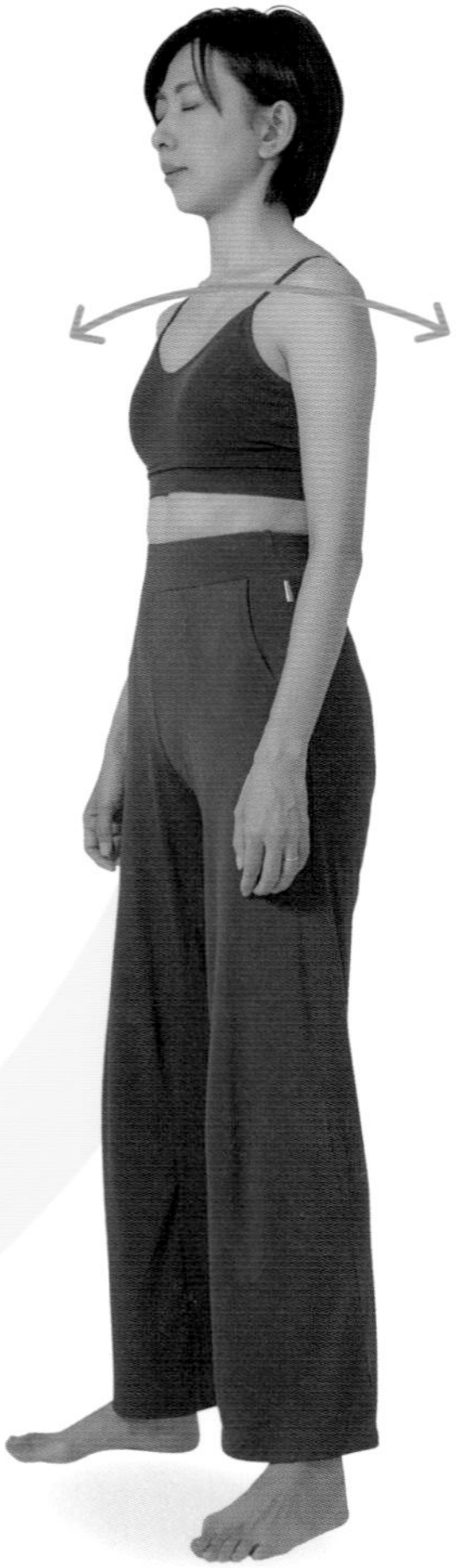

①

膝をゆるめて立ち、足の裏から大地に立っている自分を感じる。重心を意識して、左右の足を交互に踏みしめ重心移動で揺れる。薄目で斜め下を見ながら、自分に対しての内側の目を向ける。

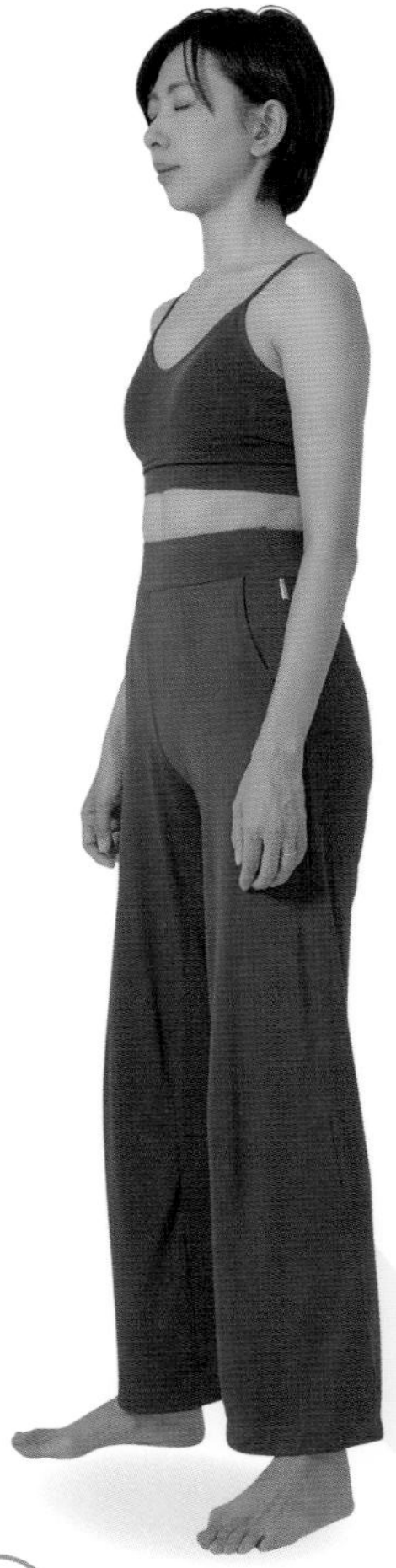

③

息を吐きながら、左足をおろす。手足の動きと呼吸が自然に連動するようリズムよく3〜5分歩き続けながら、五感で空気の香りや聴こえるものを感じる。

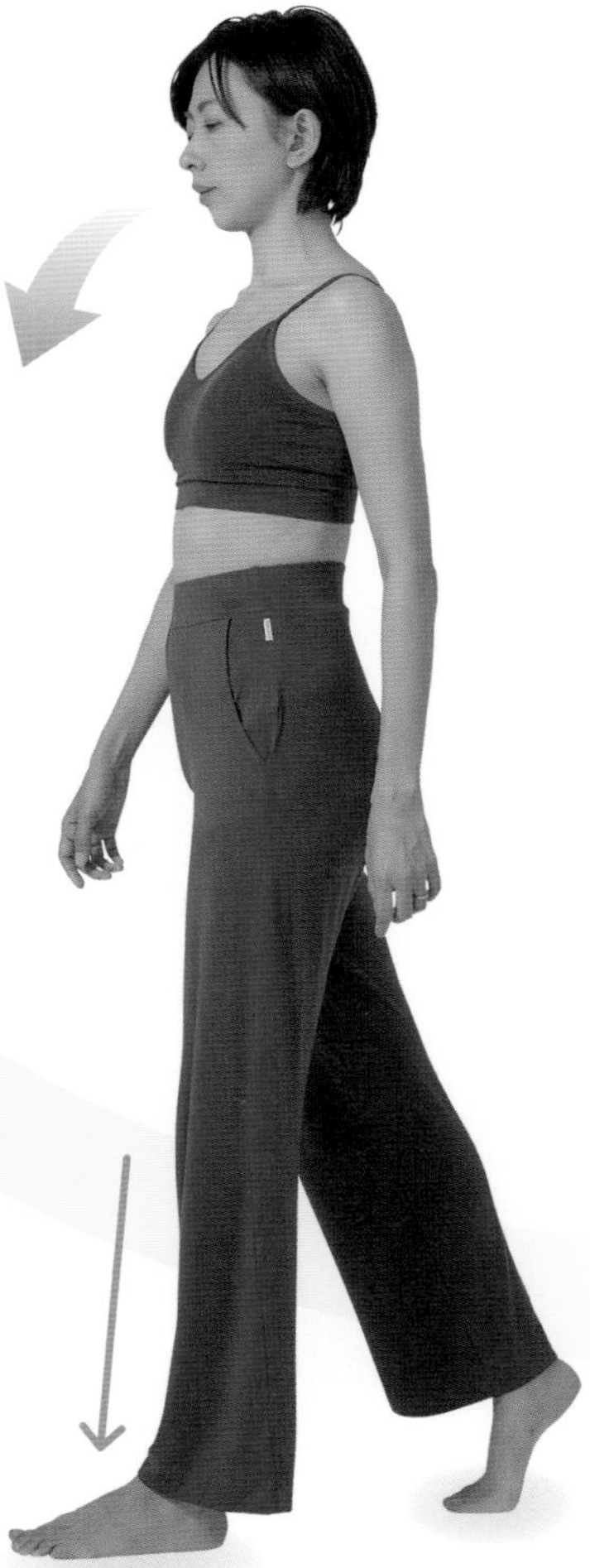

④

立ち止まったら目を閉じ、自分の体重を大地につなげてくれている足の裏を感じて、感謝する。ゆっくりと目を開ける。

Mindfulness Meditation

# 意識の使い方

## 無意識に気づくことがマインドフルネスの第一歩

日常では歩くことや呼吸など、行動や行為の約半分は、無意識に反応して動けてしまうもの。習慣や経験に基づく学習によって自動操縦で動いているためです。何も考えなくても勝手にできてしまうことは、気づきが得られにくく、コントロールがしにくいのです。

Part2（P.50～）でもお伝えしましたが、自動操縦されている行為を正しい状態に導くためには、まず自分が何かをするとき、「どのように動いているのか」を客観的に知り、「知らないうちにしている」状態に気づく必要があります。そして、自分で姿勢や動きを見直して、よりよい状態を心がけるには、少なからず評価を加え、修正をしなくてはなりません。その点では、価値判断や雑念を手放して、ただ「今ここにある自分を味わう」歩くマインドフルネス瞑想とは少し違うかもしれません。

しかし、実際に正しいウォーキングに取り組んでみると、「目線はいつも下を向いていたんだな」、「今の着地は膝が曲がった」、「あ、頭が肩から落ちているかも」など、思った以上に、歩行する自分の体の動きに意識がフォーカスされていることに気づくはずです。それこそが、「雑念なく心が満ちている状態＝マインドフルネス」だと思いませんか？　ウォーキングという行為を通じて、新たな気づきが得られるところ、そしてウォーキングという行為そのものの評価はしても、「自分はできない人間だ」というように自分自身を否定することはしないところは、マインドフルネス瞑想に通ずるものがあります。

意識することをくり返して、無意識になるほど正しいウォーキングが体になじんだとき、ウォーキングが身についた、と言えます。意識を手放しても、よりよい自分になれているはずです。

# 日頃から意識するクセをつける

無意識を知覚して、意識を向ける習慣をつけましょう。
瞑想を取り入れるほかに、普段の歩行からも意識してみて。

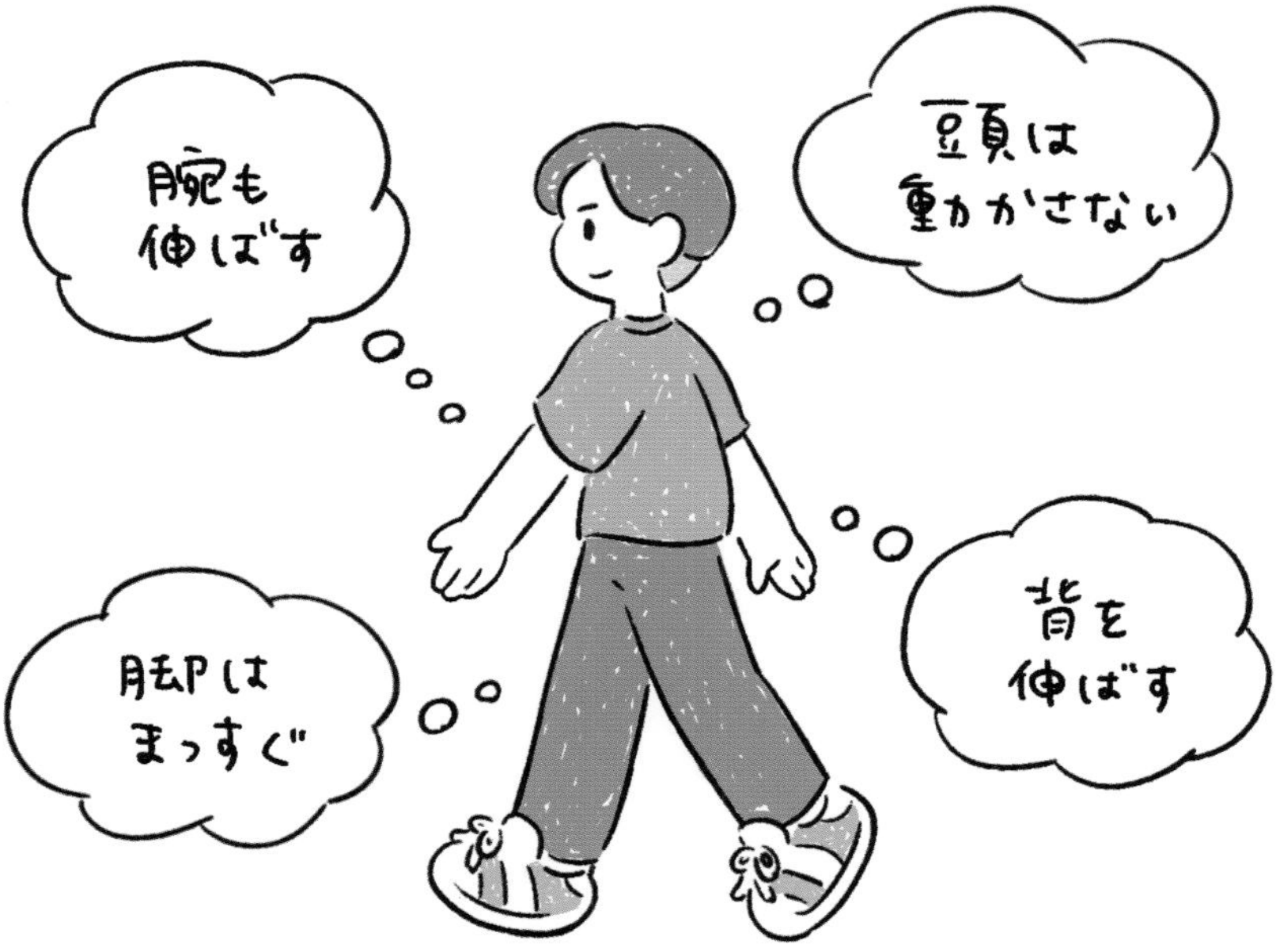
腕も
伸ばす
頭は
動かさない
脚は
まっすぐ
背を
伸ばす



## 無意識を意識化して向きあう

ありのままの今の自分を受け入れて、無意識を意識するのがマインドフルネス瞑想、と言われてもハードルが高く感じられるかもしれません。しかし、自分の現在地を知って、動きを意識するのも、また無意識への向きあいになります。マインドフルネス瞑想も運動も、日々継続していくことが大切です。歩きながら、正しい歩き方のポイントを思い起こし、ひとつずつ動きを改善させることから習慣化しましょう。

Mindfulness Meditation

# 感情のプラクティス

## たった3回の呼吸で気持ちを落ち着ける

感情が昂ったとき、マインドフルネス瞑想の心得があれば、冷静になりやすいです。また、反射的に湧いた感情を一度落ち着いて客観的に見ることで、感情の正体に気づくこともできるでしょう。

いつでも集中してマインドフルネス瞑想に取り組める環境があればいいのですが、日常生活では感情が動いたタイミングで、必ずしもマインドフルネス瞑想ができるとは限りません。

もし、外出先や仕事中、誰かから好ましくない言動をされて怒りを感じたり、緊張したときや、普段の自分と違うと違和感を覚えたときには、まずはひと呼吸することを思い出しましょう。腹式呼吸にはリラックス効果がありますね。感情は、反射的に生まれた瞬間から、時間が経つほど落ち着けることができます。感情が昂ること自体を制御することはできませんが、「感情が昂ったら腹式呼吸を1回する」と日頃からルールとして決めておくと、思い出しやすいと思います。

そして少し落ち着くことができたら、その誰かがなんの失敗も挫折も悩みもなかった人間ではないこと、自分と同じく完璧ではない人間であることを思い出してみましょう。落ち着いた上で意見が違うのならば、正しい態度でNOを伝えればいいのです。

思い出して欲しいのは、これは気持ちを我慢したり、感情を抑えこむものではなく、自分の本当の気持ちに気づくためのプラクティスであること。また、怒りや悲しみなど感情的になることをいけないことと否定したり、評価したりしないでほしいということです。日頃からマインドフルネス瞑想の習慣があると、自己肯定感を高め、自分をコントロールすることも比較的容易になります。自分の感情の裏に隠された本当の気持ちも味わう余裕があれば、向きあってみましょう。

# 3呼吸で感情を落ち着ける

呼吸に集中して冷静になる方法を紹介します。
感情の昂りを感じたら、 実践してみてください。

## 1 呼吸め

### 呼吸に集中する

感情的になりそうになったら、まずは呼吸に集中して、リラックスとクールダウンをする。

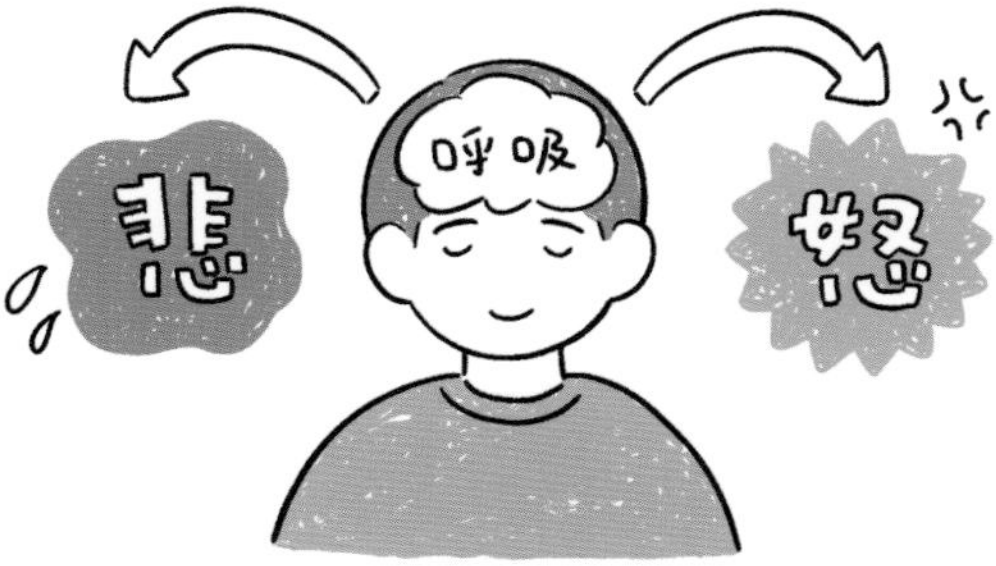


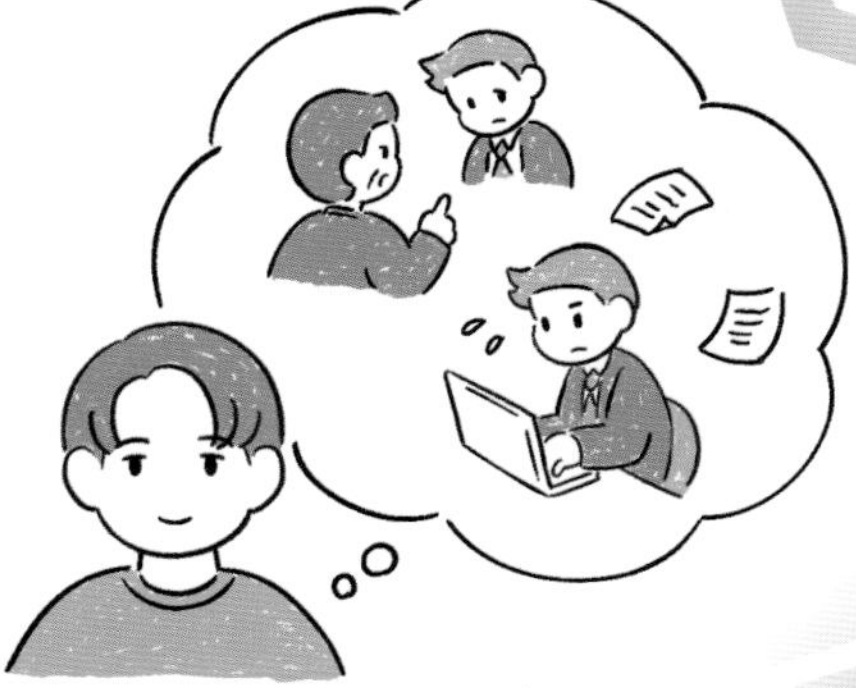

## 2 呼吸め

### 相手のことを思い浮かべる

慈悲の目で、 相手のことをイメージする。相手の事情や考えに思いを馳せる。

## 3 呼吸め

### 自分に戻る

相手のことを思いやることができたら、自分に戻ってくる。

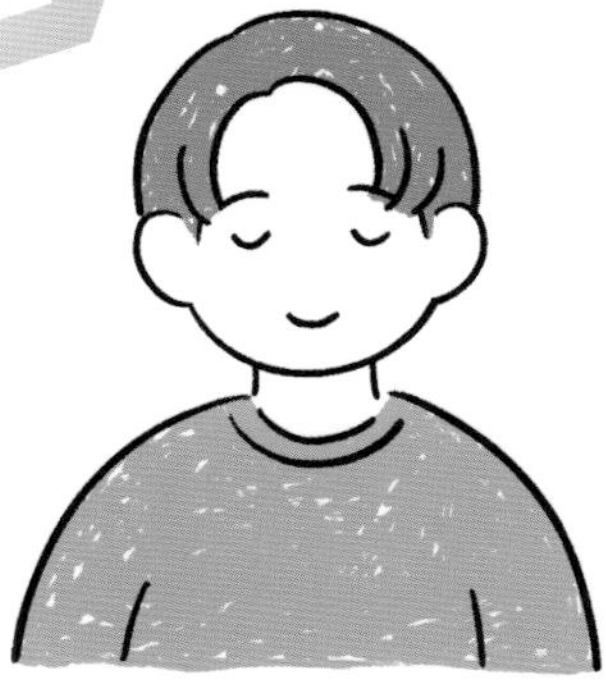

COLUMN 2

# 自分のなかで1/2は体感何％？

自分を信じる力は、日頃の経験から得られます。努力や失敗、
成功体験の積み重ねで、自信を持つことができるようになります。

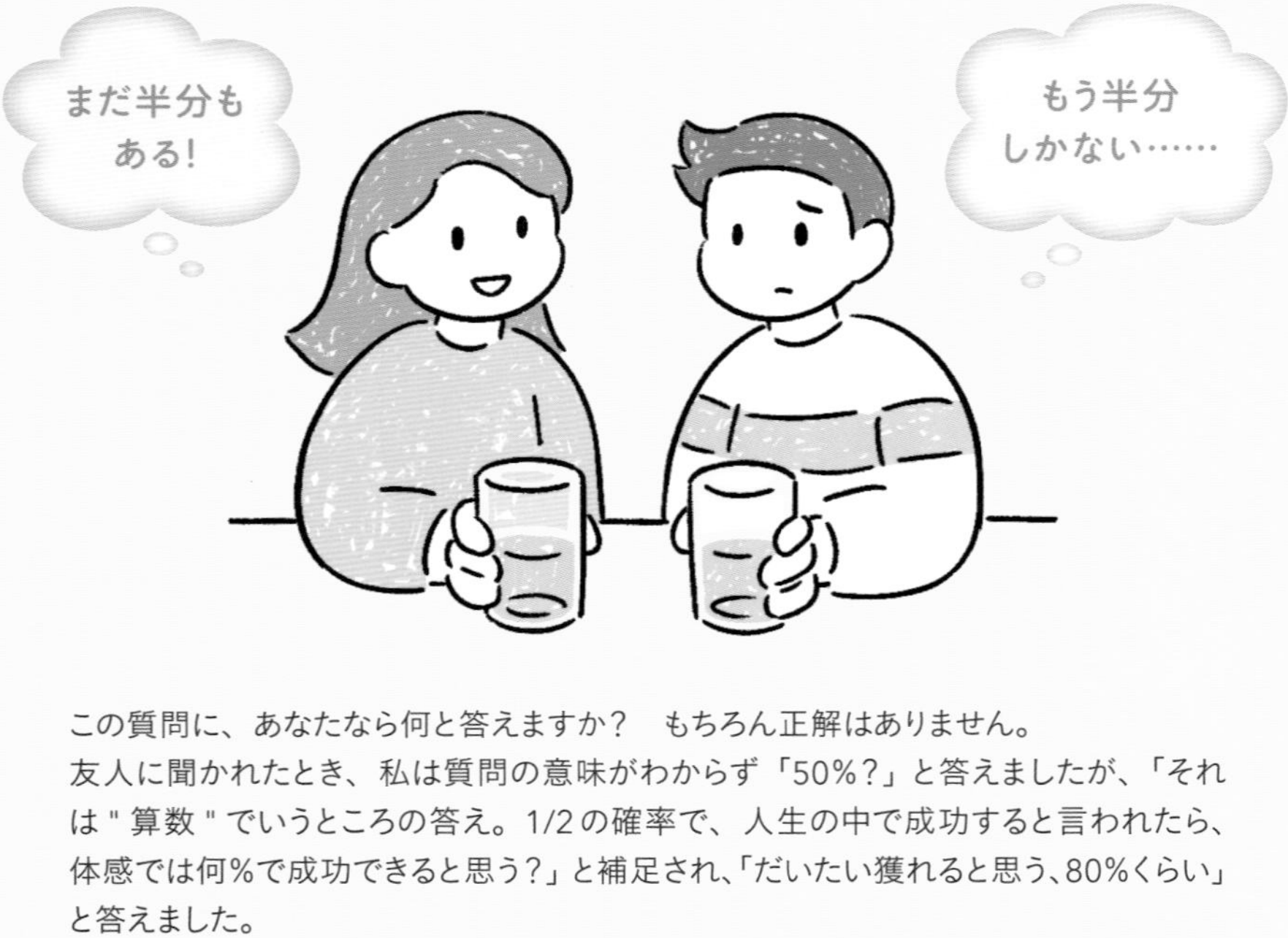


この質問に、あなたなら何と答えますか？　もちろん正解はありません。

友人に聞かれたとき、私は質問の意味がわからず「50％？」と答えましたが、「それは"算数"でいうところの答え。1/2の確率で、人生の中で成功すると言われたら、体感では何％で成功できると思う？」と補足され、「だいたい獲れると思う、80％くらい」と答えました。

自分の体感では、80％成功できる。過去の経験や実績を踏まえて出した答えです。私の中では、1/2は高確率です。

この質問をしたのは、一部上場企業の役員を務めた友人です。彼もまた、自身の経験の豊かさから「そうだよな！　1/2って高いよな！」と語っていました。

コップに水が半分入っているとき「半分しかない」と思うか、「半分もある」と思うかはその人の主観次第です。が、なにか自分が望む「結果」があるときに、その結果を得るために最大限の努力をしてきた自分の過去こそが、1/2の「体感の確率」を高確率にする根拠になっているのだと思いました。

成功体験だけでなく、挫折した経験も含めて、過去の自分に励まされると感じることがあります。結果を問わず「誰よりもやりきった」と思えるときは自己肯定感もパフォーマンスもおのずとあがります。それこそが、自分を信じる力です。

Part
4

Pilates

# ピラティス

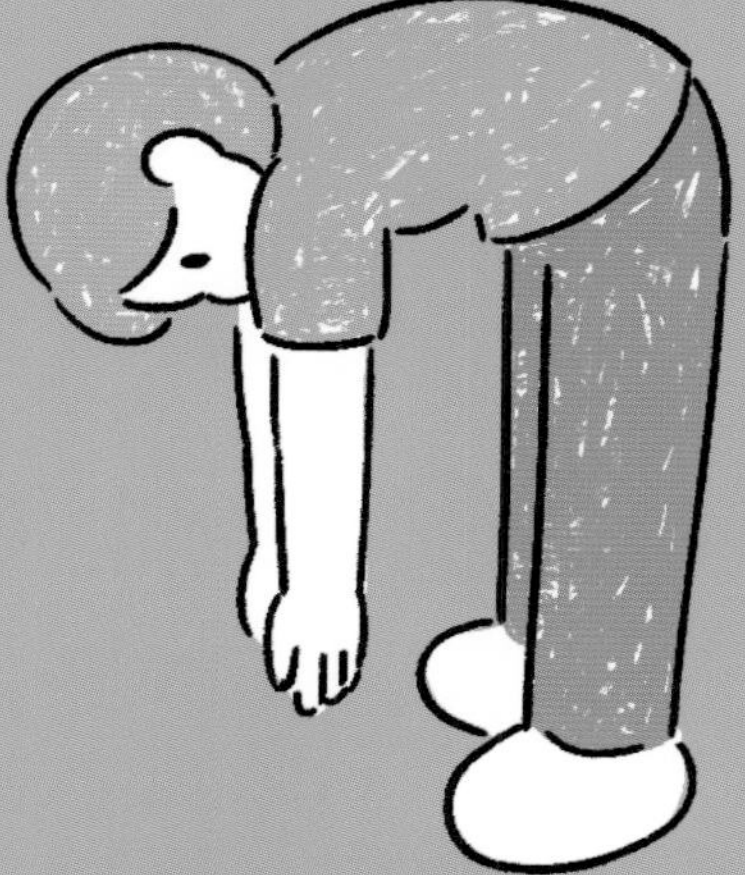

ピラティスは、運動が苦手な人や、
体の一部に不調のある人でもできるプラクティスです。
自分のレベルにあわせて無理なく取り組んでみてください。

Pilates

# ピラティスとは

## 誰でもできる手軽な全身運動

元々、戦争で負傷した人のリハビリとして考案されたのがピラティスです。ヨガマットなどの上で、呼吸とともに流れるように動作を行います。運動の強度としてはヨガと筋トレの中間程度で、ゆっくりとゆるやかに動くものと、ダイナミックでリズミカルに動くものがあります。

ピラティスの優れている点は体力、運動神経、体の柔軟性や各部位の可動域などを気にすることなく、どんな人でも始められるようになっているところです。もとは負傷兵のリハビリですから、無理なくできることから始めていけるようになっています。同じエクササイズでも、床と体の接地面を増やせば強度がさがり、接地面を減らすほど強度が高くなります。本書では初心者向けの強度にしていますが、それでも辛ければ体の一部を床におろしつつ、固定するべき場所と動かす場所を意識して行ってみてください。初めは、思った以上に体が動かず不安に思うかもしれませんが、フォーカスしたい部位に効いていれば正解です。無理に大きく動かすことよりも、背骨や骨盤を中心に安定させるために、インナーマッスルを働かせることにフォーカスするとよいでしょう。

また、ピラティスは有酸素運動でもあり、体脂肪を落とすのにも役立ちます。体内にしっかり酸素を取りこむことが前提となりますが、そこで大切なのが呼吸です。ピラティスでは、交感神経が優位となる胸式呼吸を行います。胸式呼吸をマスターして、息を止めることなくエクササイズに取り組んでください。

本書ではストレッチの章（P.110～）と、ピラティスの章に分けました。両方を行うと、ほぼ全身をほぐしたり強化できるようになっています。余裕があれば、ひととおり取り組んでみてください。

# 呼吸法を使い分ける

ピラティスやストレッチ、マインドフルネス瞑想をいっそう効果的にするために、呼吸の特徴と方法をおさえて、使い分けましょう。

## 胸式呼吸

【使うタイミング】ピラティス・ウォーキング
活動的で軽い緊張状態。体を安定させたまま動くときにする。

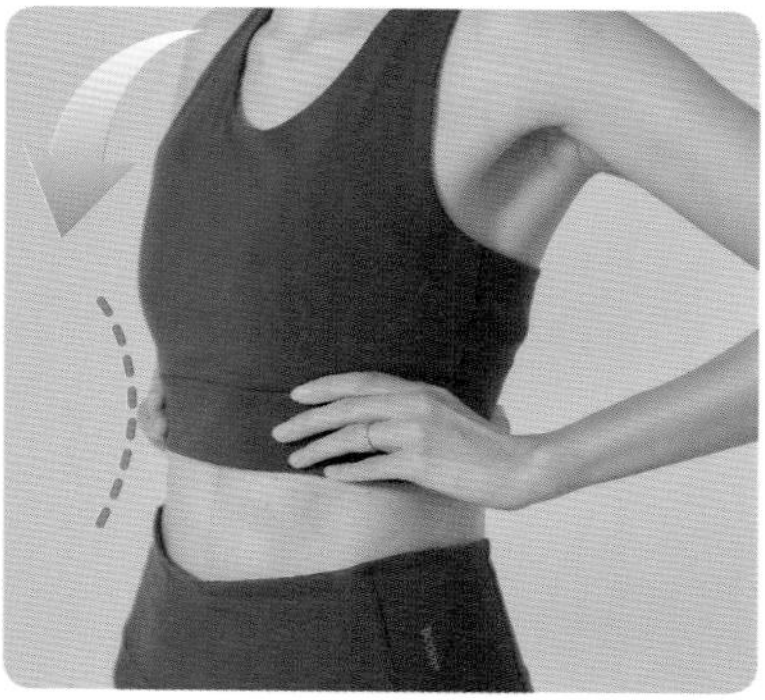

口から息を吐ききり、肋骨を体の中心に寄せるように胸部をしぼませる。「ふう」と吐くよりも、「はあ」という口で吐く方が、力まずに吐ける。

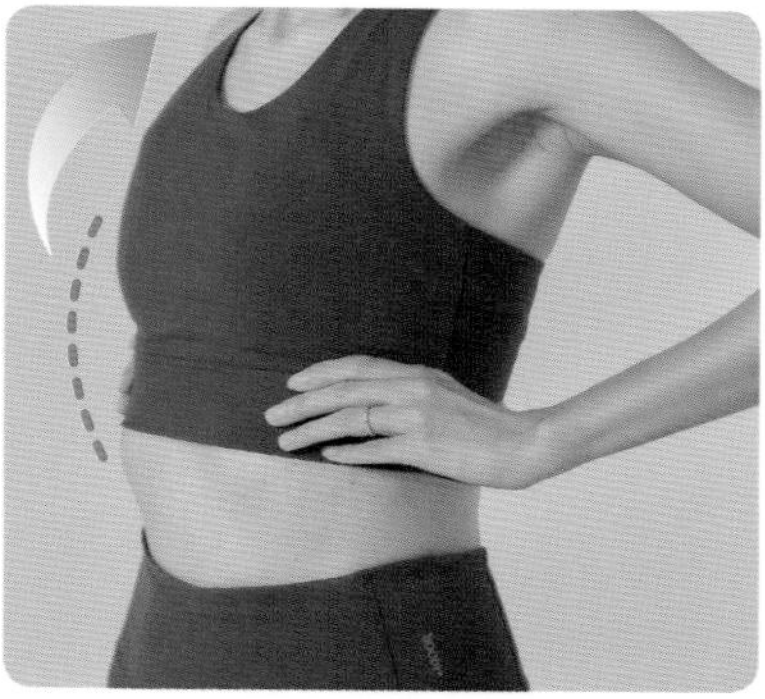

鼻から息を深く吸い、肋骨を横向きに動かすように膨らませる。腹が膨らまないよう、へそを背中側に引きこみ、ゆるやかに内臓を肋骨にしまい続けるイメージ。

## 腹式呼吸

【使うタイミング】瞑想・ストレッチ
休養的で弛緩状態。
体を固めすぎず、心身をほぐしていくときにする。

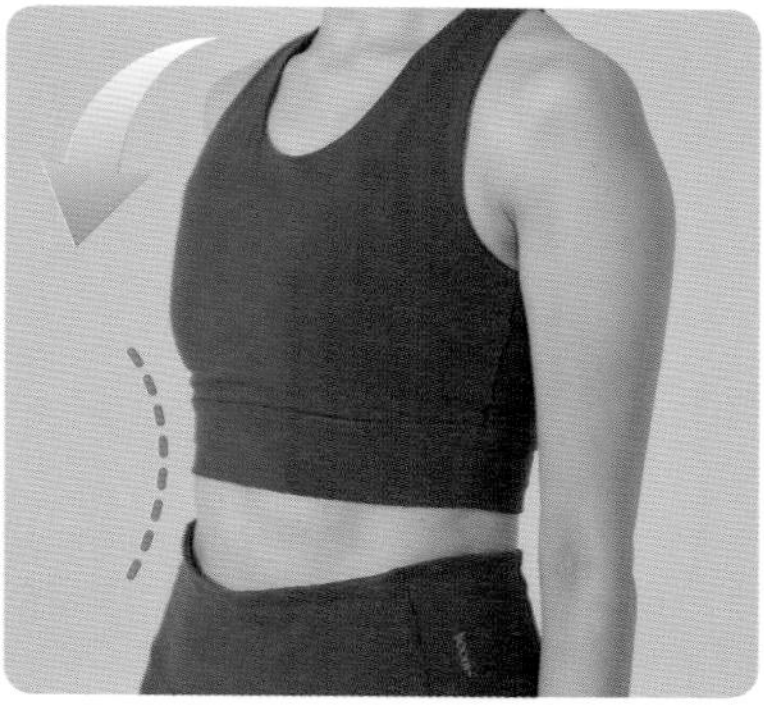

口から息を吐ききり、腹をしぼませる。

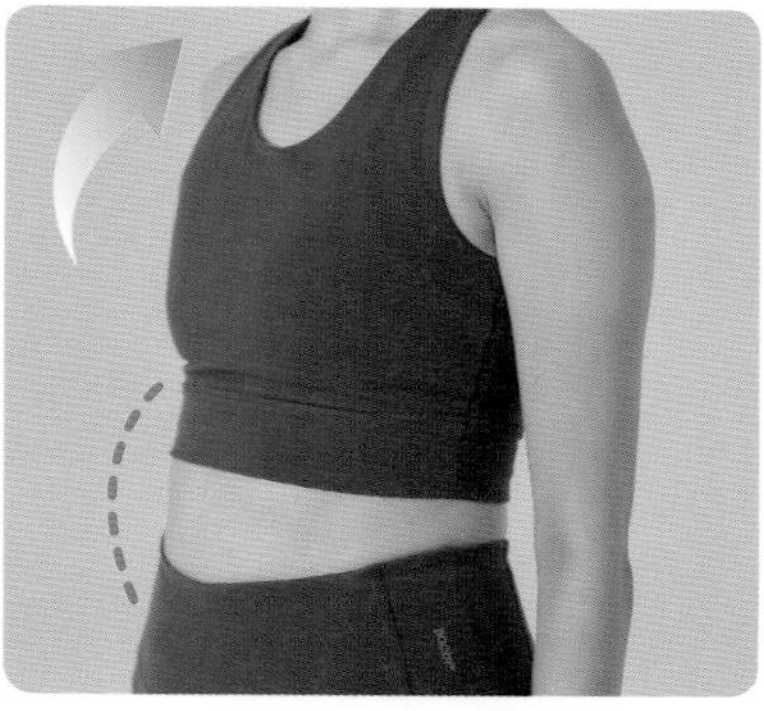

鼻から深く息を吸い、しっかり腹を膨らませる。

# 骨盤のポジション

ピラティスを行う際、基本となる骨盤の位置を覚えておきましょう。

## エクササイズの効果は骨盤のポジションで決まる

ピラティスの動きでは、骨盤のポジションが重要。まっすぐ保ちたい場面で傾いていたり、持ちあげたいタイミングでさがったりしていると、正しいアプローチはできません。ピラティスでは基本となる「ニュートラル」を含め3つのポジションを使います。本書では主に「ニュートラル」と「骨盤後傾」を中心にエクササイズを行いますが、エクササイズの際に、指示されている骨盤の場所をそれぞれ意識してみてください。

また、ピラティスでは腹筋に力を入れたときに硬くなるアウターマッスルではなく、インナーマッスル（体の内側の筋肉）を使います。へそを背中側に優しく引きこみ、胸式呼吸をしたとき腹が出ず、また硬くなっていなければ、インナーマッスルが使えています。

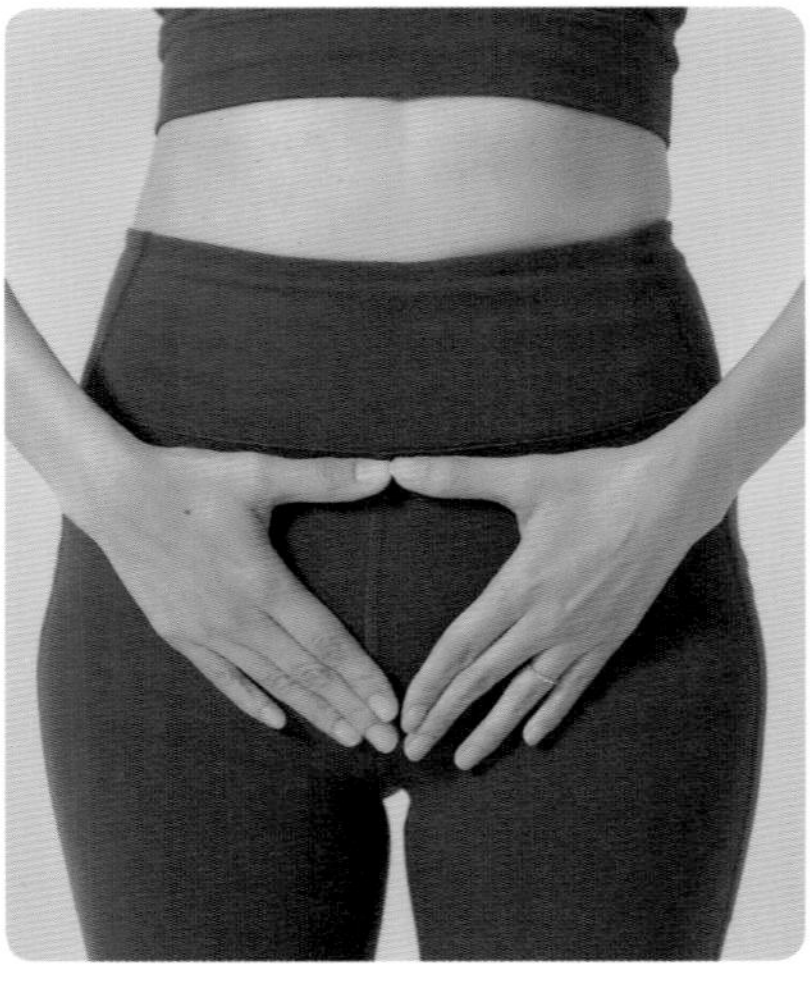

### 確認のためのポーズ

骨盤の左右にある、出っ張った骨に手首をおき、出っ張った左右の骨をつなぐように親指を伸ばす。残り４本の指を恥骨に向かって伸ばし、人差し指の指先をつけて作った三角形の面と指の位置で、骨盤の位置を確認する。

## ニュートラル

手で作った三角形と、骨盤が水平にある状態が、ニュートラル。直立しているときには、三角形は床から垂直な位置にあり、仰向けで寝ているときは、三角形は床と平行になる。

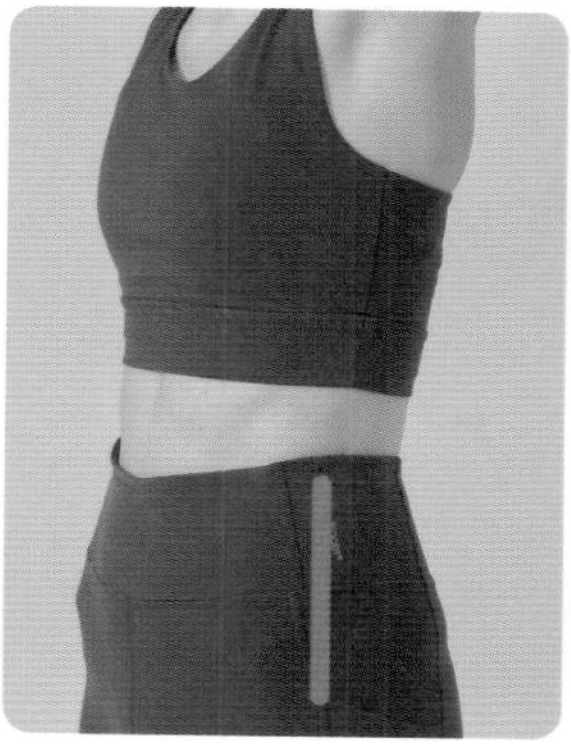
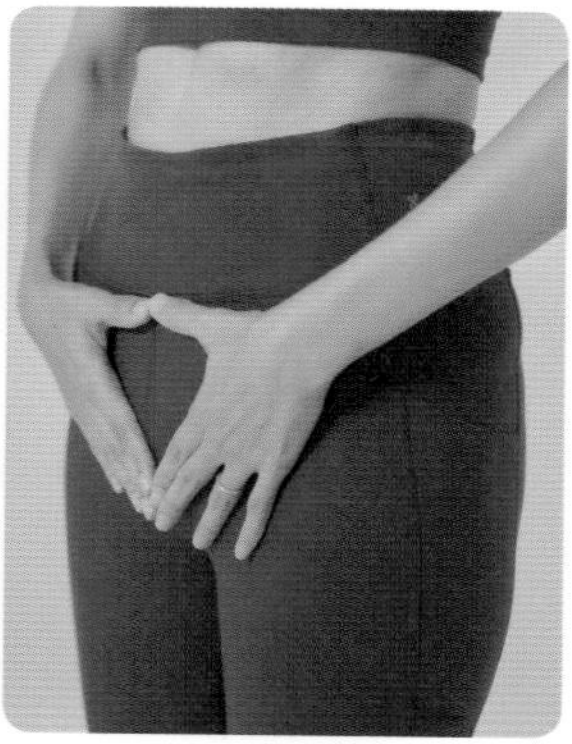

## 骨盤後傾

手で作った三角形の人差し指側が、あがっている状態が骨盤後傾。背中や腰を丸めたときの、骨盤の状態に近い。直立したときは、骨盤の出っ張った骨左右２点よりも、恥骨の方が前方に向かう形。仰向けで寝ているときは、恥骨の方が天井に近づき、高い位置にある。恥骨が、自分の顔の方に向いてくるイメージ。

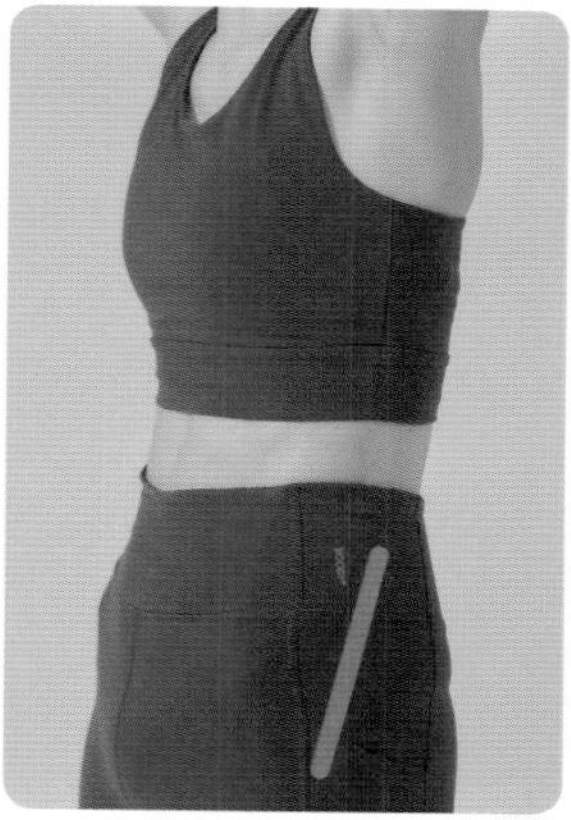
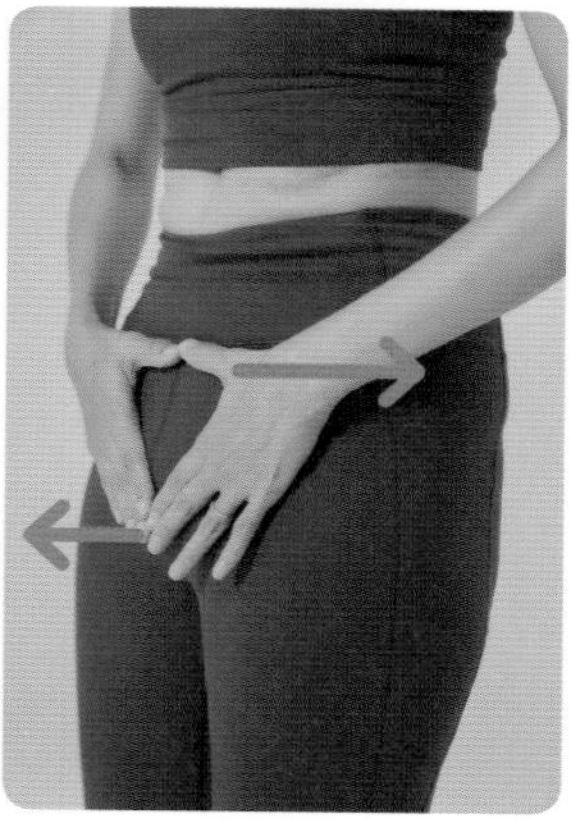

## 骨盤前傾

手で作った三角形の人差し指側が、尻側に引きこまれている状態が骨盤前傾。多くの場合、腰を反らせたときの骨盤の状態が近い。直立したときは、骨盤の出っ張った骨左右２点が、恥骨よりも前方に向かう形。仰向けで寝ているときには、骨盤の出っ張った骨左右２点のほうが天井に近づき、高い位置となる。自分の顔から、恥骨が離れて遠くへいくイメージ。

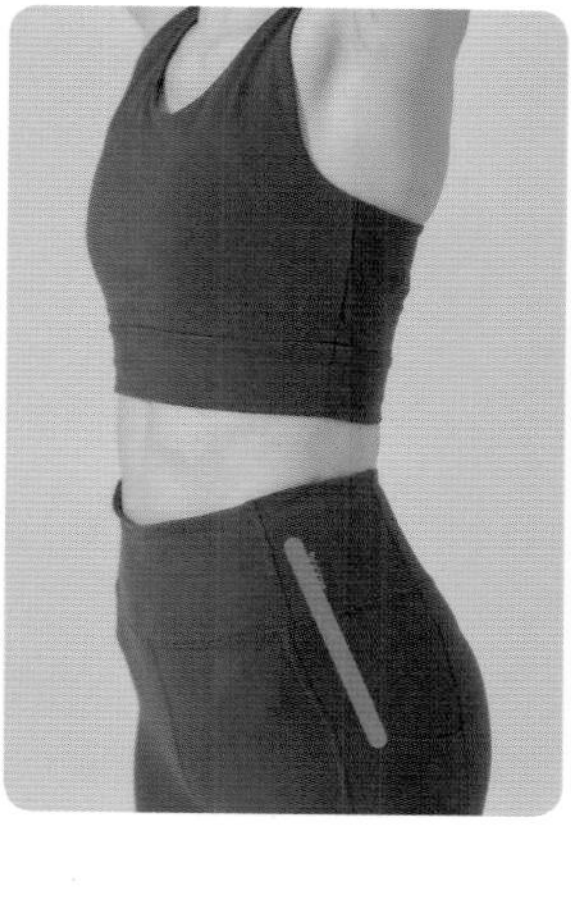
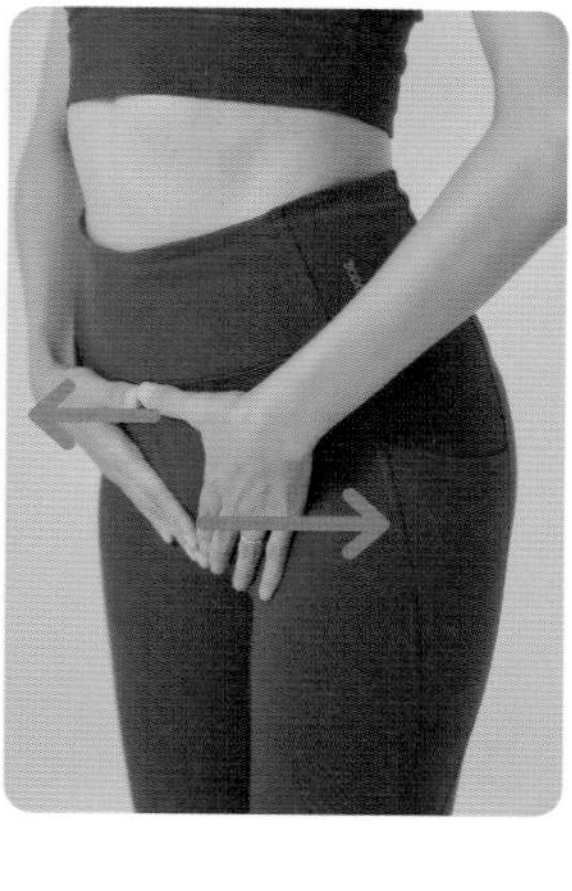

［ピラティス］

# 1 チェストリフト

体幹を安定させて、外腹斜筋を活性化

## 1 仰向けになって膝を立てる

仰向けになって膝を立て、骨盤ニュートラルにする。両手の指を深く組み合わせ、頭の後ろに添えて後頭部を支える。ひじは浮かせて、腰と床の間は手のひら1枚分、足の間はこぶし1つ分あける。

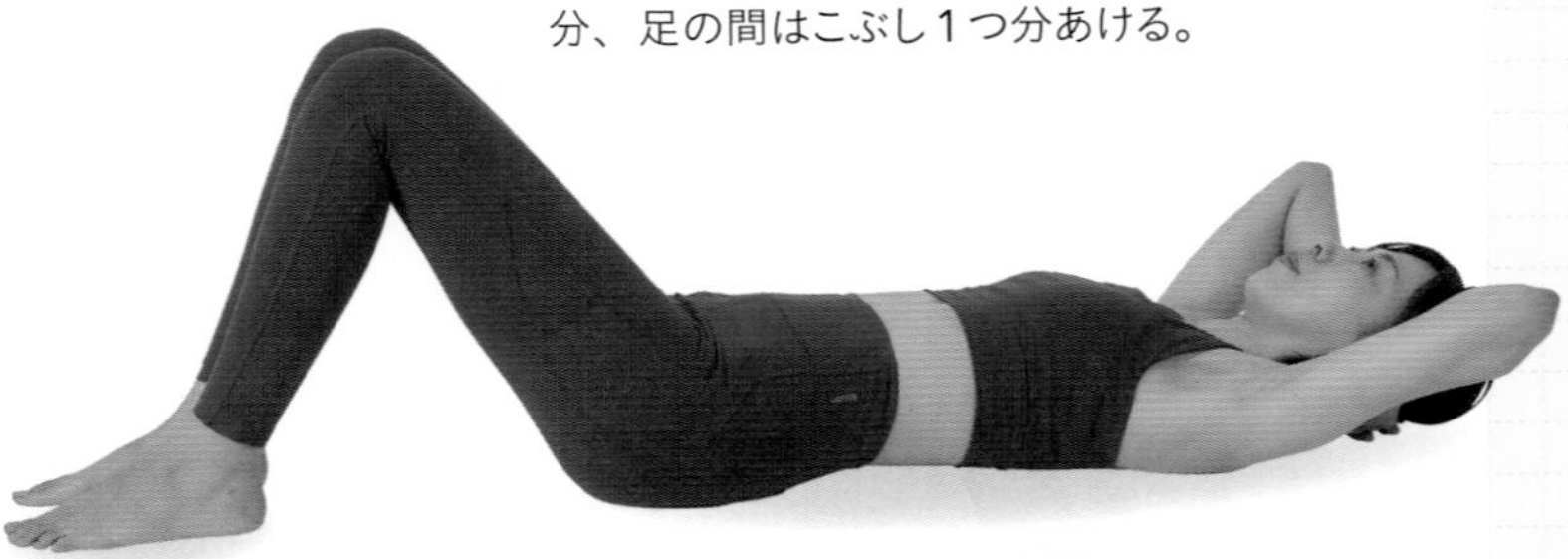

## 2 骨盤ニュートラルをキープしながら上体を起こす

親指で首を支えたら、息を吐きながらへそを引きこみ、頭から首、肩甲骨と順に上体を起こしていく。肩甲骨が、床から離れるくらいが目標。あがりきったところで、息を吸う。骨盤はニュートラルのまま。

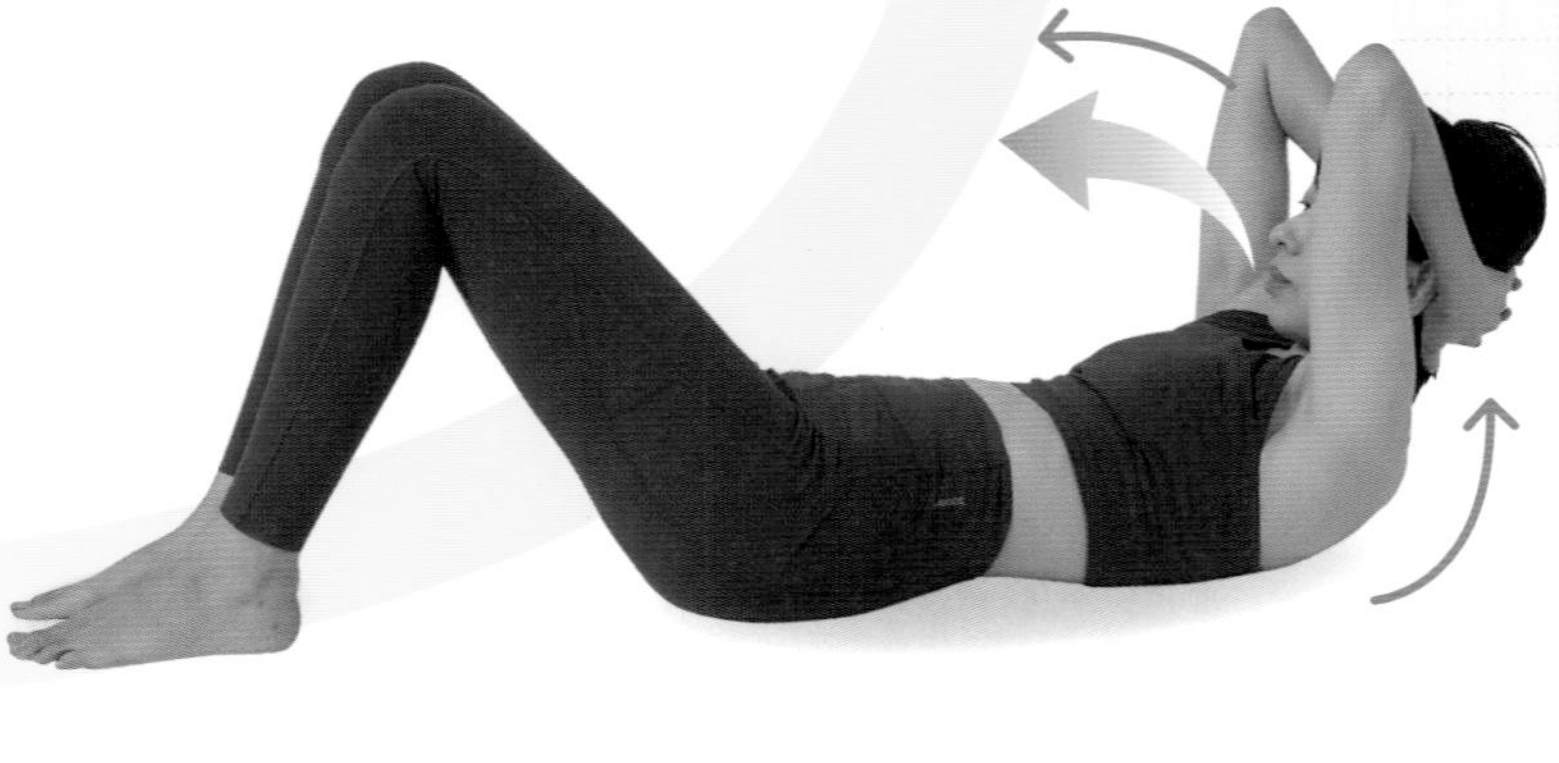

NG

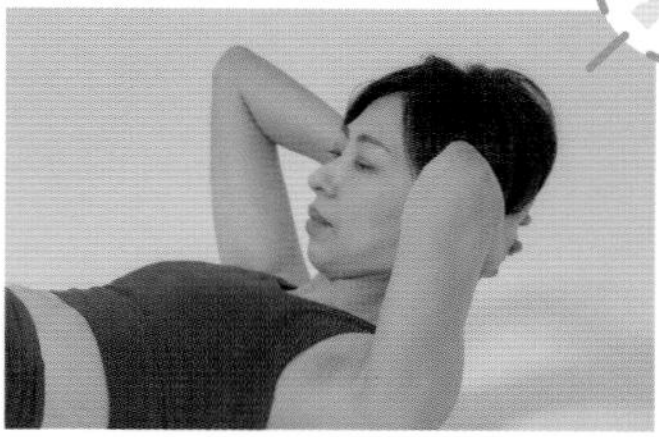

首だけで上体を起こすと、首を痛めるだけでなく、腹が使われず体幹には効かないので、骨盤が後傾しないよう、恥骨（尾骨）を床に垂らす意識で上体を起こす。

## 4 上体を起こす

首は縮めずに、骨盤を安定させて長く保って行う。2～4を6～10回くり返す。

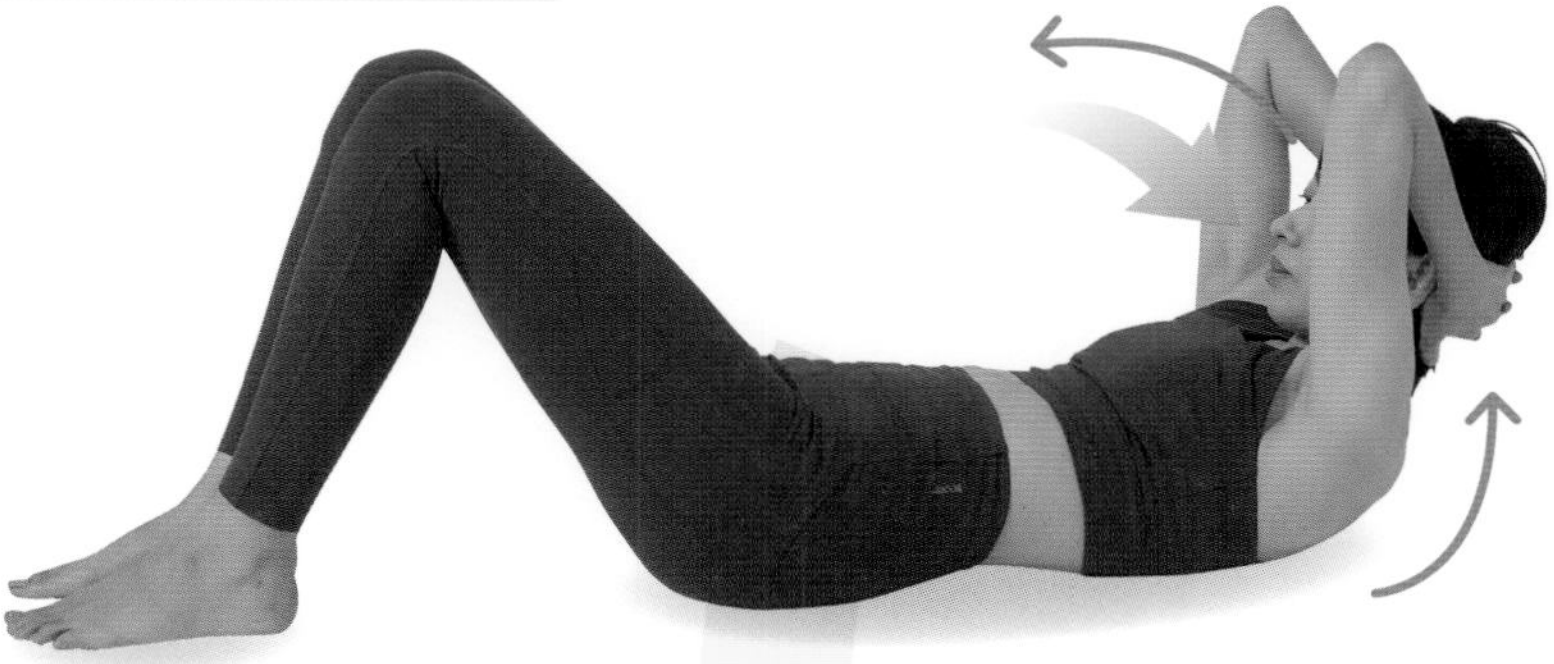

## 3 コントロールしながらゆっくり上体をおろす

息を吐きながら、胸から順番に、背骨をひとつずつ床へ戻すようにして、頭を遠くにおく意識でゆっくりと1の姿勢に戻す。

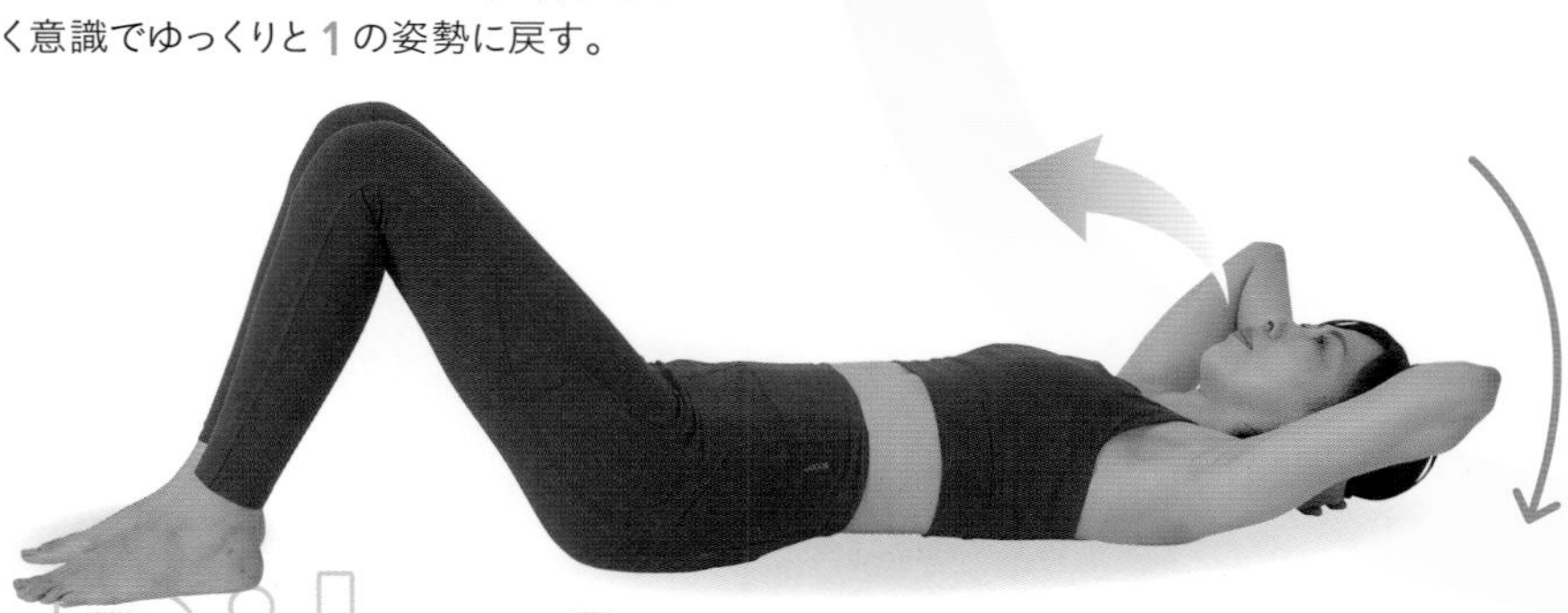

Pilates

[ピラティス]

②

腹直筋や腹斜筋の強化

# シングルレッグストレッチ

## 1 仰向けで膝を曲げ体の中央に引きこむ

仰向けの状態から体と太もも、太ももと膝を 90 度に曲げ、膝が股関節の上にくる位置でおさえる。肩甲骨が床から離れる程度に上体を起こし、息を吸う。

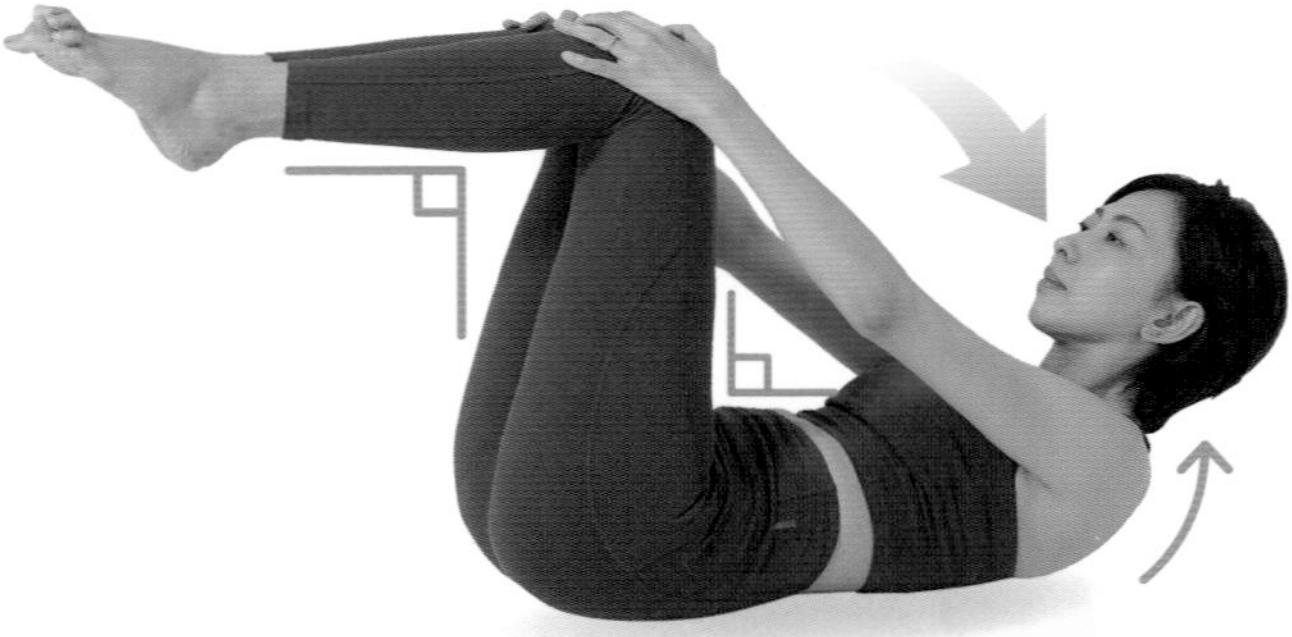

## 2 左膝を伸ばしながら息を吐く

右膝を上から押さえるように、軽く力を入れて固定する。息を吐きながら、左脚を伸ばす。つま先は、左右同じ高さに揃える。

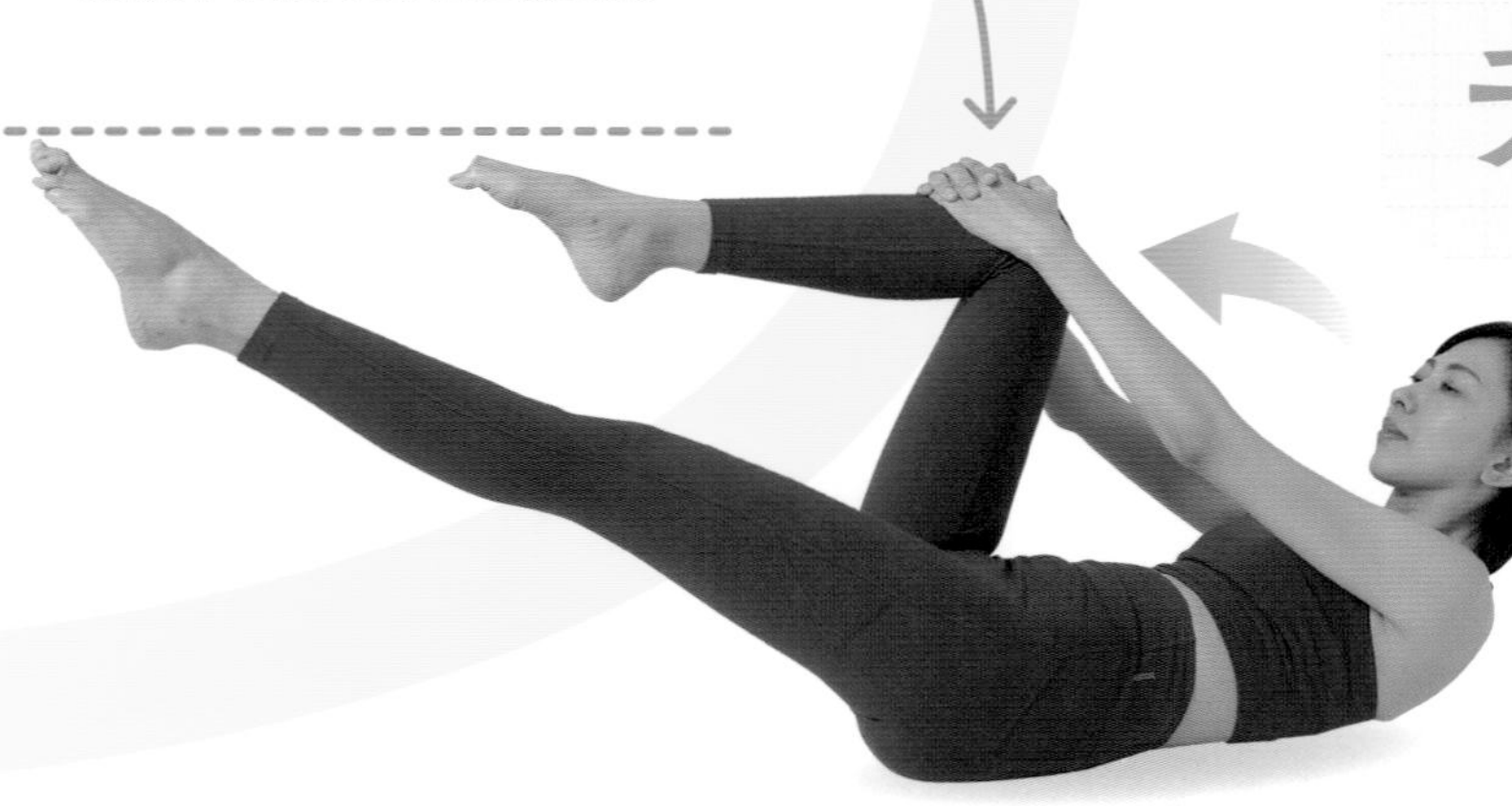

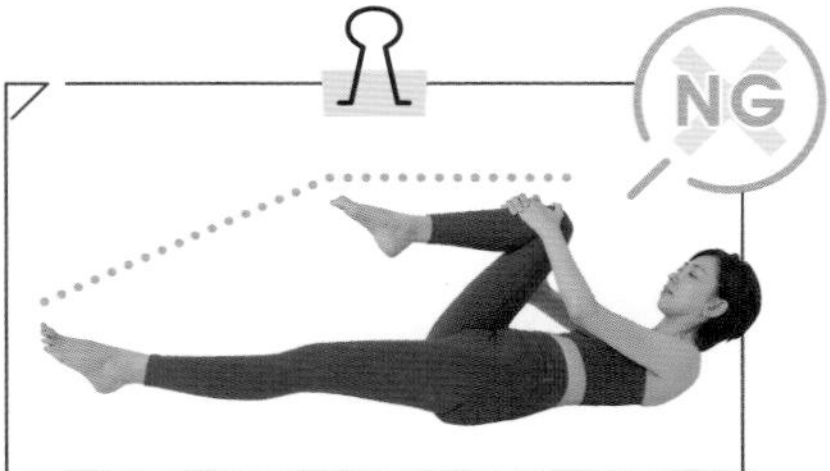

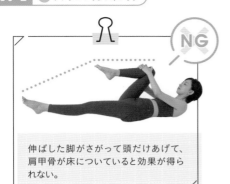

伸ばした脚がさがって頭だけあげて、肩甲骨が床についていると効果が得られない。

## 4 腹筋と脚の角度を意識する

リズムは左右の脚を入れ替える瞬間に息を吸い、1秒で吐きながら片脚を伸ばす。膝を曲げた脚のすねは、床と平行になるのを意識する。上体の高さをキープして、6〜10セット行う。

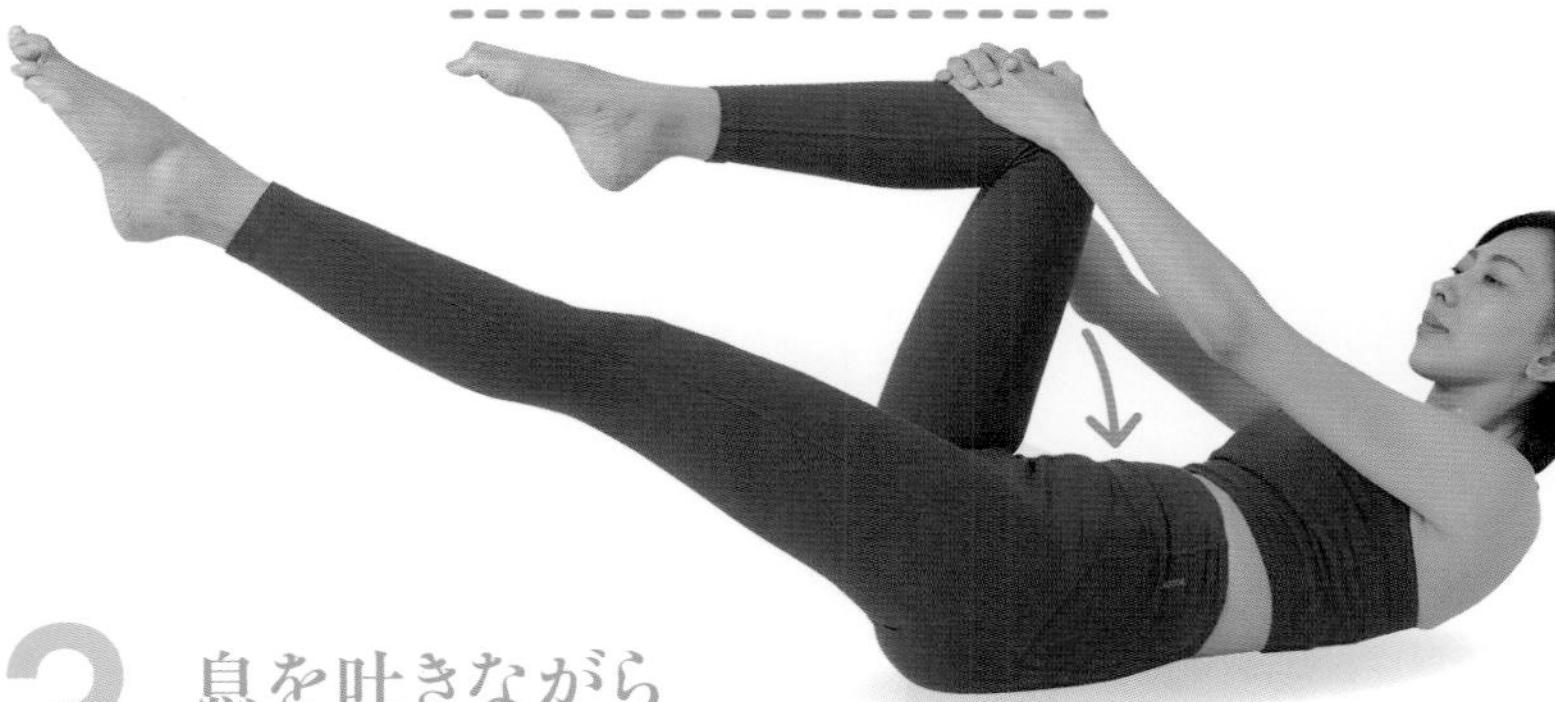

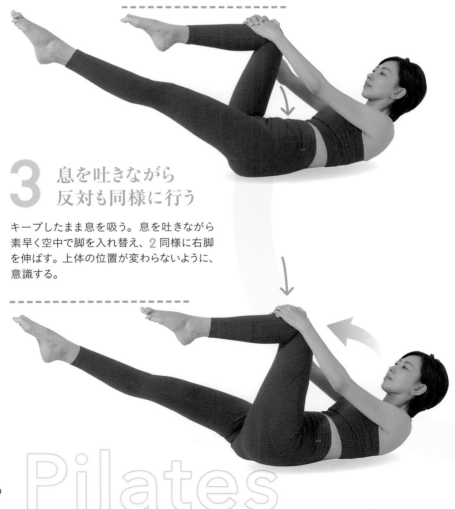

## 3 息を吐きながら反対も同様に行う

キープしたまま息を吸う。息を吐きながら素早く空中で脚を入れ替え、2同様に右脚を伸ばす。上体の位置が変わらないように、意識する。

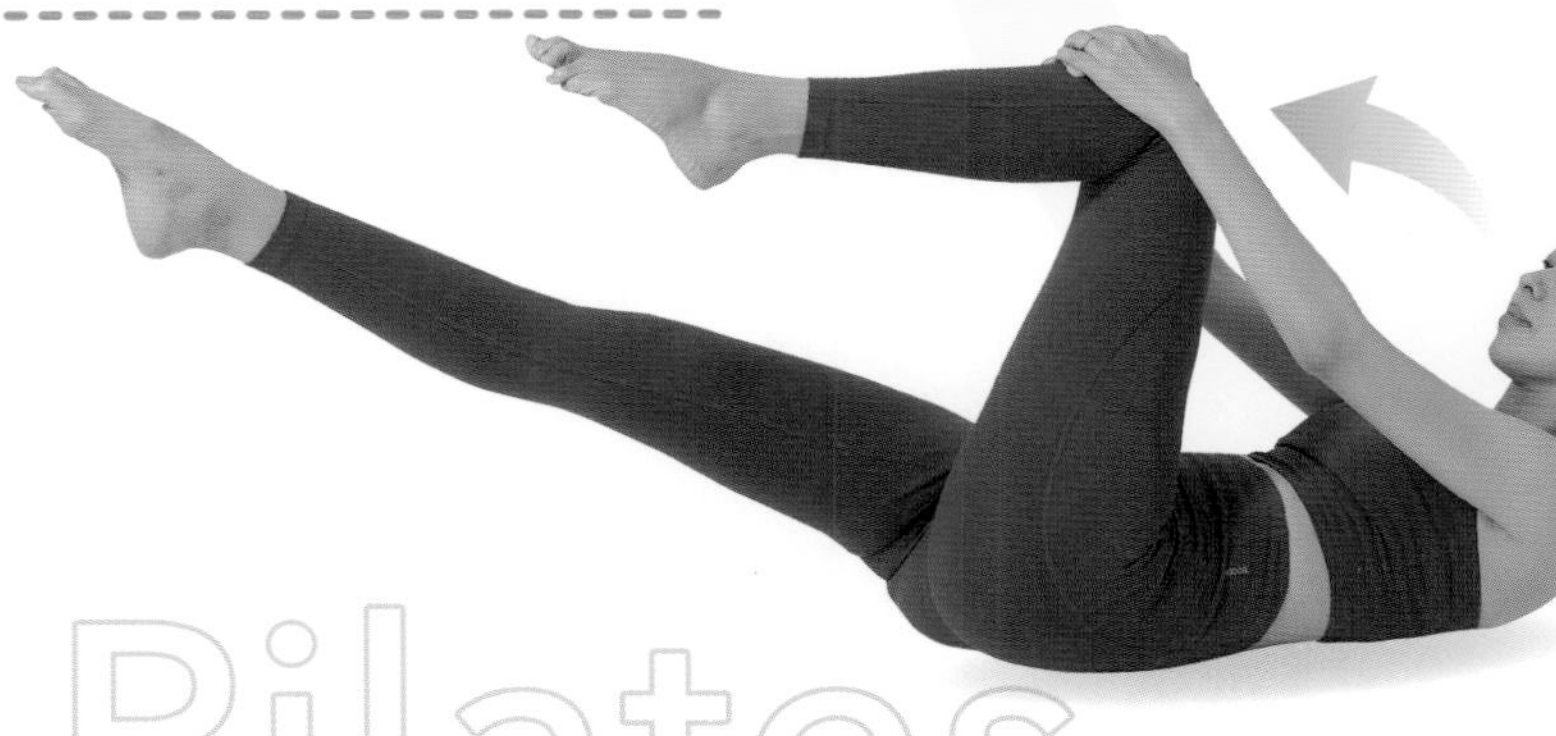

Pilates

［ピラティス］

# 3 ハムプル

## もも裏の筋肉（ハムストリング）が柔軟になる

### 1 仰向けになり 両膝をあげる

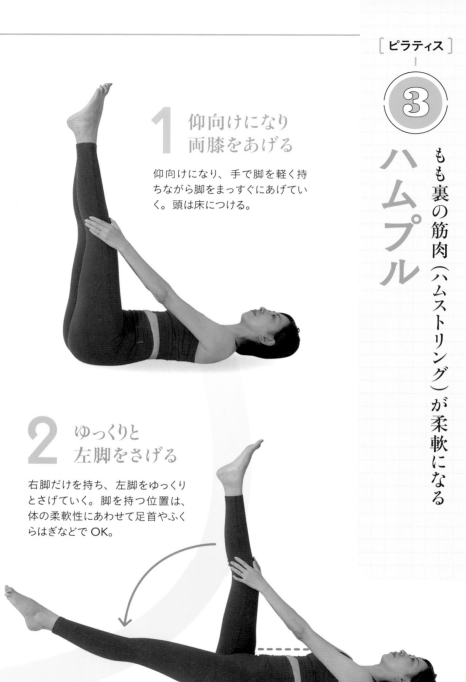

仰向けになり、手で脚を軽く持ちながら脚をまっすぐにあげていく。頭は床につける。

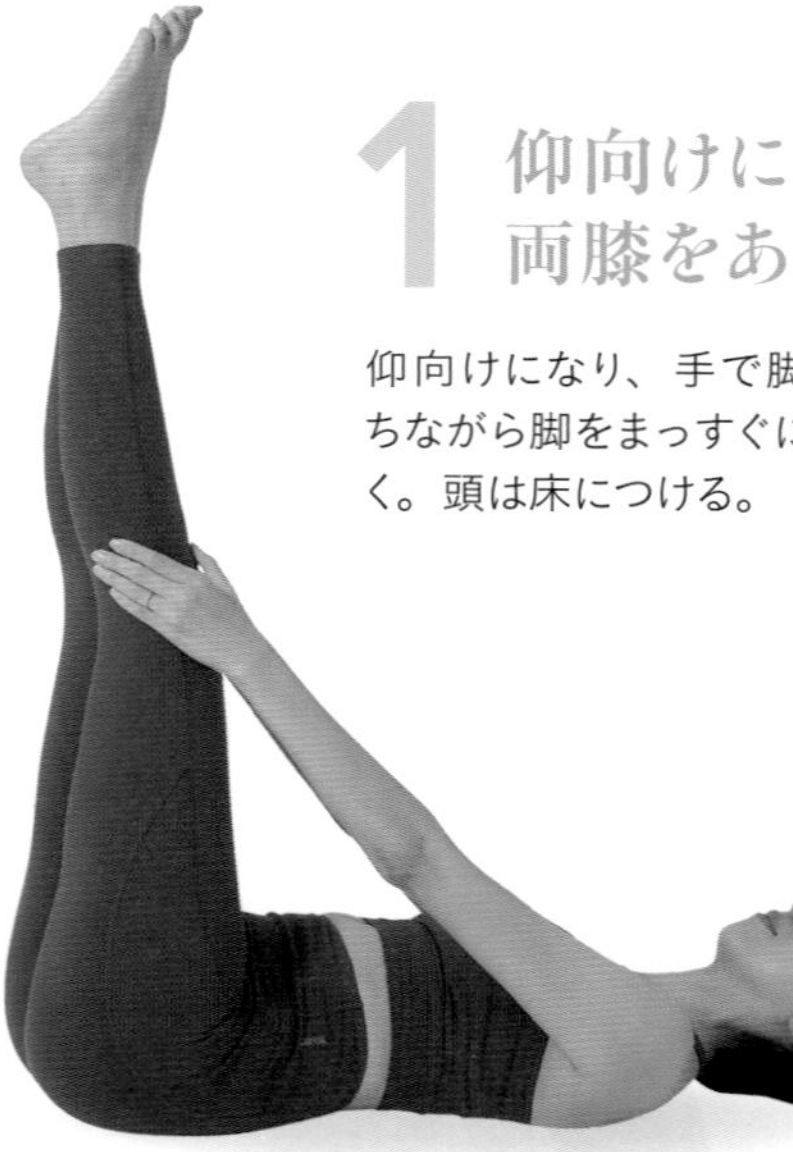

### 2 ゆっくりと 左脚をさげる

右脚だけを持ち、左脚をゆっくりとさげていく。脚を持つ位置は、体の柔軟性にあわせて足首やふくらはぎなどで OK。

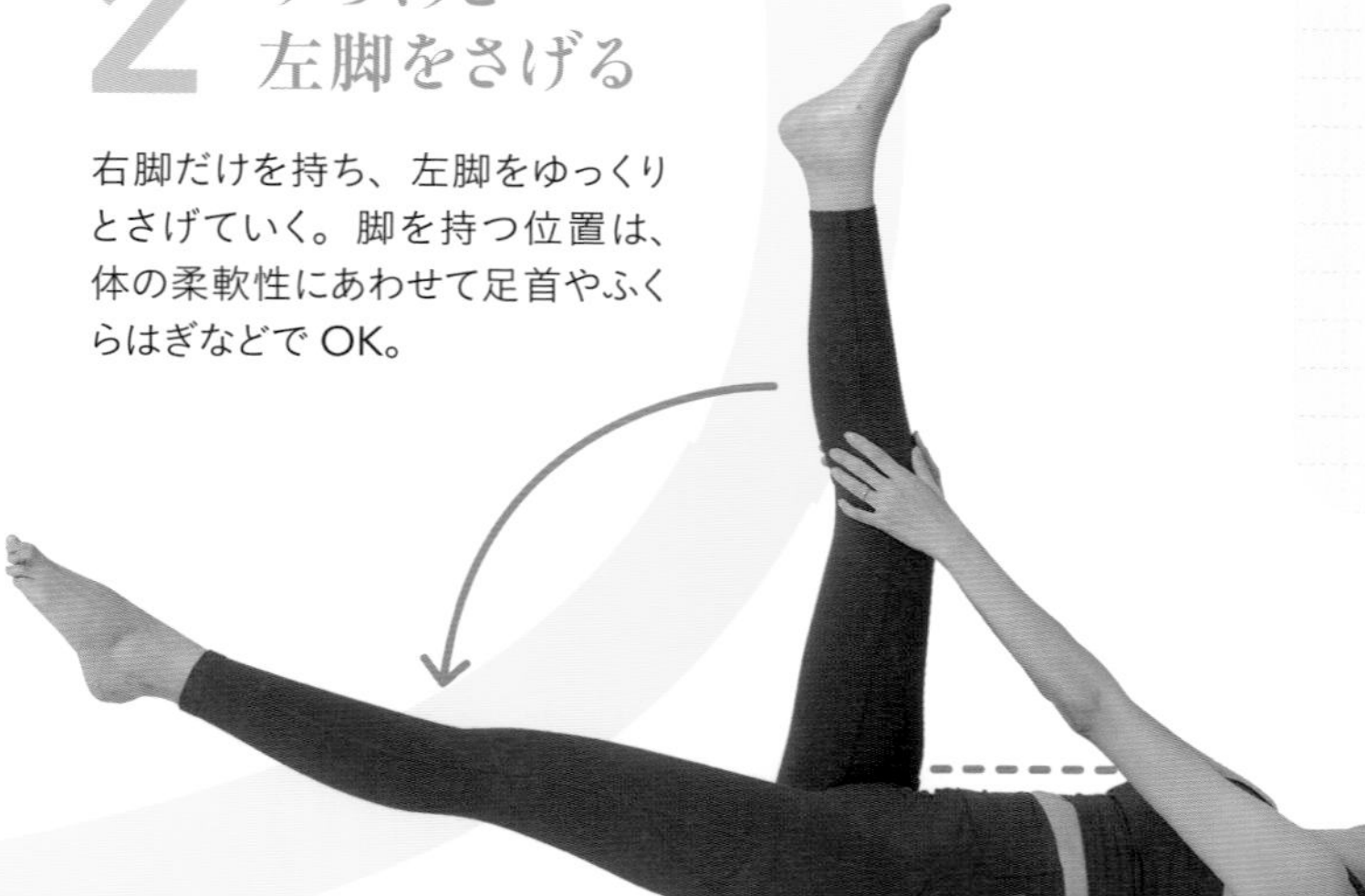

## 4 左右の脚を入れ替える

息を吸いながら空中で脚を入れ替え、左脚も同じ要領で行う。6〜10セット行う。

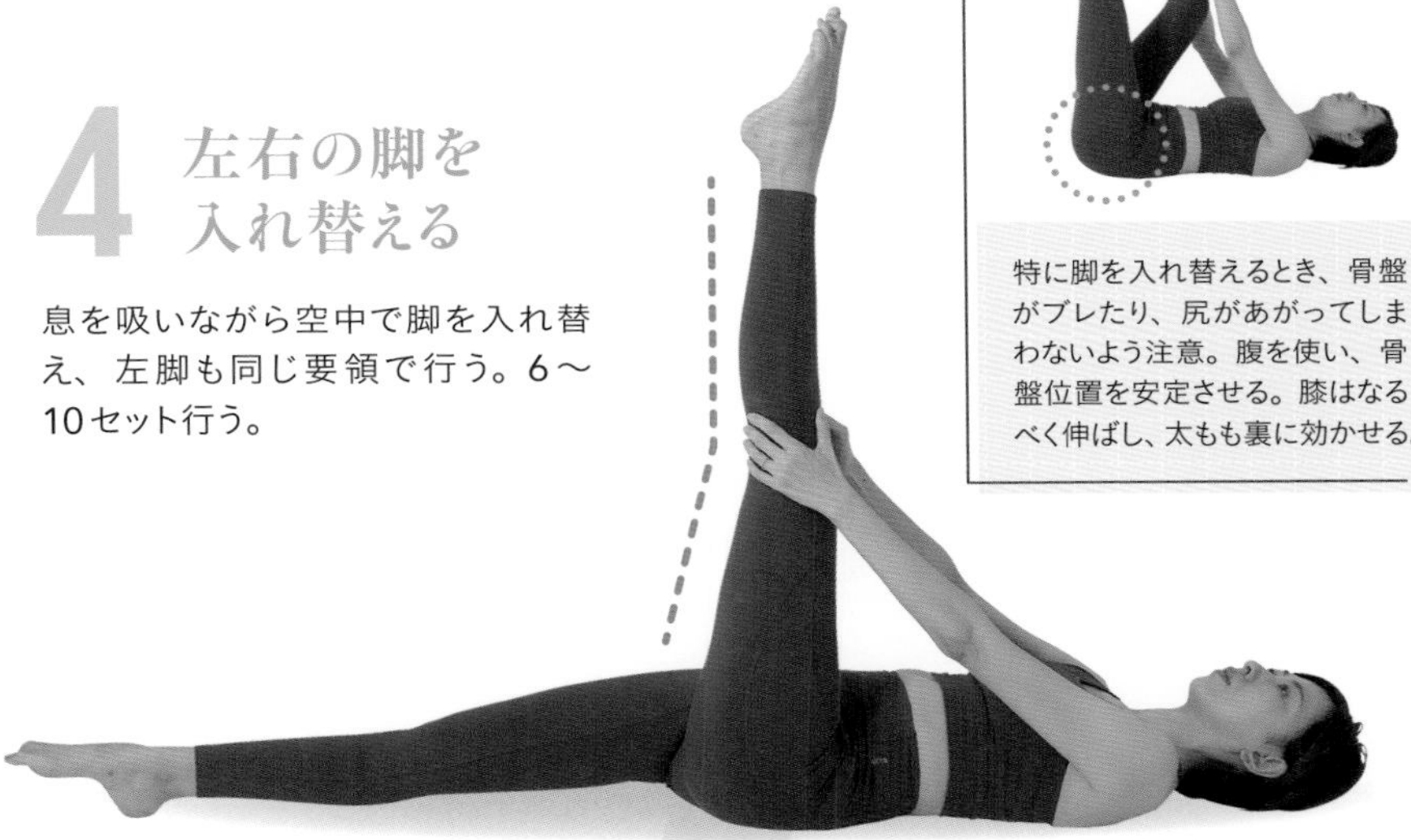

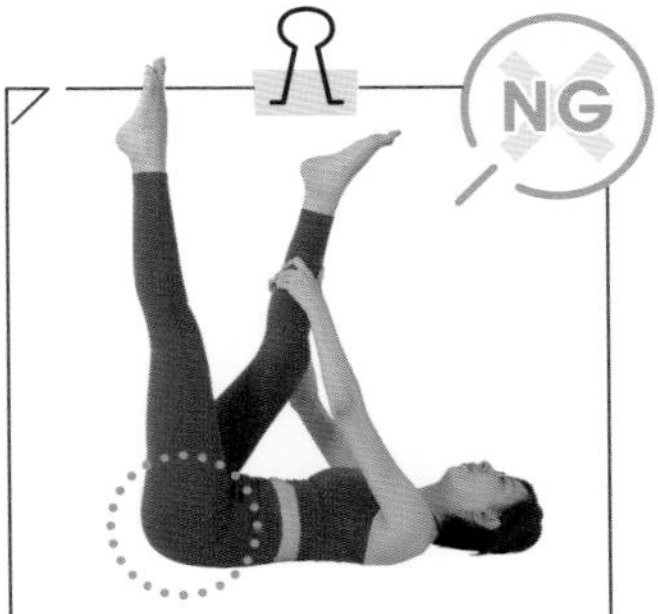


特に脚を入れ替えるとき、骨盤がブレたり、尻があがってしまわないよう注意。腹を使い、骨盤位置を安定させる。膝はなるべく伸ばし、太もも裏に効かせる。

## 3 右脚を引き寄せもも裏を伸ばす

左脚は床までおろす。息を2回吐きながら、2回右脚を上体へ引き寄せる。もも裏の筋肉（ハムストリング）の伸びを感じるまでチャレンジ。

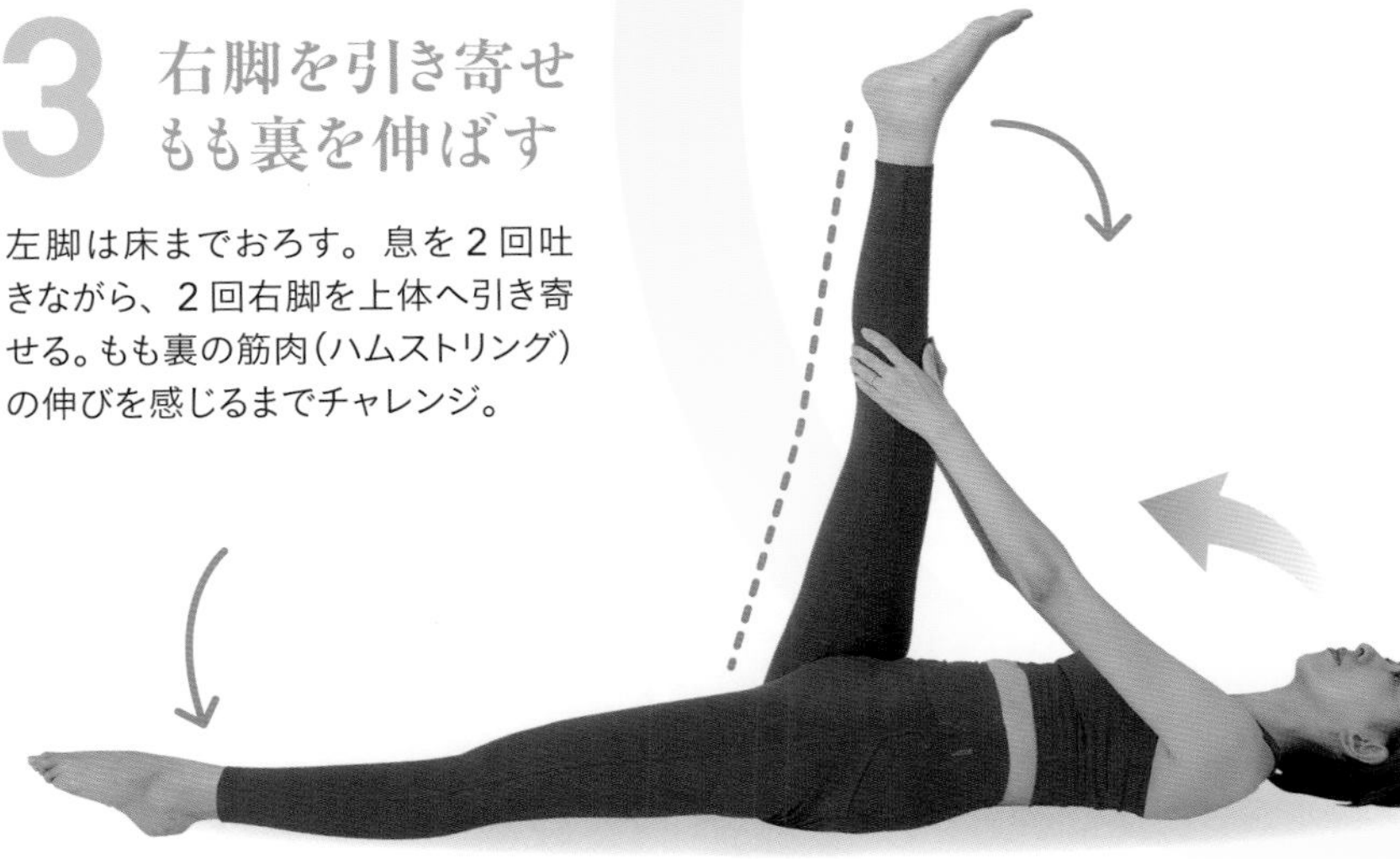

Pilates

［ピラティス］

# 4 レッグサークル

股関節の柔軟性が高まる

## 1 仰向けになり脚をあげる

仰向けになり、両手を横に伸ばす。左脚を床と垂直になるようにあげ、足裏を天井へ向ける。尻が床から浮かないよう、気をつける。

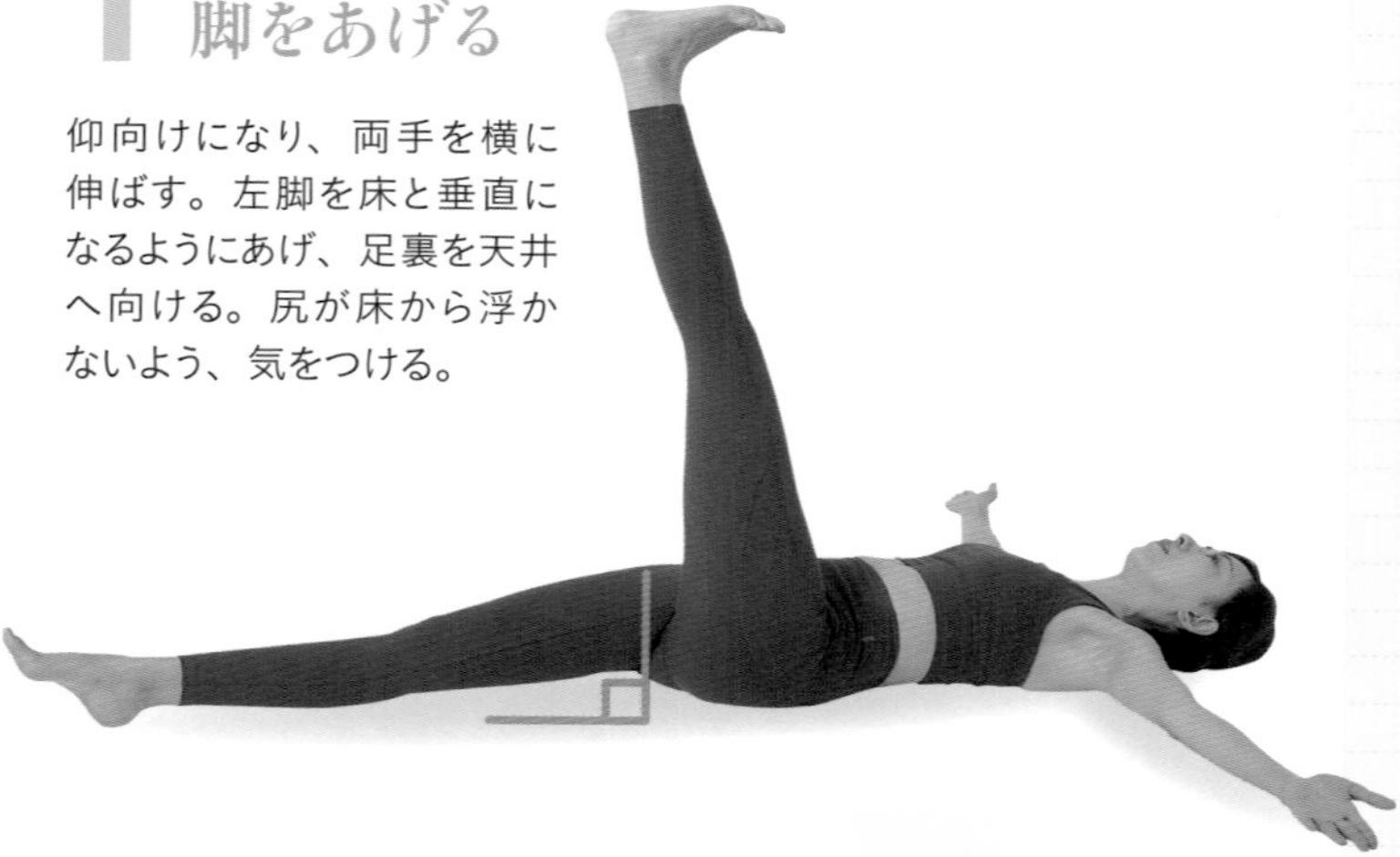

## 2 骨盤を安定させて左脚で円を描く

息を吐きながら、左脚を股関節から右にまわす。脚をまわす円の大きさは骨盤が安定し、前後左右に揺れない範囲でOK。

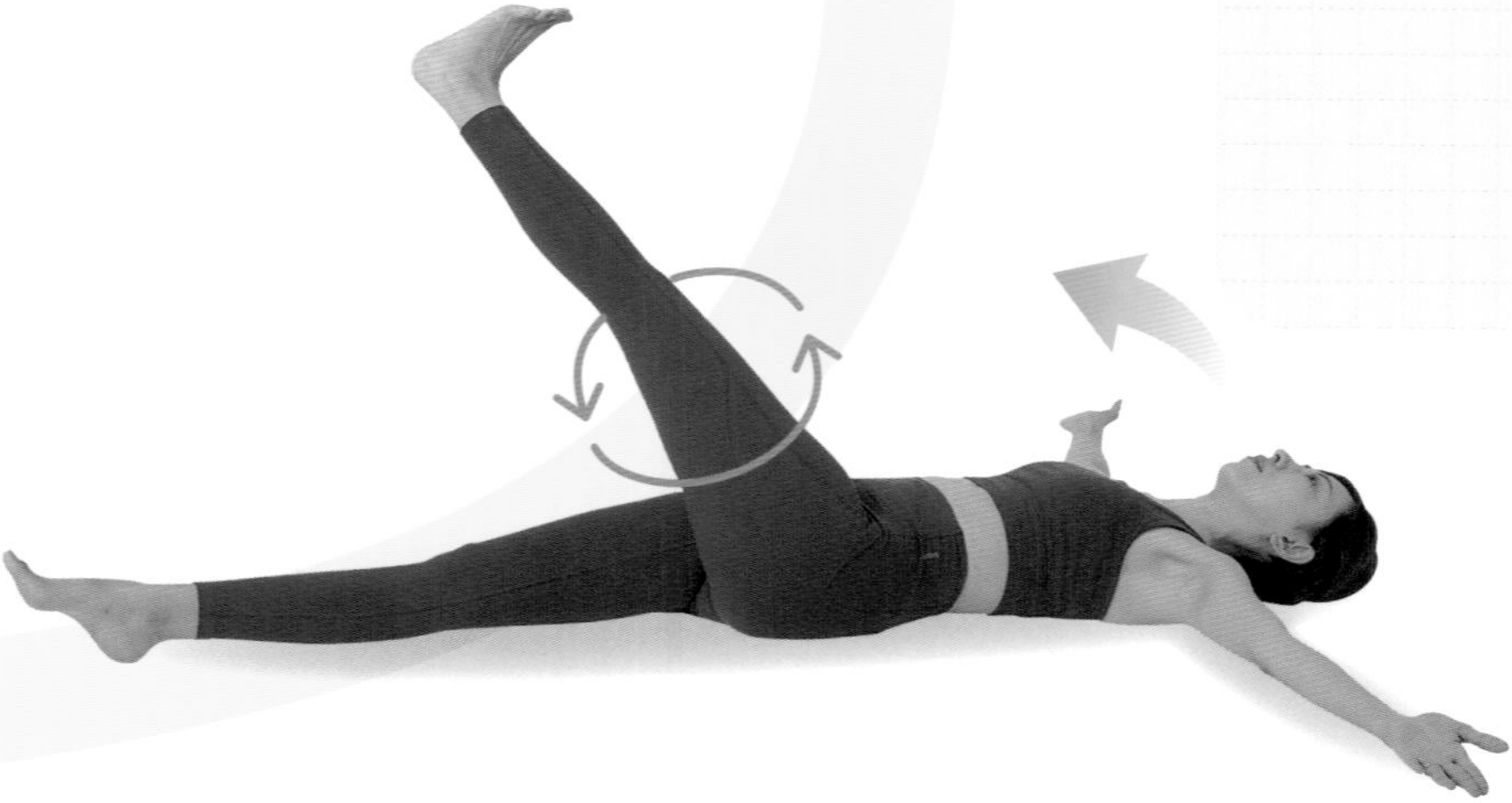

## 4 左脚を左にまわし 反対脚も同様に行う

2～3の動きを、反対まわしで行う。息を吸いながら脚を同時にまわし、1回吐きながら同時に脚をまわすというリズムで、6～10回くり返す。右脚も同様に行う。

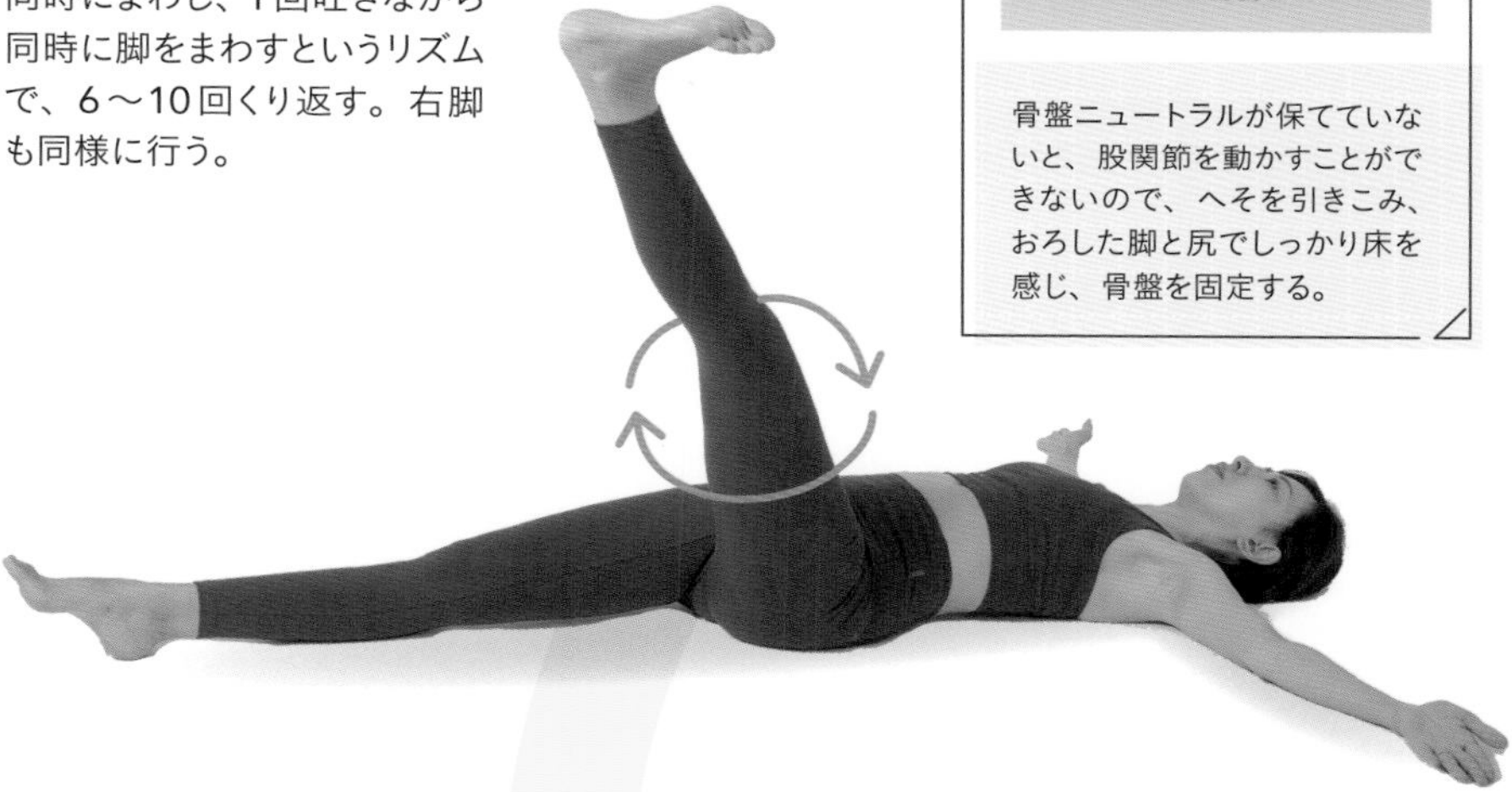

NG

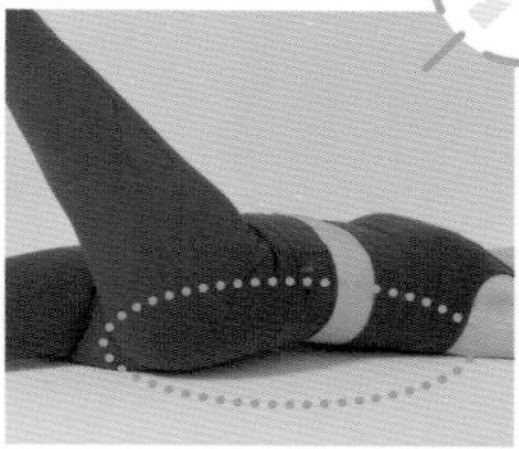

骨盤ニュートラルが保てていないと、股関節を動かすことができないので、へそを引きこみ、おろした脚と尻でしっかり床を感じ、骨盤を固定する。

## 3 息を吸いながら 左脚で円を描く

息を吸いながら、2同様に左脚で円を描く。股関節から切り離すようにまわすのがコツ。

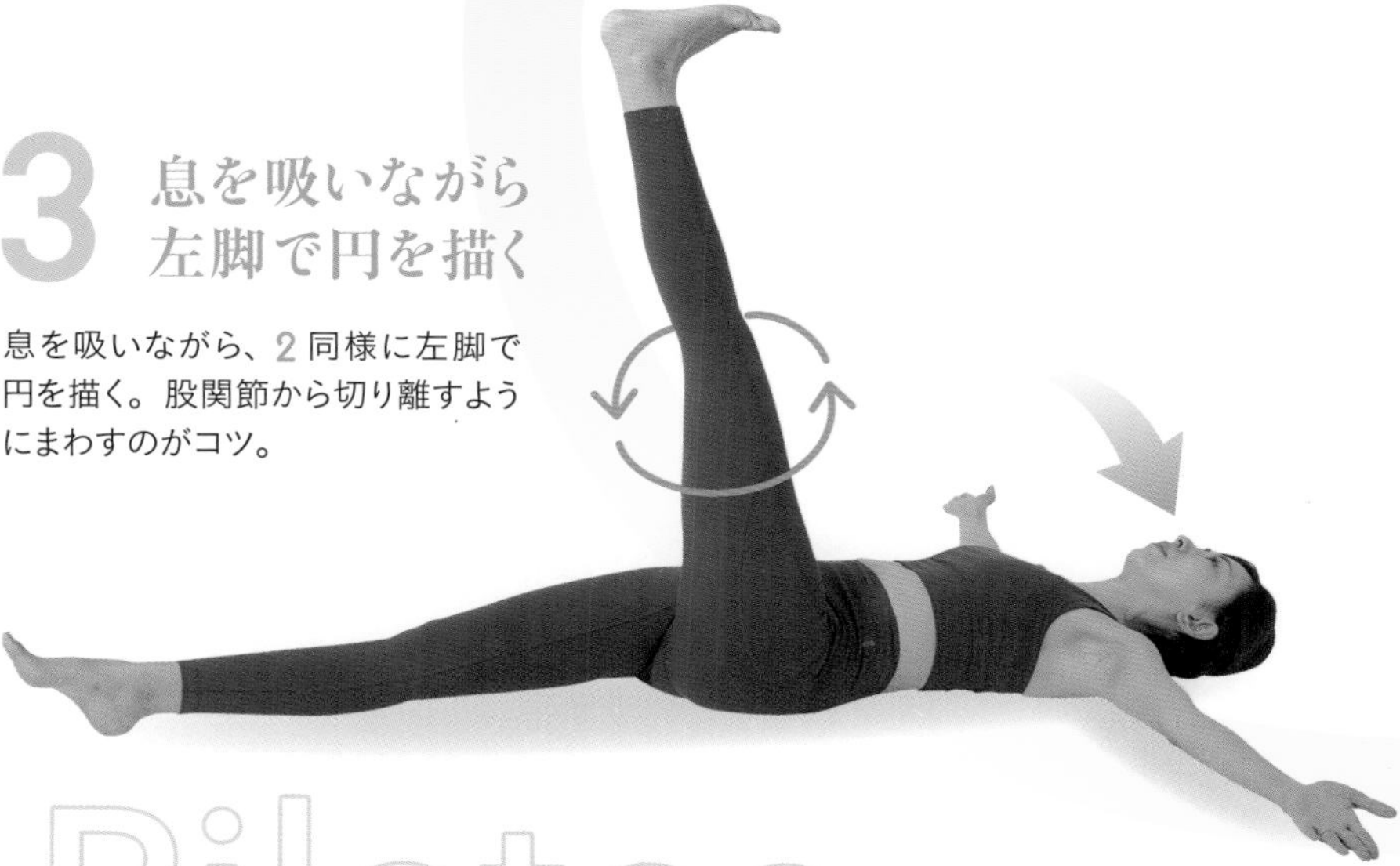

Pilates

［ピラティス］

# 5 ロールアップ

しなやかな体幹を作る

## 1 仰向けになり両腕をあげる

仰向けになり、バンザイのように両腕を軽くあげる。肋骨が、床から浮かないところまででOK。内ももは、ピッタリとくっつける。

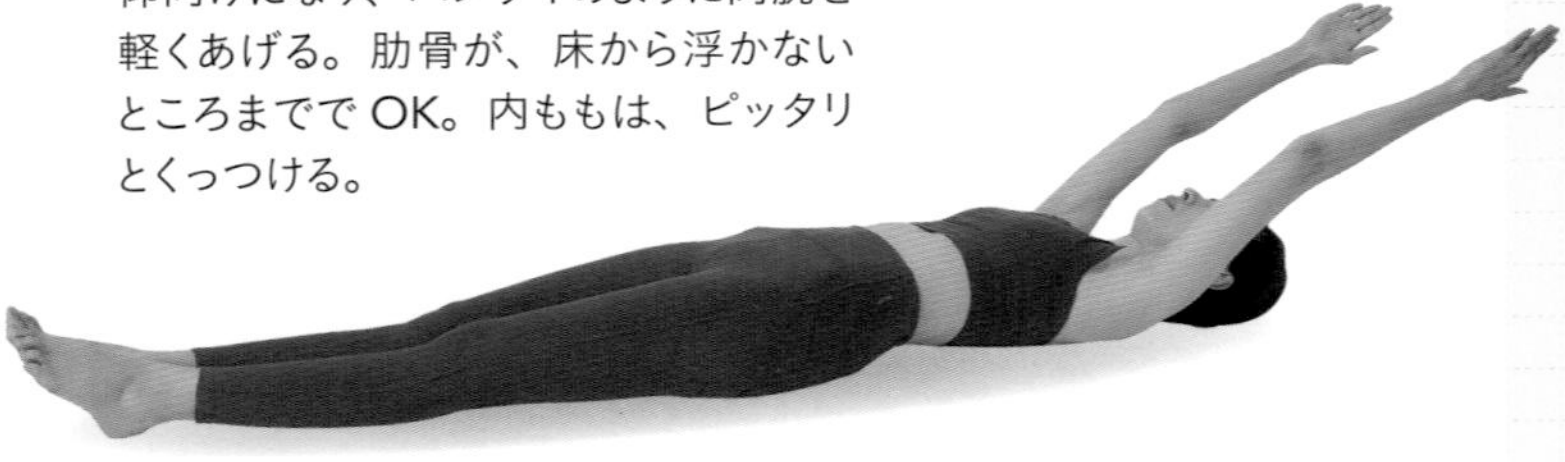

NG

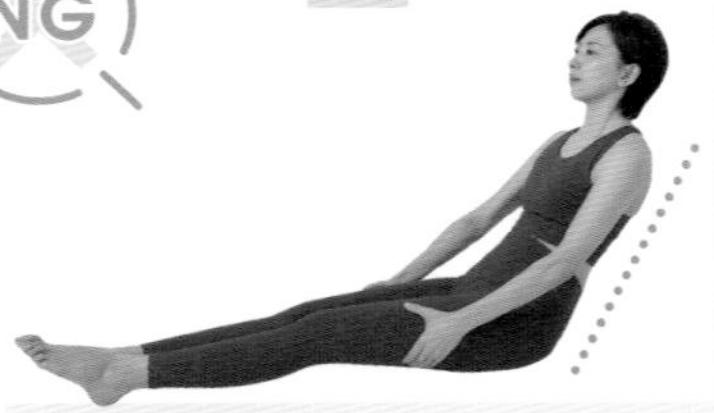

背筋が伸びていると、アウターマッスルが使われ、体が固まってしまい背骨の柔軟性があがらない。背筋はまっすぐではなく、長いCカーブになるのが理想。

## 2 みぞおち裏まで上体を持ちあげる

息を吸いながら、太ももを掴んで肩甲骨が床から離れ、みぞおち裏がついているところまで上体を持ちあげる。骨盤は後傾。

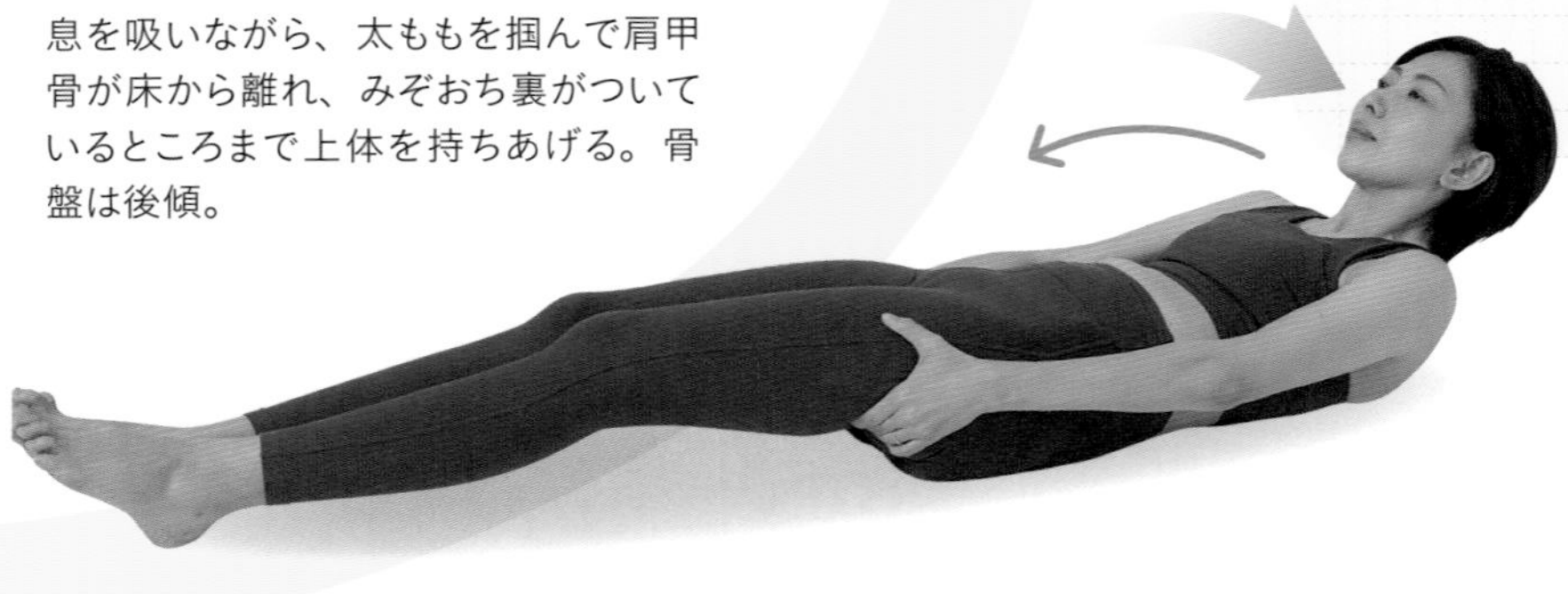

## 4 腕を伸ばして ロールアップする

息を吐きながら、両腕を床と平行になるよう伸ばす。みぞおち裏は、後ろに引っ張られる意識で、腹は凹ませたまま。息を吸ったら、吐きながら、3～2と巻き戻すように1の姿勢までゆっくり戻る。

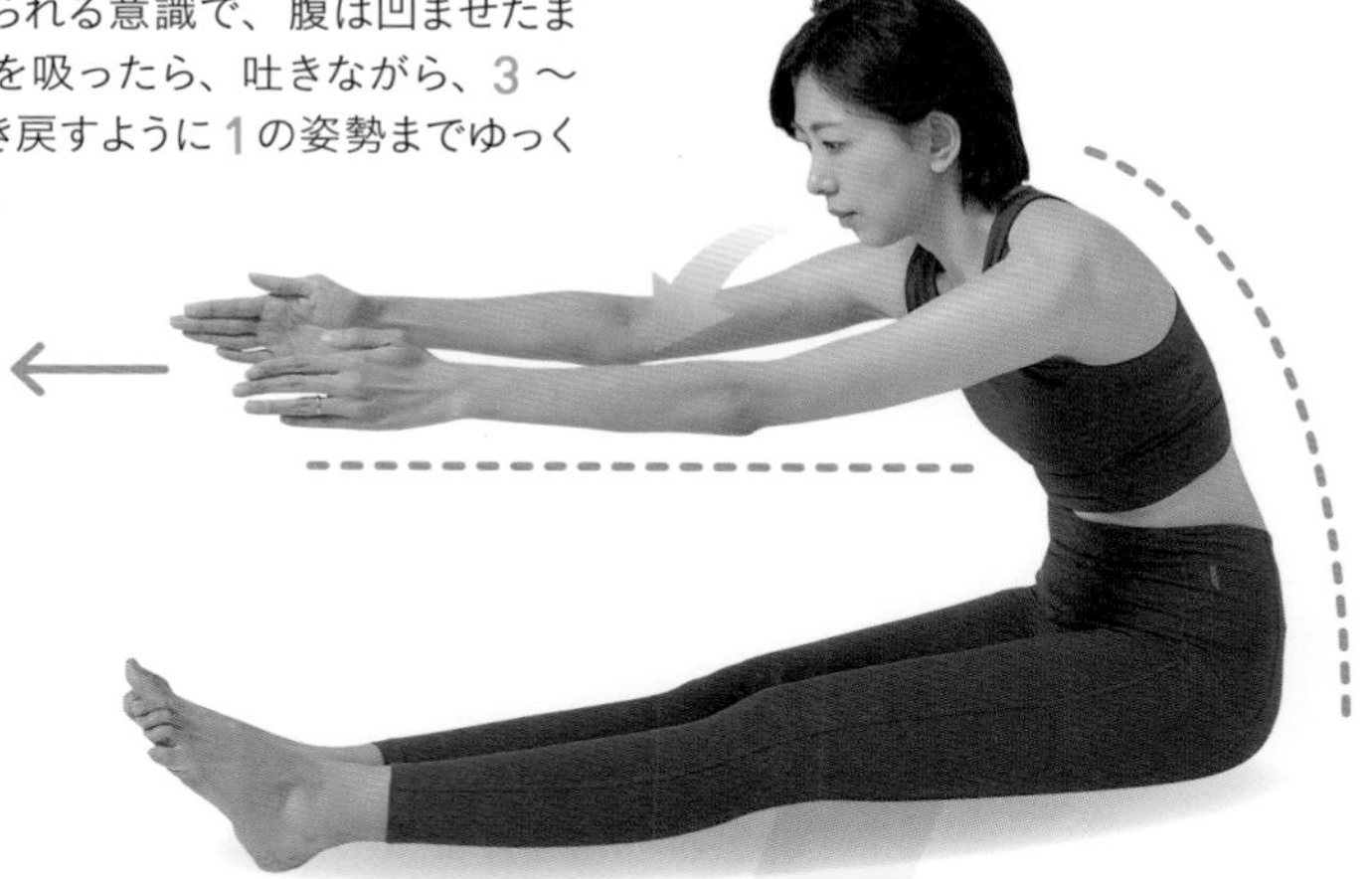

## 3 背骨をひとつずつ 床からはがし 上体を起こしきる

へそを引きこみながら、骨をひとつずつ床からはがすように、上体を起こしきる。脚や腕ではなく、腹筋で起きあがることを意識する。股関節を起点に、背筋はCカーブ。

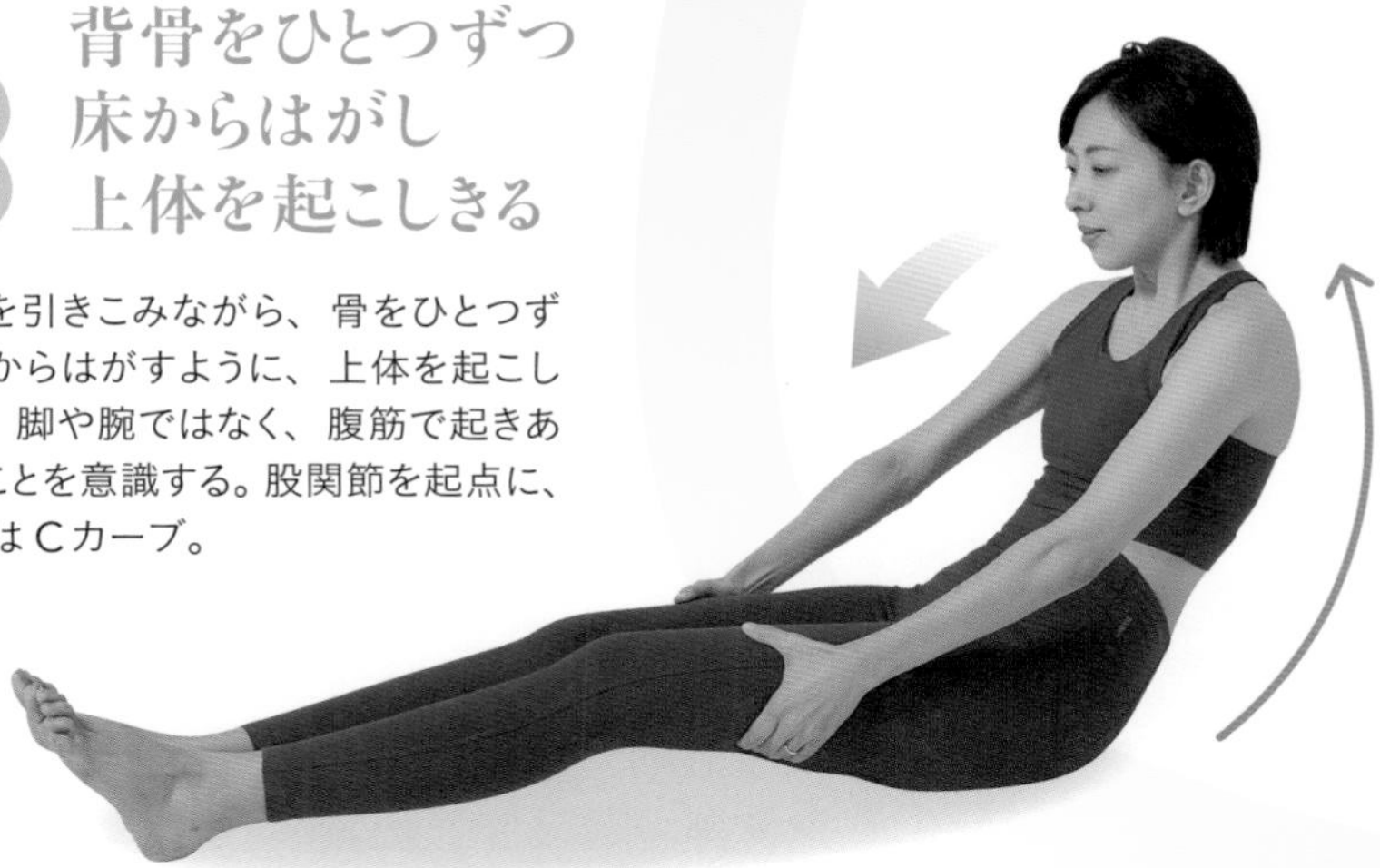

Pilates

［ピラティス］

6

# サイドリフト

ウエスト周りがスッキリ！　体幹も強くなる

## 1 伸ばした左腕を下に横向きになる

伸ばした左腕を下にして横になる。アンダーバストくらいの位置に、右手をつく。骨盤と肩の左右の位置を揃え、骨盤はニュートラルで正面を向いた状態。

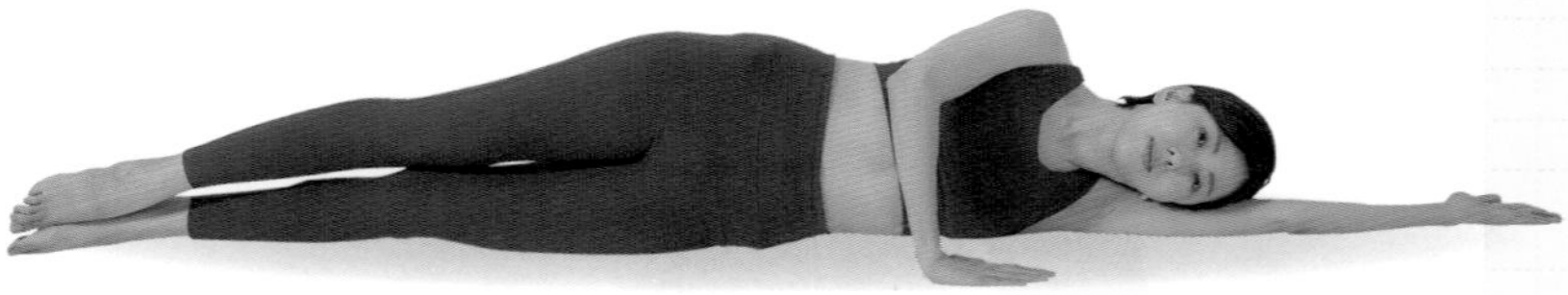

## 2 両脚を揃えて少し持ちあげる

骨盤や背骨を動かさないようにしながら、両脚を揃えて数センチだけ持ちあげ、息を吸う。

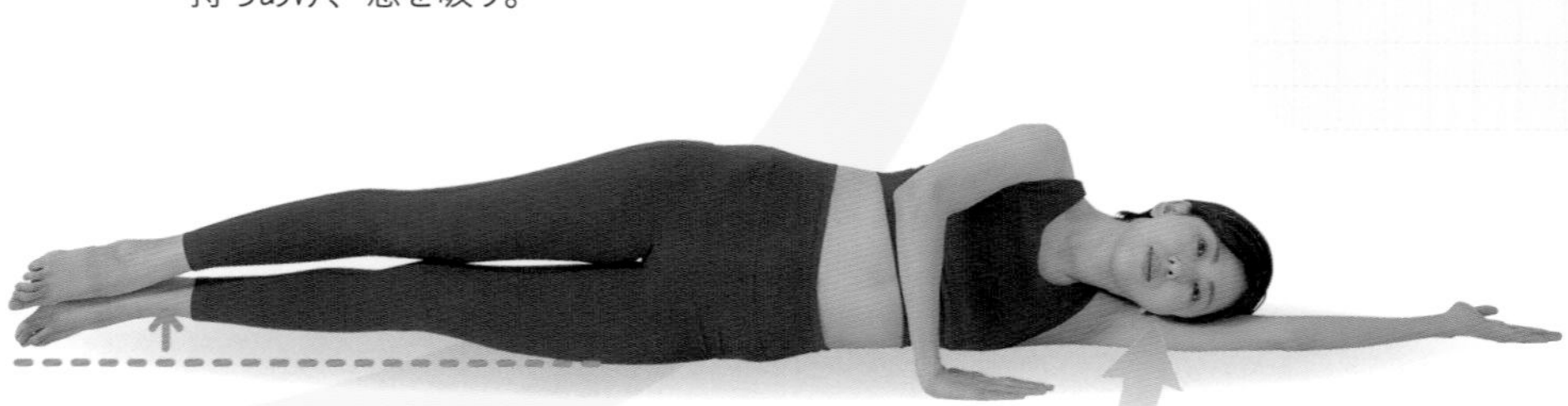

## 4 持ちあげた両脚をゆっくりおろす

息を吸いながら、両脚をゆっくり2の高さまで戻す。6～10回くり返す。反対側も同様に行う。

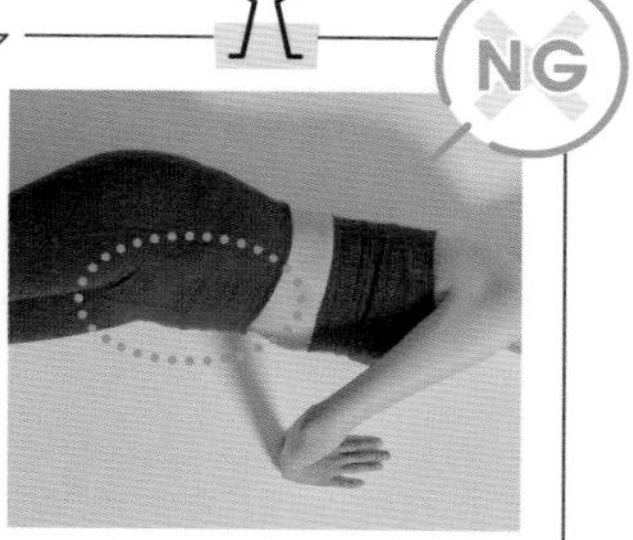


骨盤が上を向いたり、下を向いたりすると背骨の側屈にならない。腹斜筋に効くよう、骨盤が正面を向いているか確認。

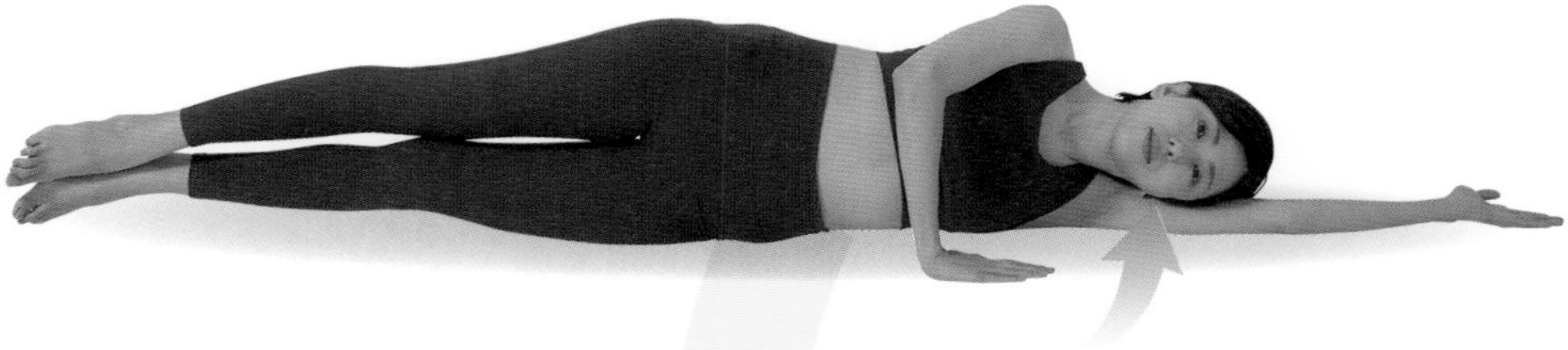

## 3 体を傾けずに両脚をさらにあげる

息を吐きながら、骨盤と肋骨を近づけるように、両脚をさらにあげる。体や骨盤が特に前後に傾かないよう、腹で支える。

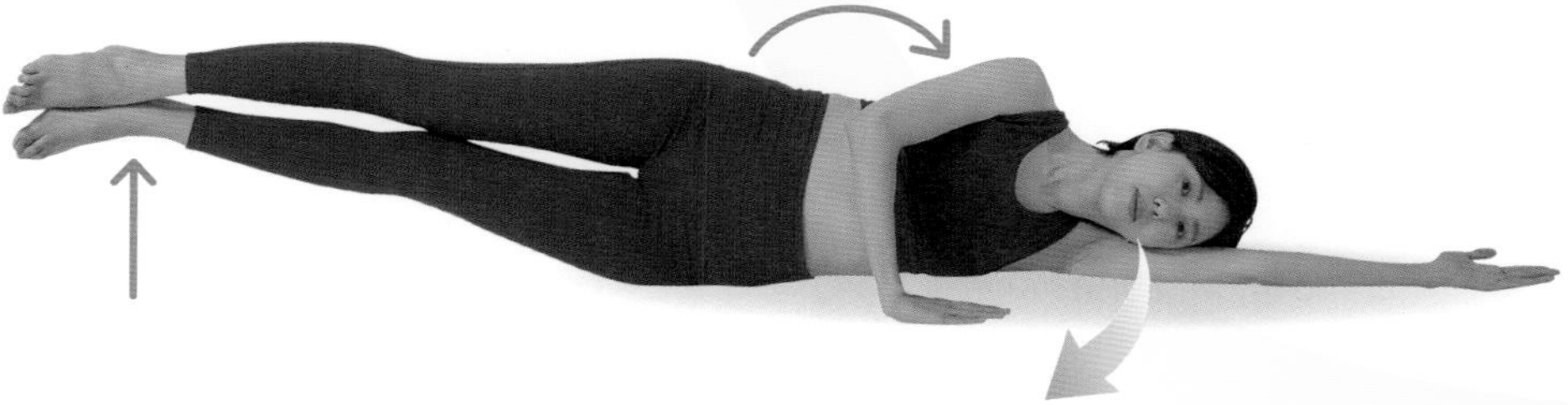

Pilates

［ピラティス］

7

腹筋周りや背筋を刺激する

# サイドキック

## 1 横になり右脚を床と平行にあげる

肩の下にひじをついて上体を起こす。右手は首の後ろに添えて、骨盤の高さまで右脚を持ちあげる。ひじ下で床を押し、反発で左脇を持ちあげる。

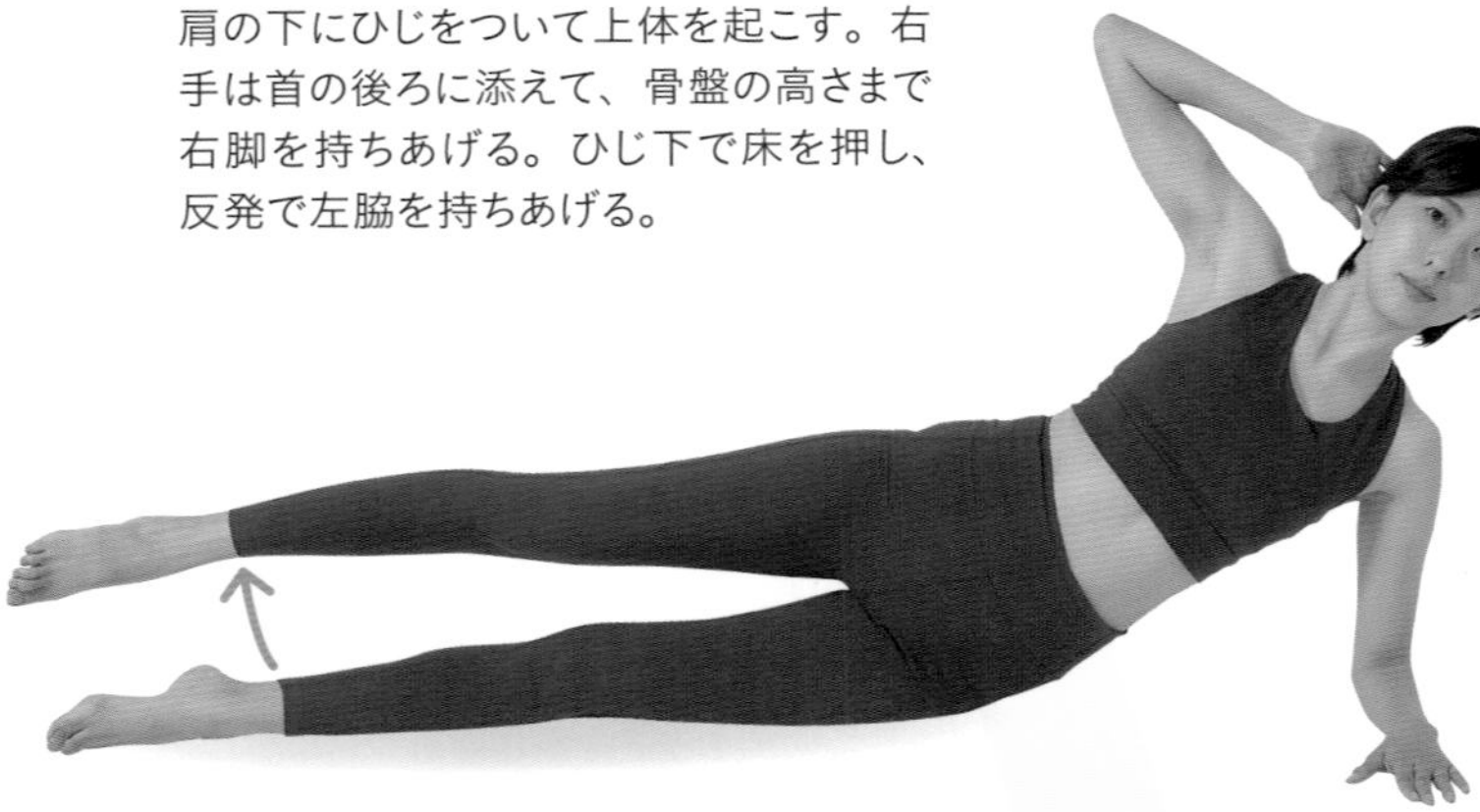

## 2 足裏を前に見せるよう右脚を前に出す

息を吐きながら膝を伸ばしたまま足首を曲げ、股関節から動かすように右脚を前に出す。骨盤が揺れないよう意識する。

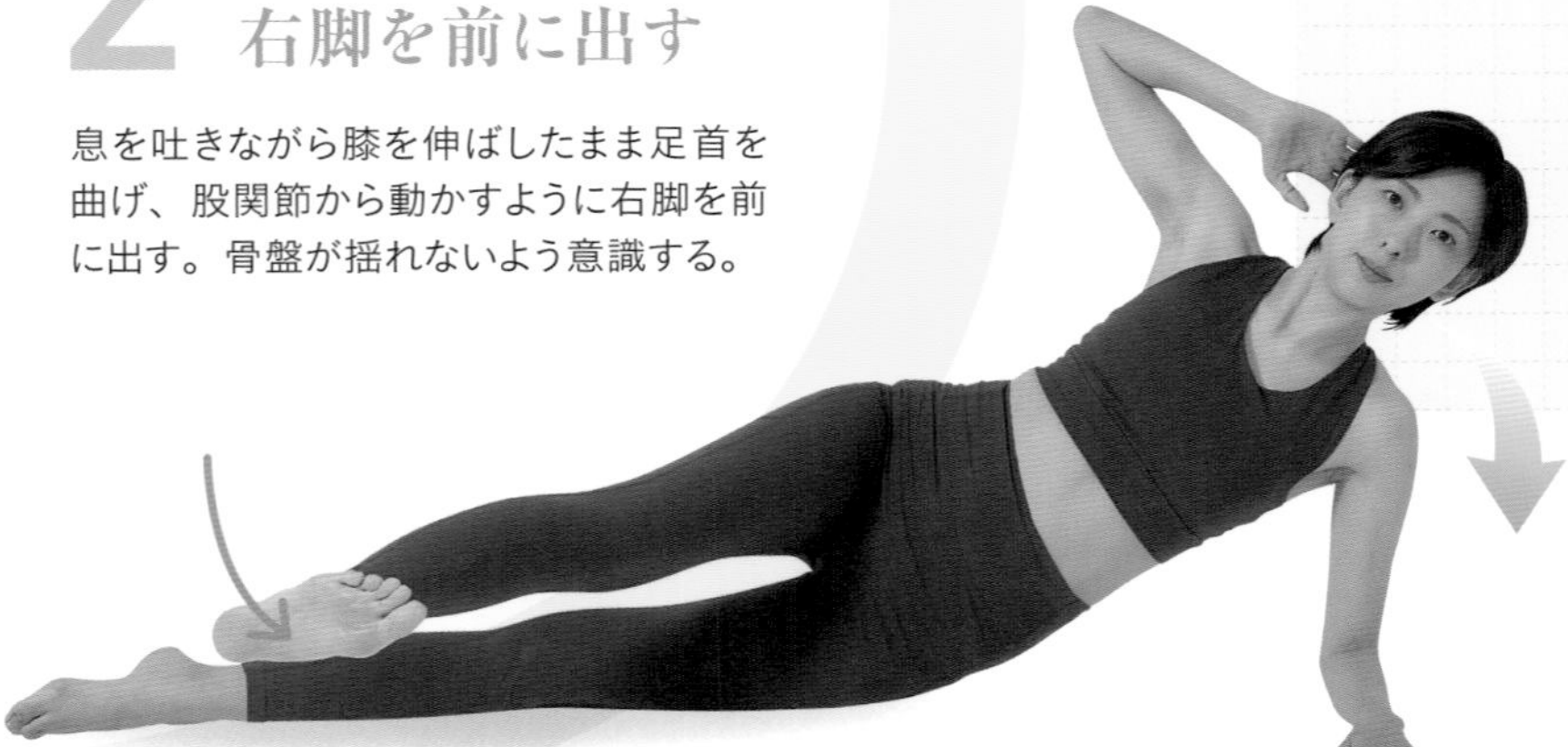

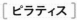

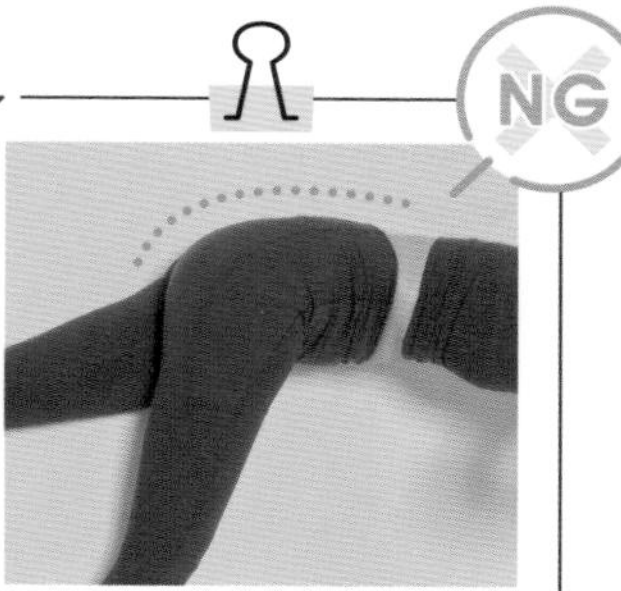


脚を前に出すとき腰が曲がっていると、股関節から動かせていない証拠。骨盤を固定し、体がまっすぐになるよう腹を使う。

## 4 足裏を前に見せるよう右脚を前に出す

息を吐きながら足首を曲げて前に出し、息を吸いながら足首を伸ばして後ろへ引くのを、リズミカルにくり返す。前後を1セットとして、4～8セットくり返す。反対も同様に行う。

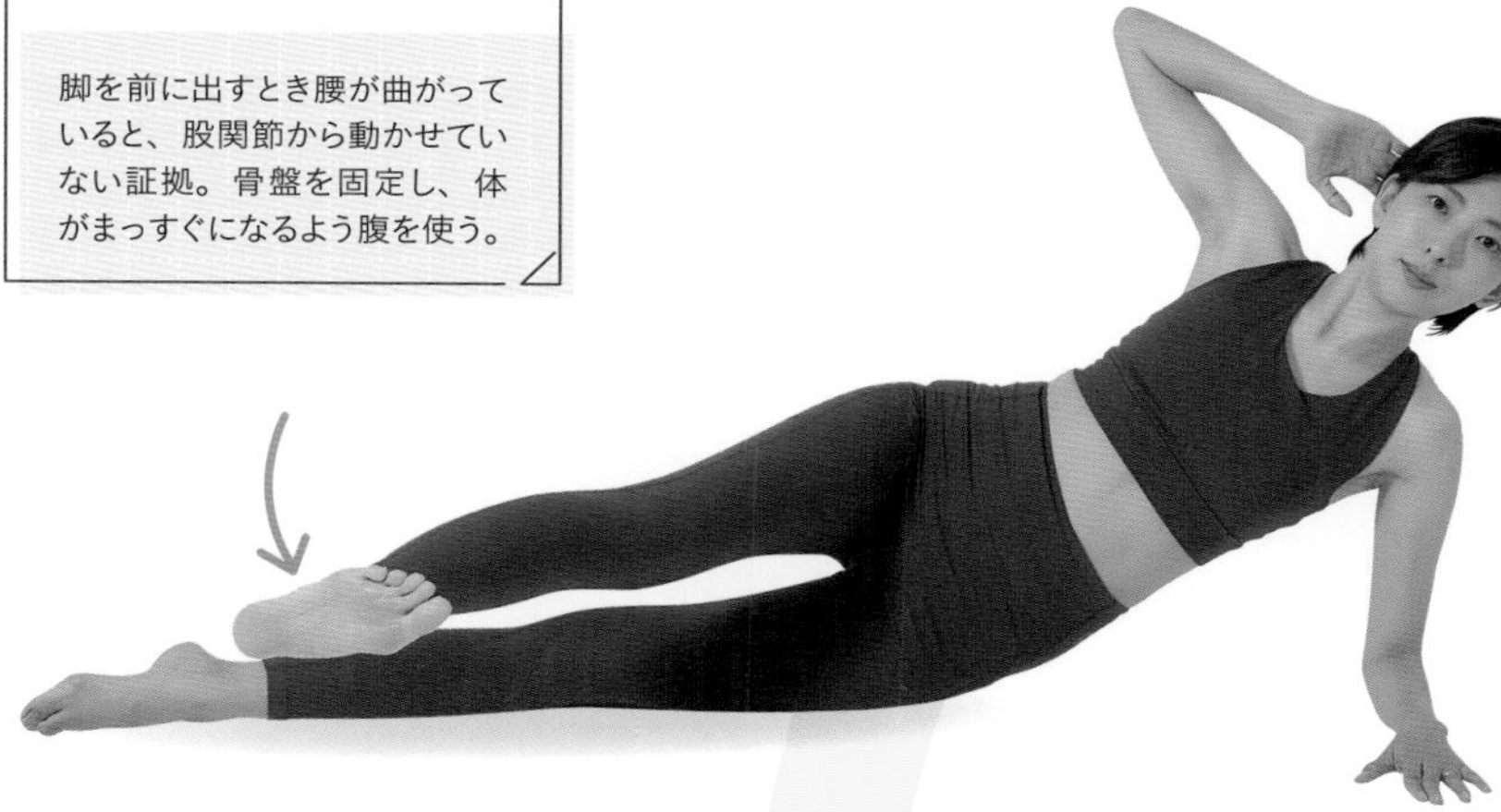

## 3 右脚を後ろに引いてつま先を伸ばす

息を吸いながら膝を伸ばしたまま、股関節から動かすように右脚を後ろへ引いて、足首からつま先を伸ばす。上体や骨盤の位置は動かさない。

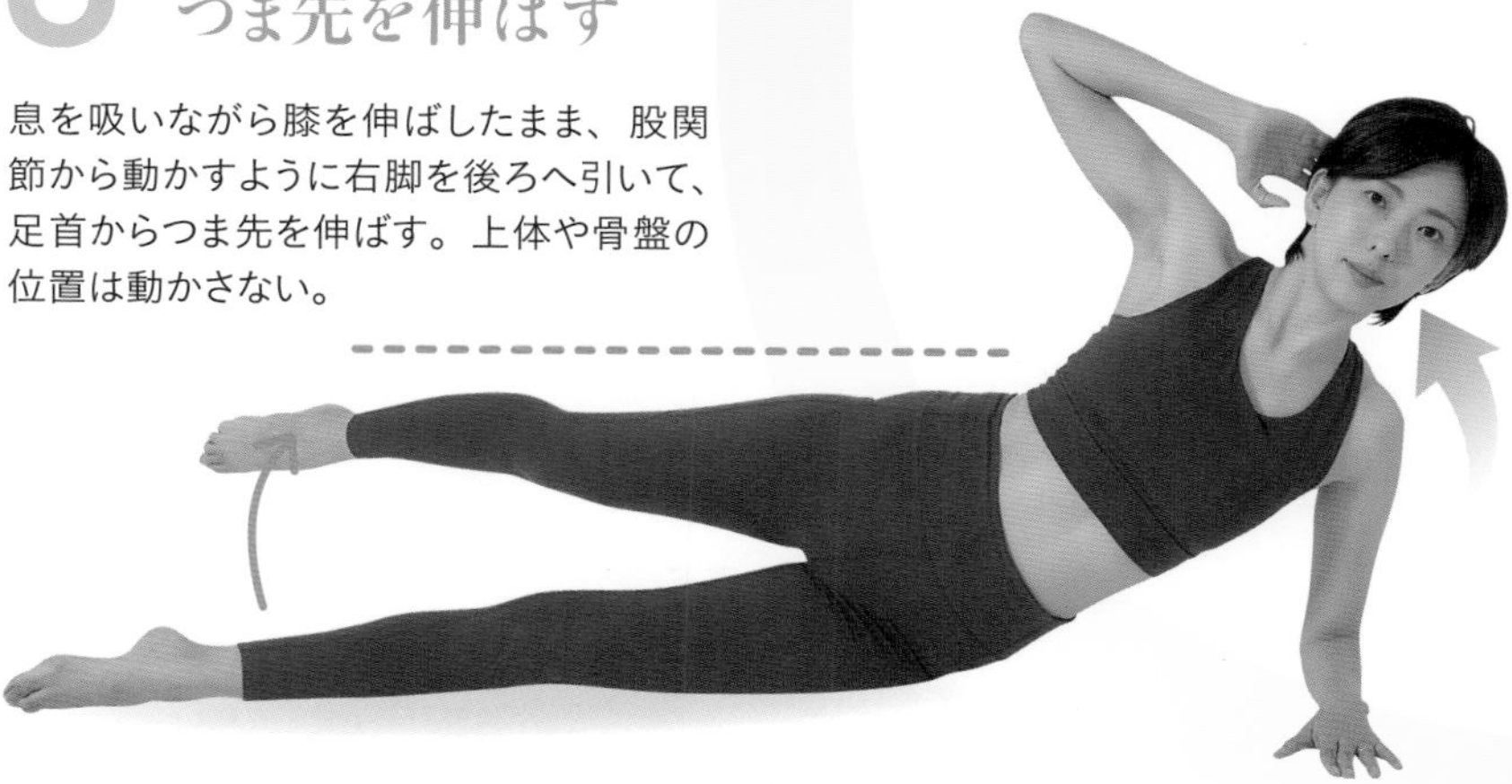

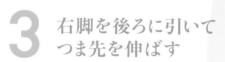

Pilates

［ピラティス］

8

猫背を改善して背骨を伸ばす！

# スイミング

## 1 うつ伏せになり手足を伸ばす

うつ伏せになる。恥骨は床にしっかりとつけ、へそは床から浮かせる。みぞおちまで上体をあげ、手と足を引っ張りあって浮かせる。

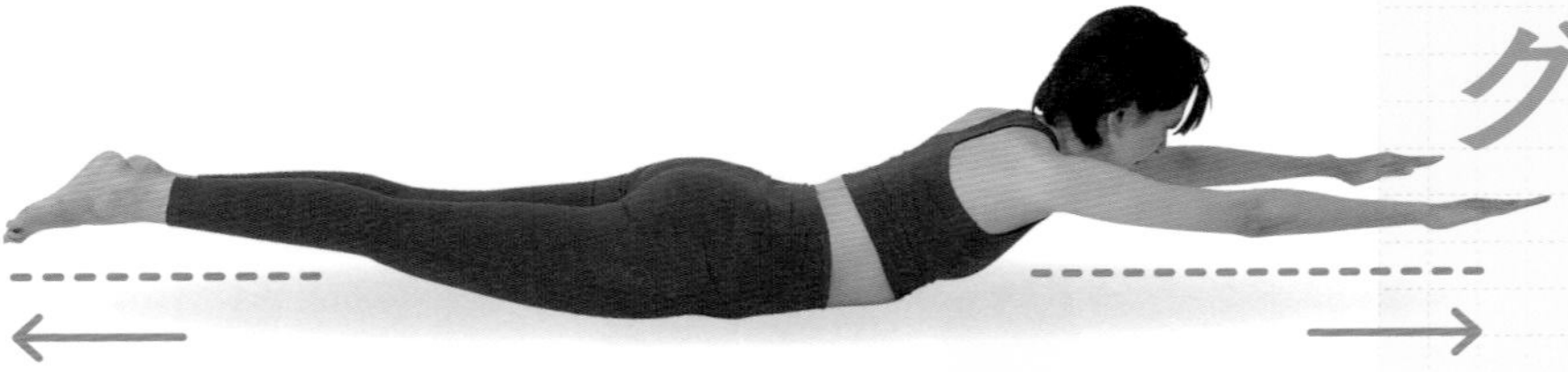

## 2 体幹を安定させ右腕と左脚をあげる

骨盤を固定したまま、右腕と左脚をそれぞれ伸ばしたまま少しあげる。顔は床に向けたまま、肩や腰をひねらないように注意。

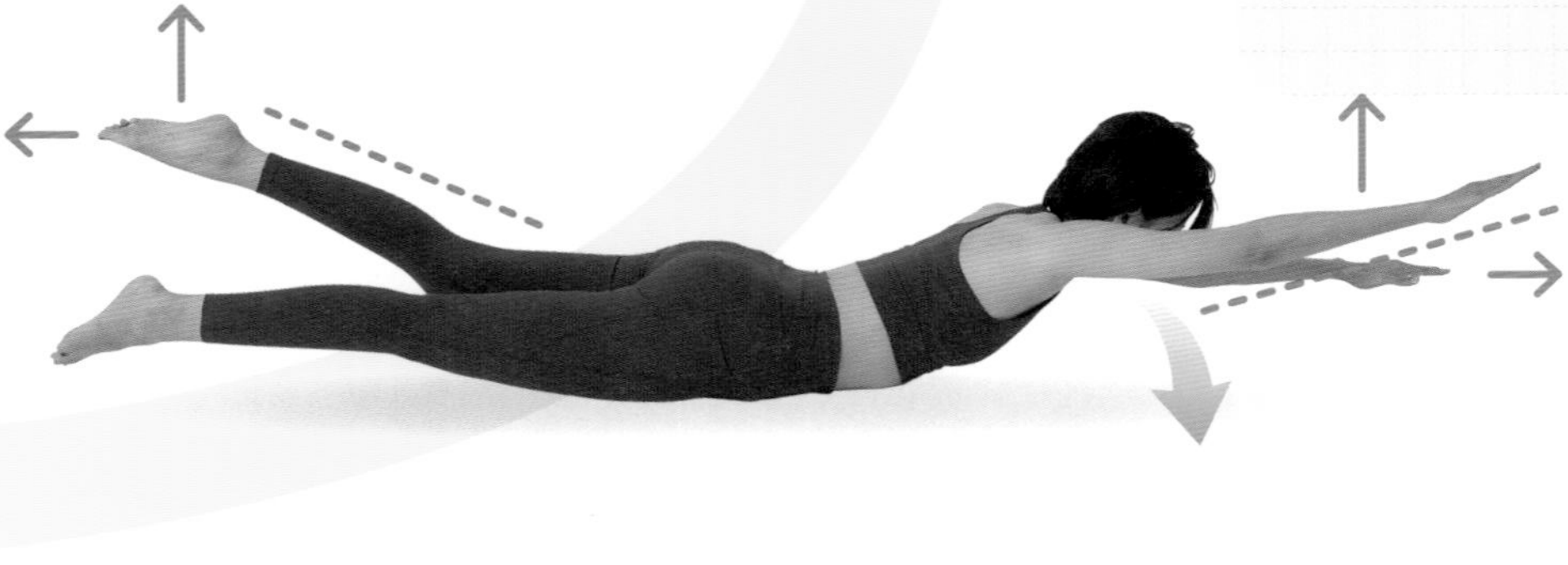

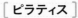

## 4 腕と脚の あげさげをくり返す

体幹を動かさずに、2～3を1秒間に2回のリズムでくり返す。息を3秒かけて吸い、3秒かけて吐くリズムで3セット行う。

NG

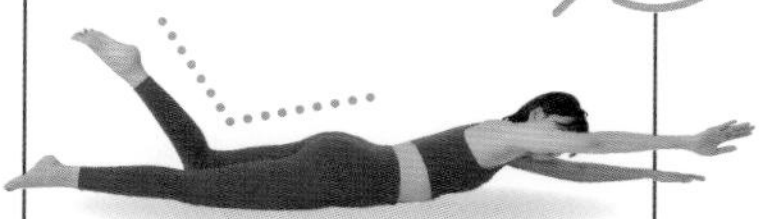

膝が曲がったり、へそが床についてしまうのはNG。脚は股関節から、腕は肩周りから動かすよう意識する。

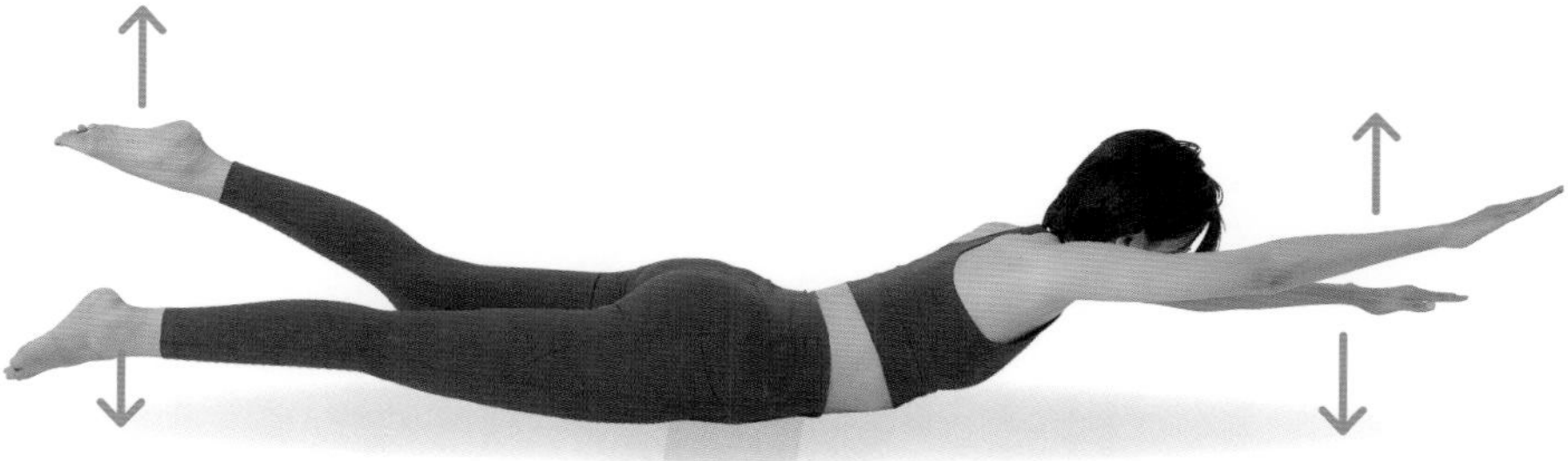

## 3 右腕と左脚を戻し 左腕と右脚をあげる

体幹を安定させたまま、息を吸い右腕と左脚をおろす。息を吐きながら、左腕と右脚をそれぞれ伸ばしたままあげる。

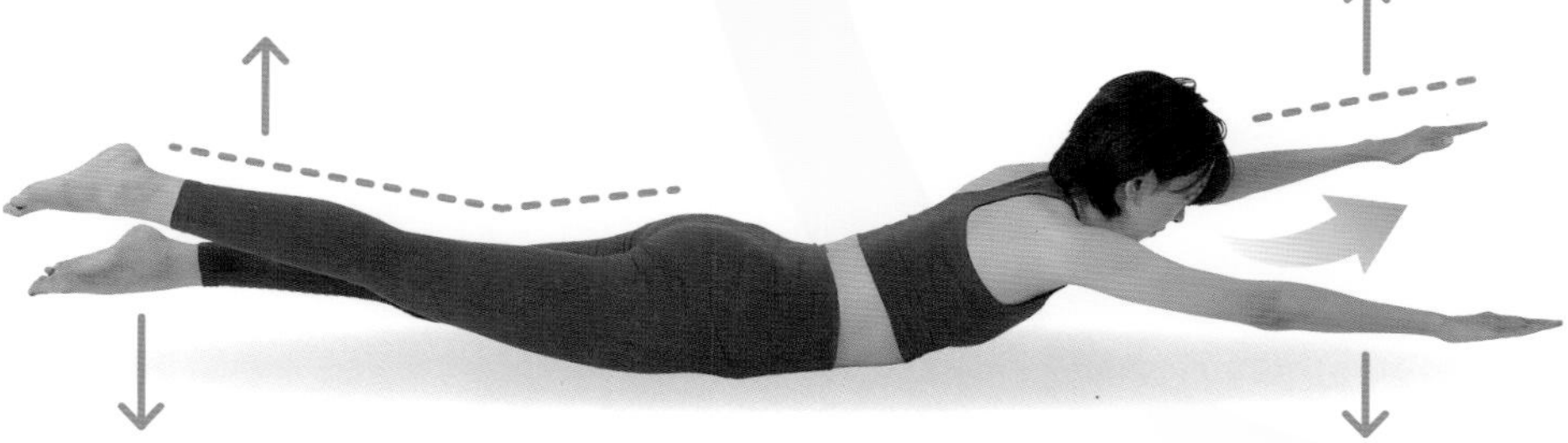

Pilates

［ピラティス］

# 9 フロントサポート

腹筋と腕にアプローチする

## 1 手とつま先で体を支える

肩の下に手をつき、脚はこぶしひとつ分あける。頭から足が体幹をとおり一直線になるよう、へそを引きこみ腕で床を押し、胸を高く保つ。

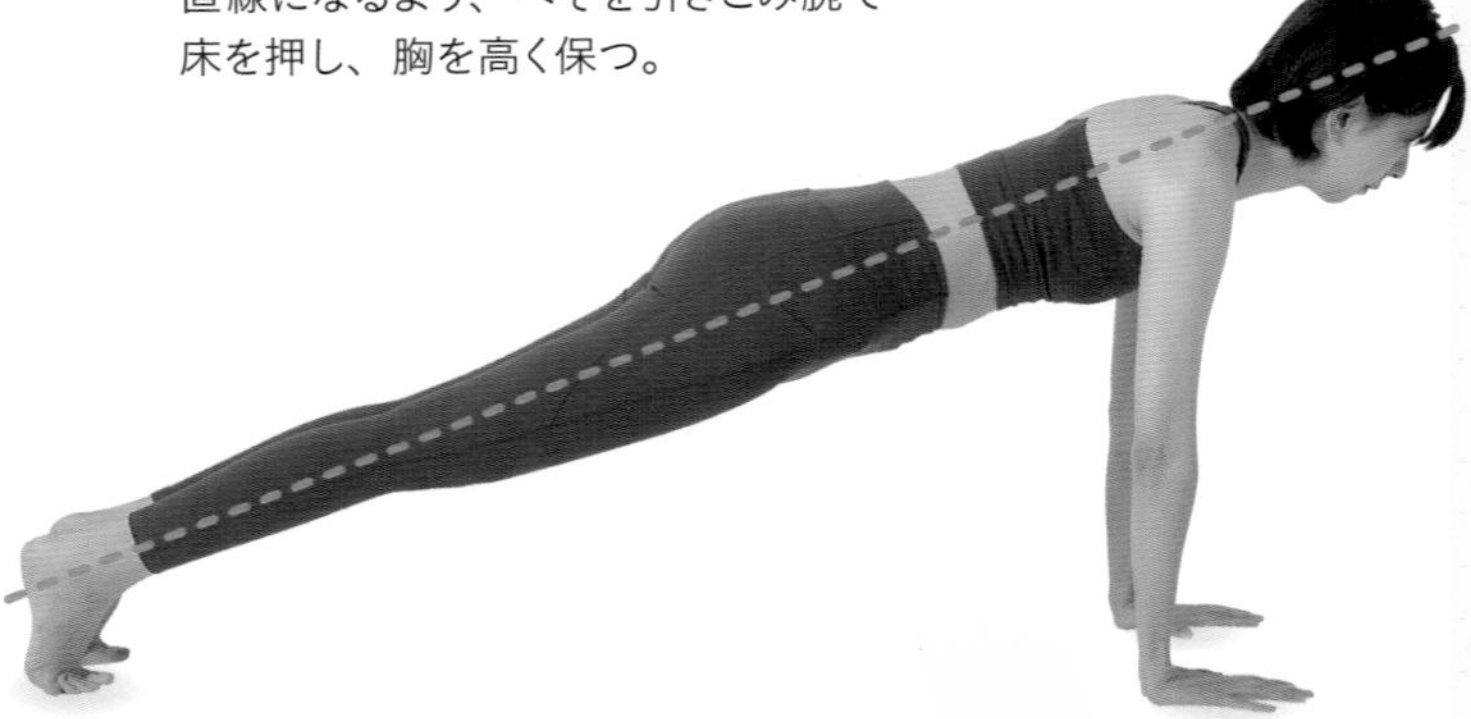

## 2 右膝を曲げて体に引き寄せる

息を吐きながら右膝を曲げて足首を伸ばし、すねを床と平行に浮かせるように動かす。体幹は変えずに、膝を前に蹴り出し体へ引き寄せる。

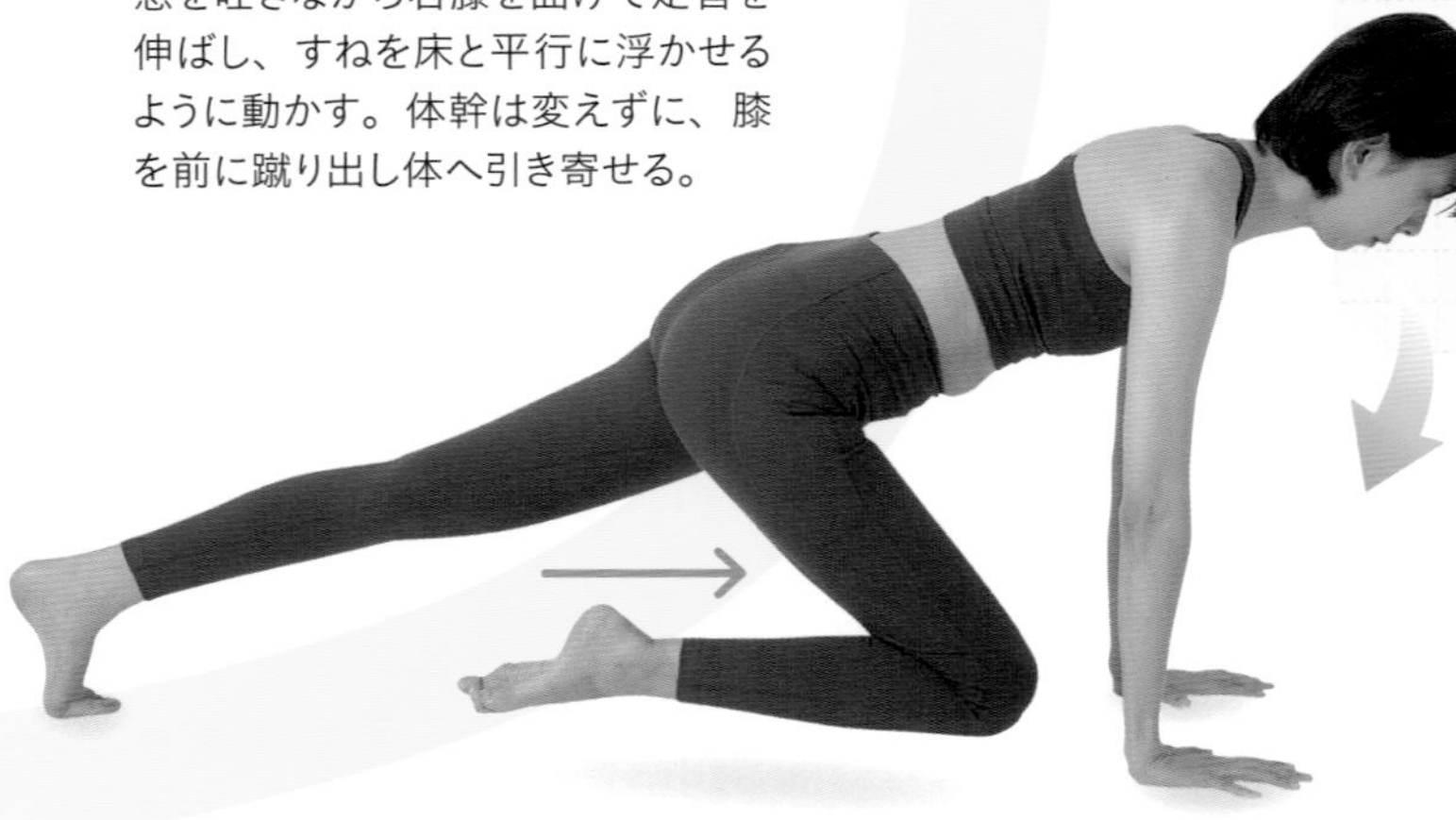

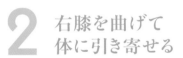

NG

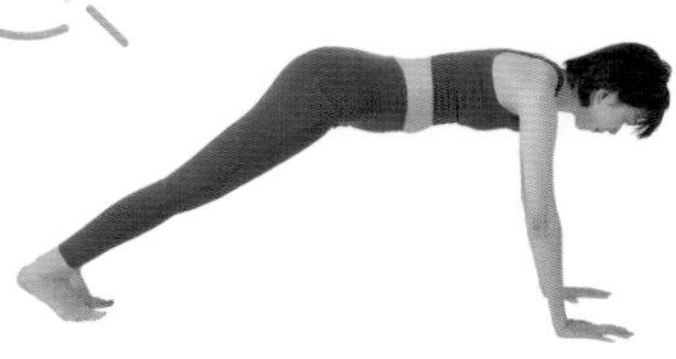

尻や腹はあがりすぎても、さがりすぎてもNG。頭から脚まで一直線になるよう、腹と背中の筋肉を均等な力で使う。

## 4 左膝を曲げて体に引き寄せる

2と同様、左膝を曲げて足首を伸ばし、すねを床と平行に浮かせるように動かす。息を吐いて引きこみ、息を吸って戻すリズムで4〜6セットくり返す。

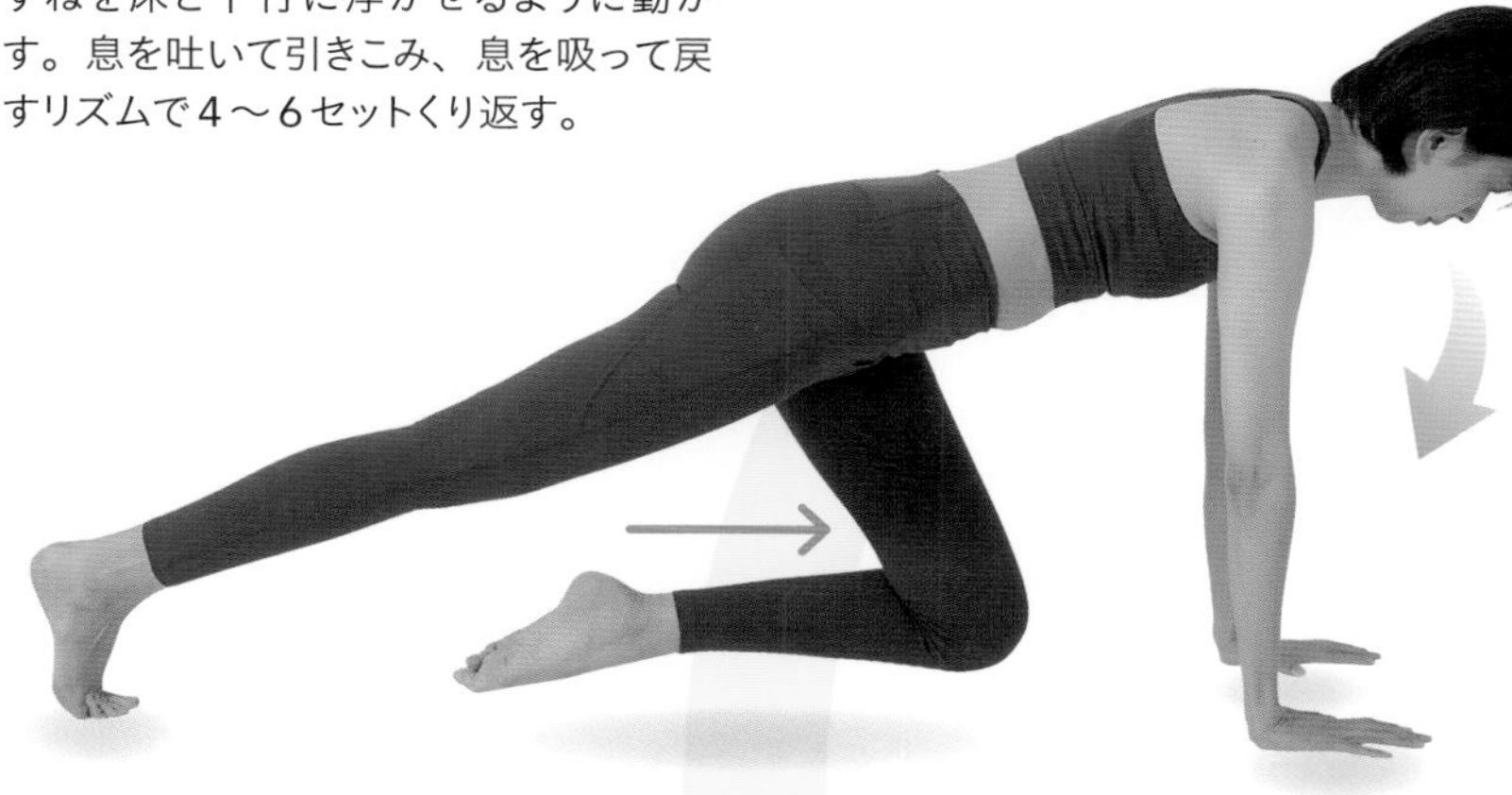

## 3 右脚を伸ばして姿勢を戻す

息を吸いながら右膝を伸ばし、1の姿勢に戻る。肩があがったり、骨盤が動いて腰がさがらないよう注意する。

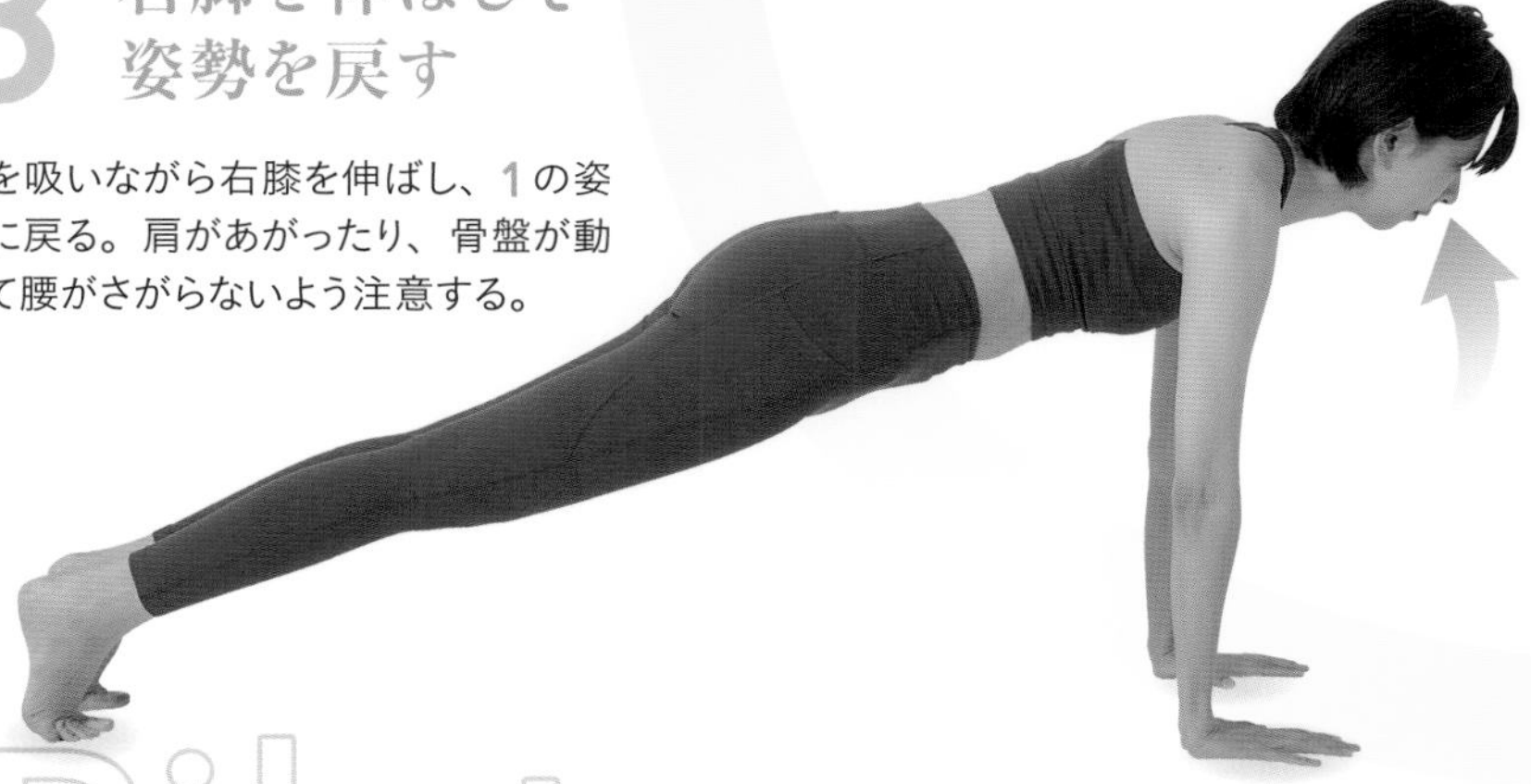

Pilates

[ピラティス]

# 10 バックサポート

## 肩と腕を鍛えて、肩こりの解消

### 1 背筋を伸ばし手を後ろについて座る

両脚を伸ばして座り、尻から手のひら1〜1.5枚分あけて両手を後ろにつく。指先は、横か尻側に向ける。背筋は伸ばした状態にする。

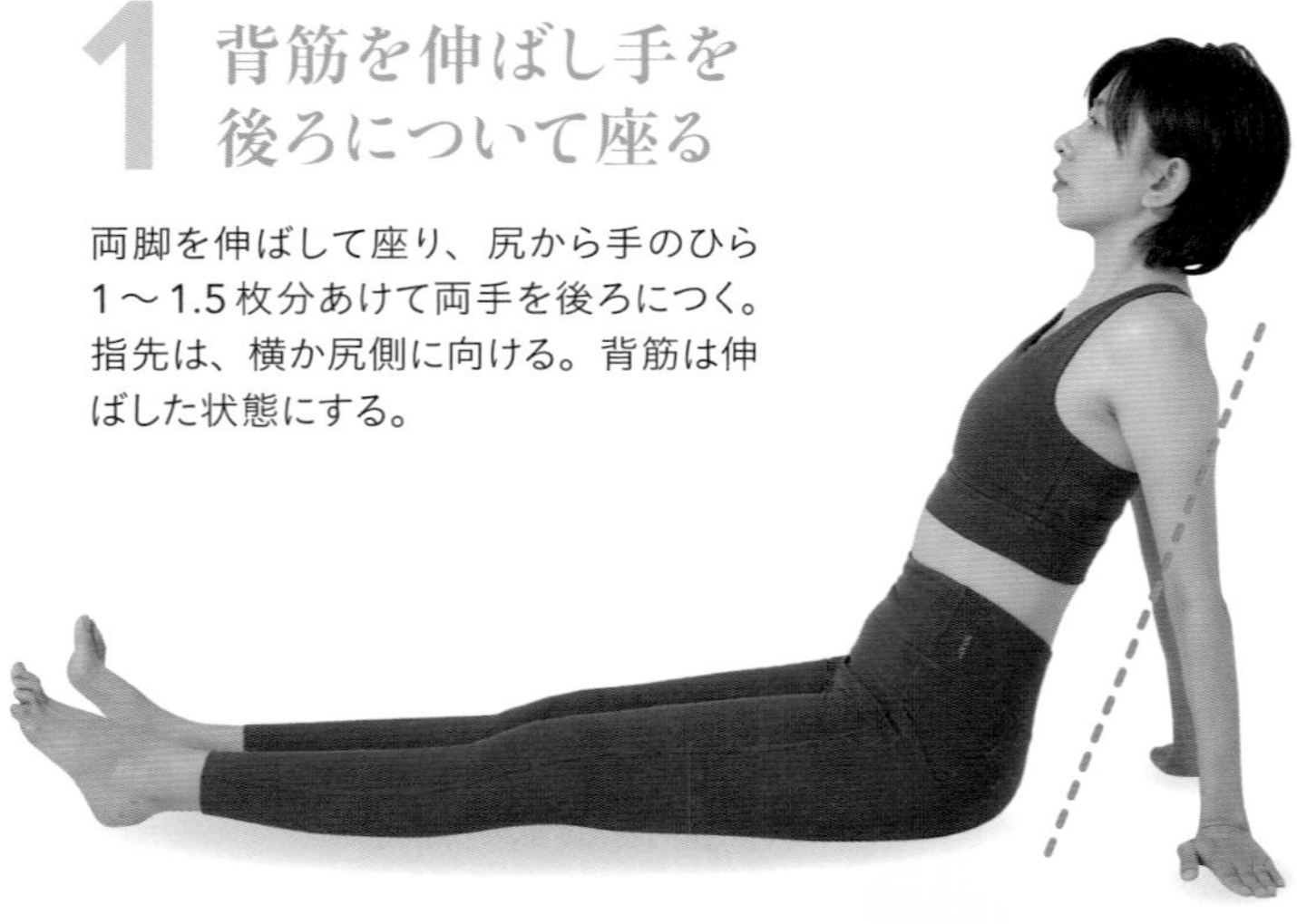

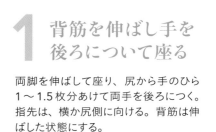

### 2 骨盤を持ちあげ両手足で体を支える

息を吐きながら股関節を動かして骨盤を持ちあげ、両手と両足で体を支える。背筋は曲げず、体が一直線になるよう腹筋と背筋を均等に使う。

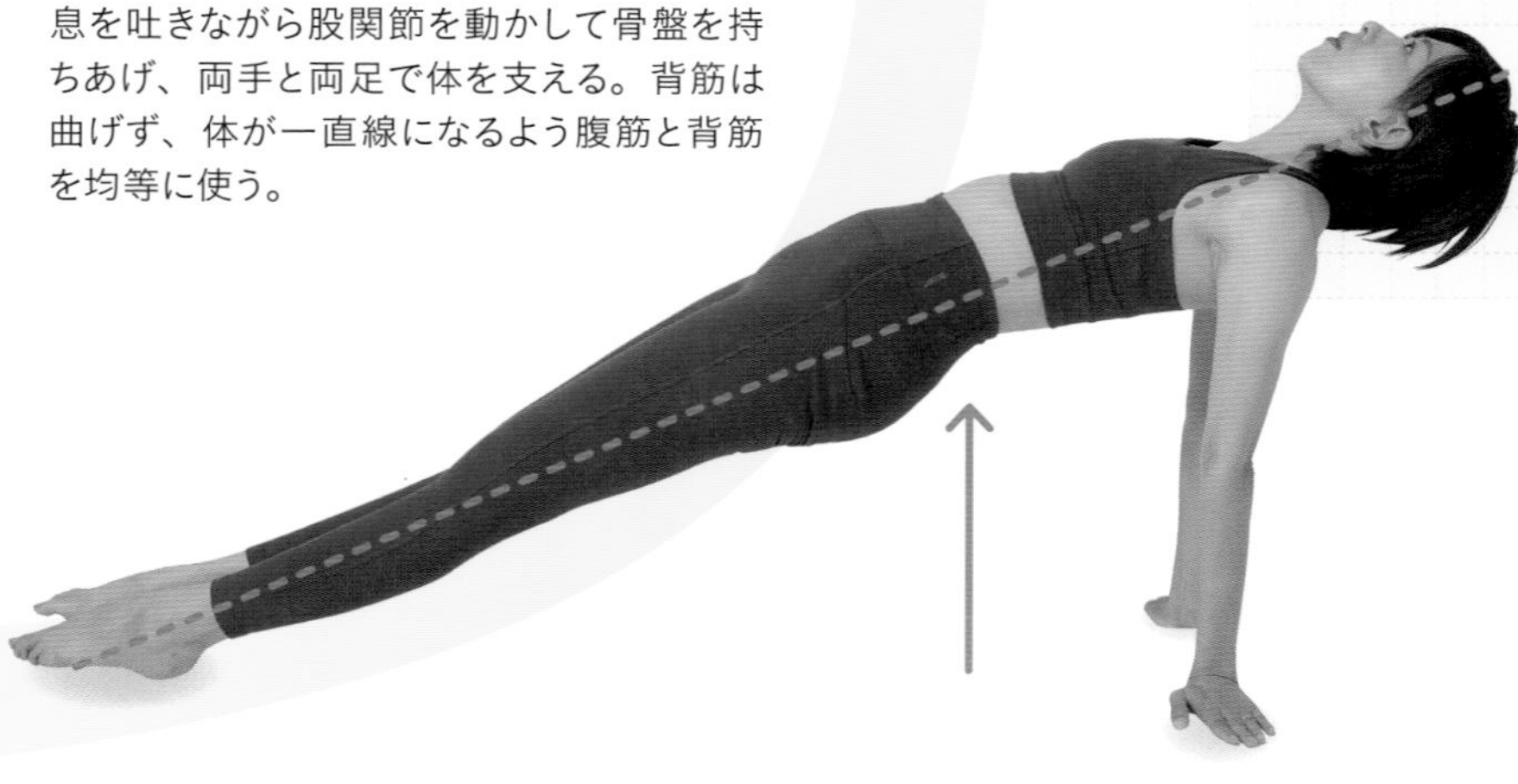

NG

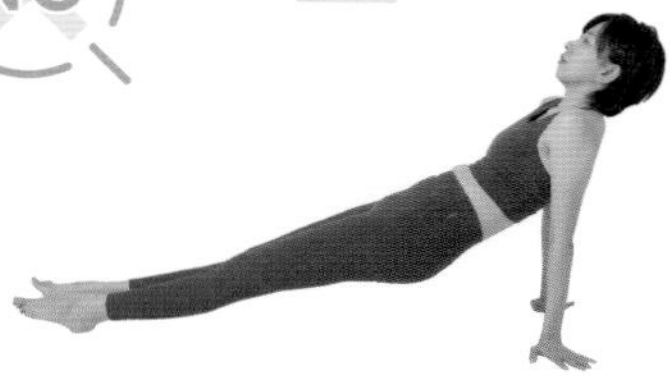

股関節から曲がらず、腕の力で体をあげていたり、腹筋や背筋が抜けて背筋や尻が丸まらないよう意識する。

## 4 再び骨盤をあげて手足で体を支える

2同様に、息を吐きながら股関節から動かして骨盤をあげ、両手と両足で体を支える。2～3を4～6回くり返す。

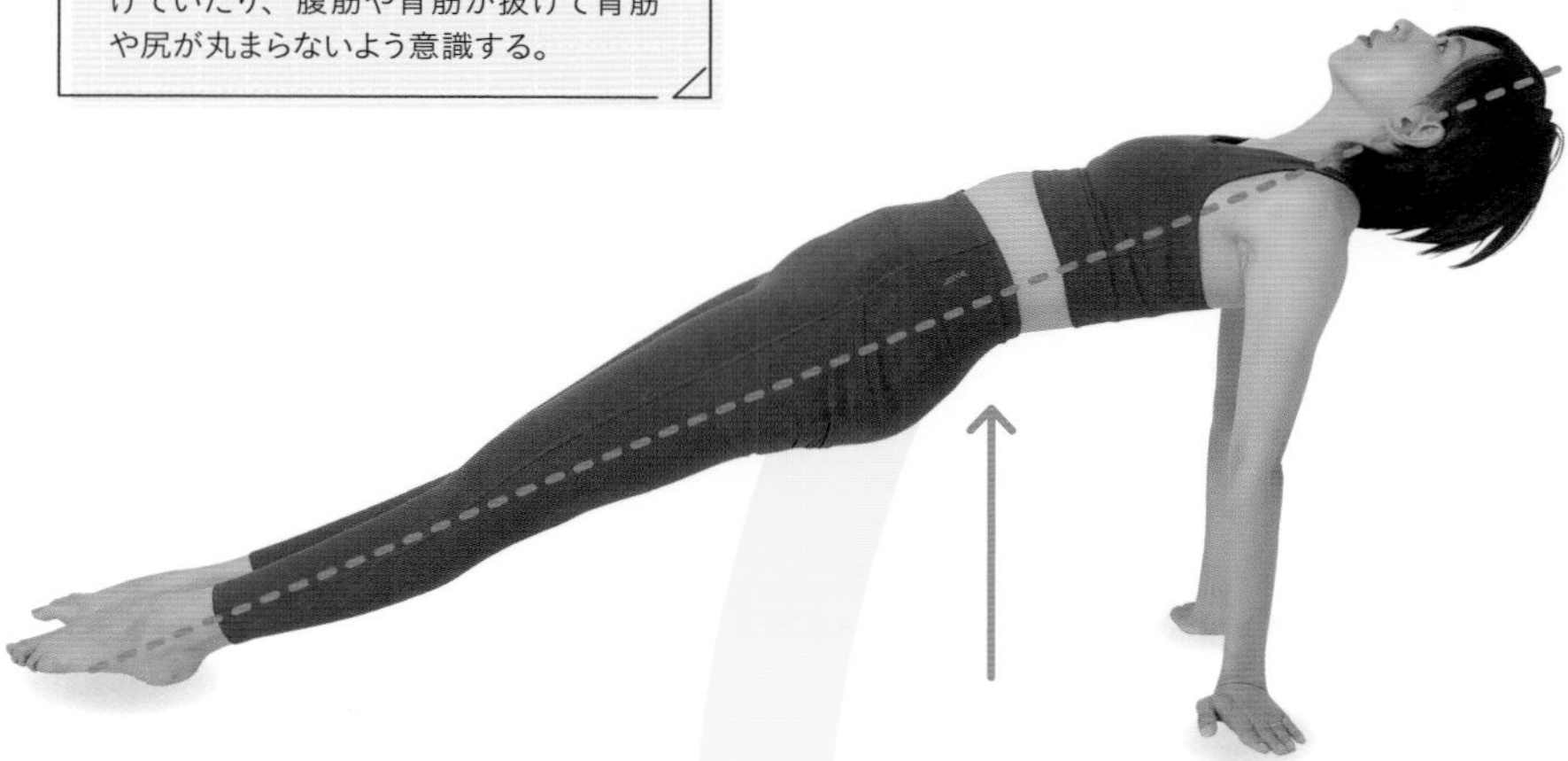

## 3 肩を開いた状態で骨盤をおろす

息を吸いながら、股関節だけを折りこんで、尻が床につかないギリギリまで骨盤をおろす。背筋は伸ばしたまま。

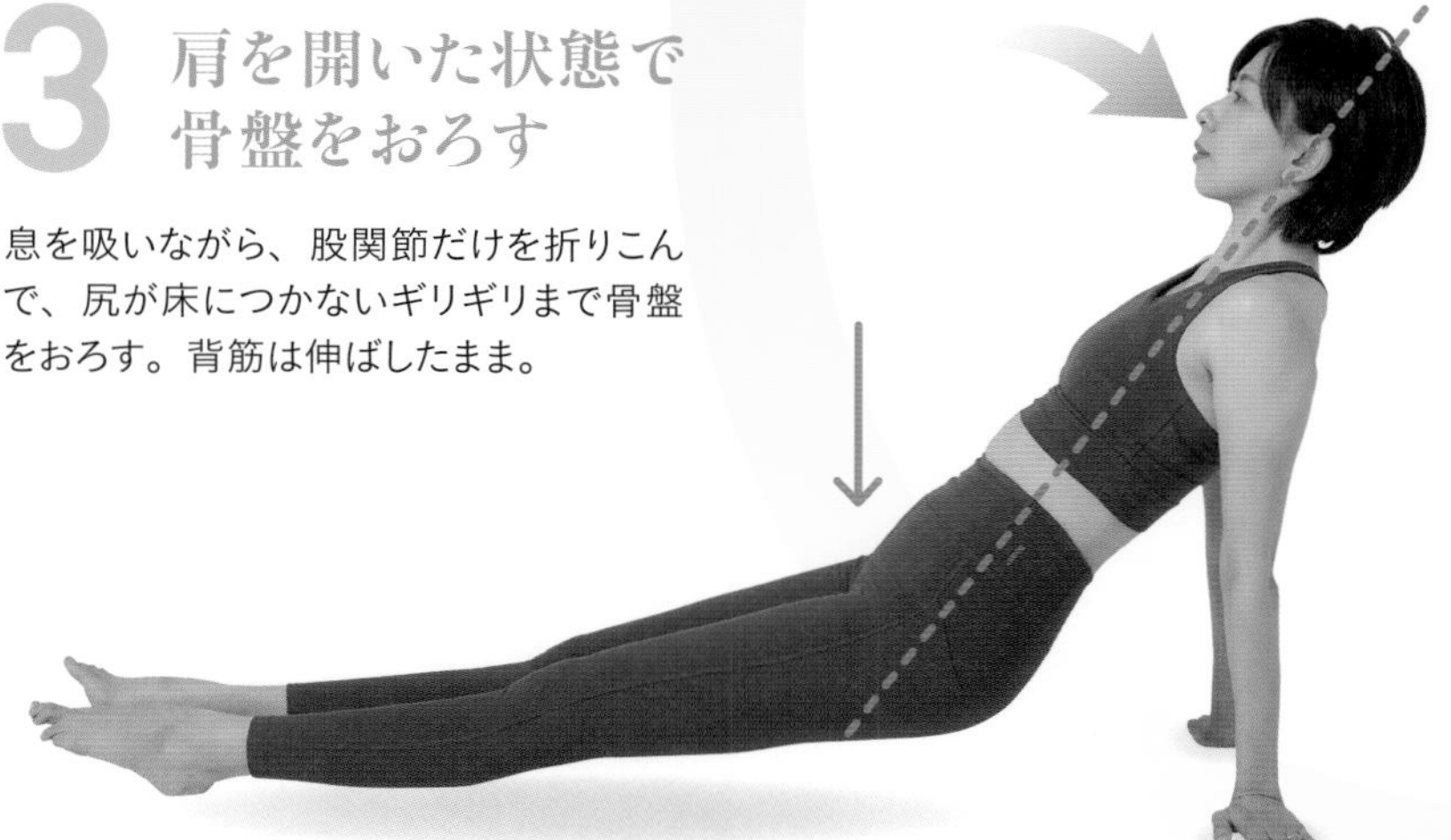

Pilates

COLUMN 3

# 自分の動きを観察する

ピラティスなどの動きの最中には、背骨がどう動いているのか、
自分の内側をしっかり感じる必要があります。
床に手がつくかよりも、背骨がひとつずつ動いているか体のなかを感じましょう。

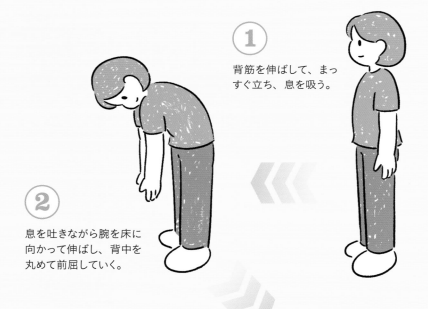

1

背筋を伸ばして、まっすぐ立ち、息を吸う。

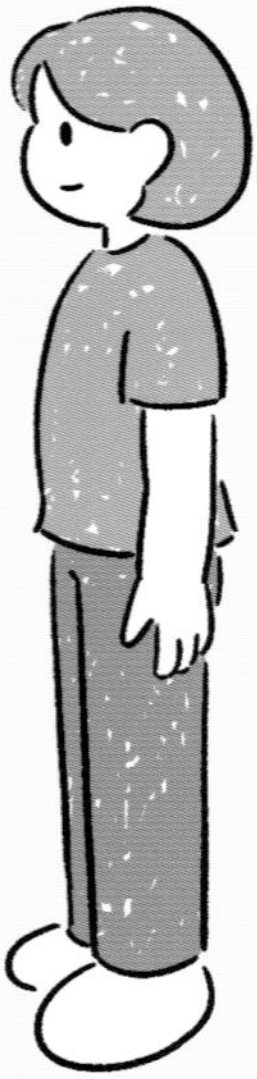

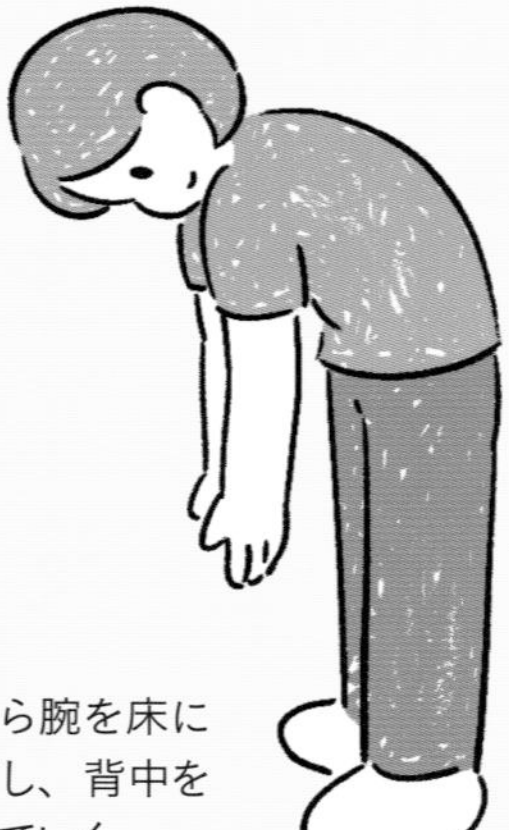

2

息を吐きながら腕を床に向かって伸ばし、背中を丸めて前屈していく。

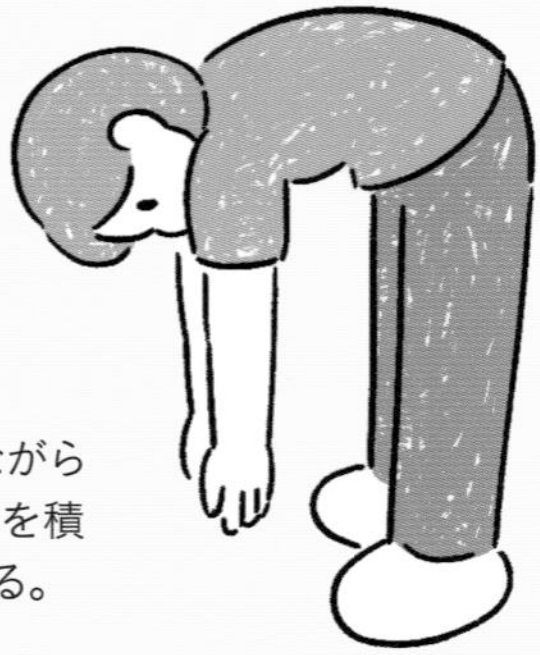

3

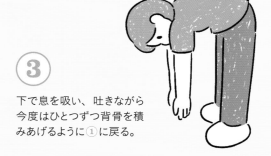

下で息を吸い、吐きながら今度はひとつずつ背骨を積みあげるように①に戻る。

Part 5

Good Sleep & Stretch

# 快眠とストレッチ

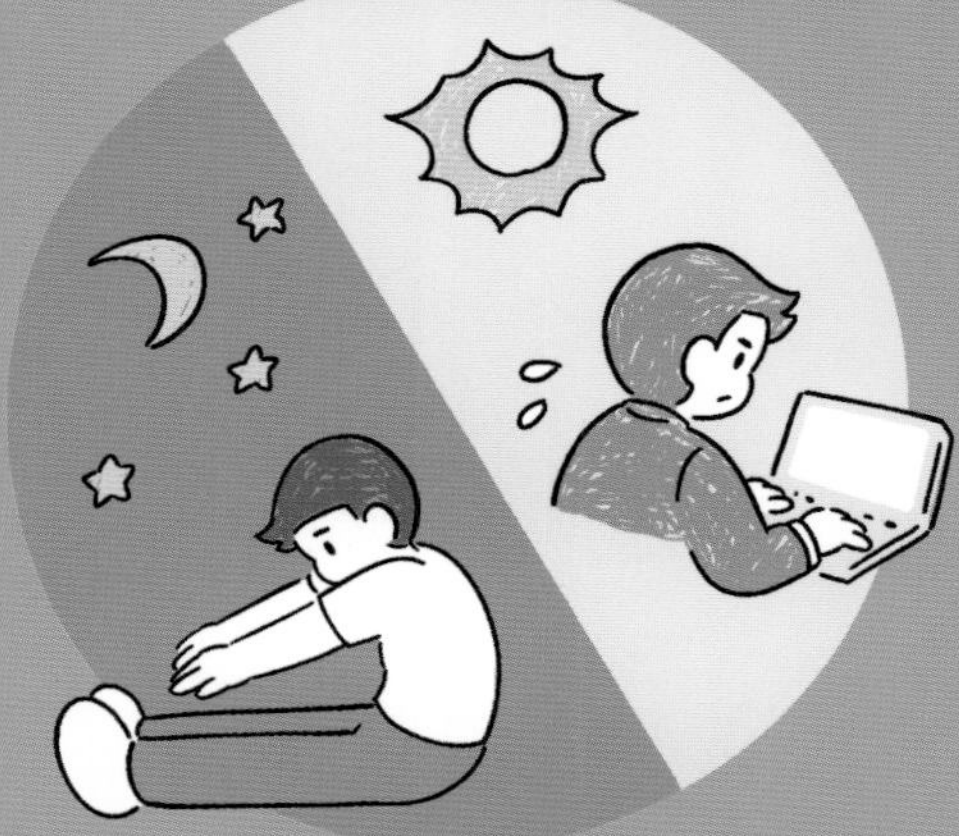

睡眠は、体調やメンタルに深く影響します。
よい眠りには、栄養や適度な体の疲労などが必要。
ストレッチで睡眠の質をあげ、内側から体をリフレッシュさせましょう。

Good Sleep & Stretch

# 快眠とストレッチ

## しっかり眠るのが一番のセルフケア

睡眠には、心身の疲労をリセットしてくれる働きがあります。そのほか、成長ホルモンの分泌や、骨や肉を作ったり、脂肪を燃焼させたり……。体作りをするためにも必要不可欠です。

アスリートは、一見ストイックですよね。しかし寝る間も惜しんで練習をしているのかと思いきや、何よりも睡眠時間と睡眠の質、休養にこだわります。また、美容の観点でも「睡眠は最高の美容液」と言われています。睡眠不足で高い化粧品を使ったりエステに通うより、睡眠時間を確保することが美肌の一番の秘訣なのです。そして勉強などに取り組んでいる人も、寝る時間を削って頑張っているかもしれません。しかし記憶の定着や情報の整理は、眠っている間に行われるもの。半分寝ながら、無理やり勉強に取り組むより、睡眠をとり集中する時間とのメリハリをつけましょう。

「疲れているけど眠れない」、「中途覚醒してしまう」という方は、神経が休むモードに入れていないことが考えられます。快眠に必要なのは、「栄養」、「心地よい疲労感」、「リラックス状態」です。栄養は食事（P.133）や、サプリメントから適宜取り入れましょう。また、心地よい疲労感には、就寝前に覚醒してしまうような運動強度の高すぎるトレーニングより、ストレッチ（P.110～）のような軽い有酸素運動がおすすめ。ストレッチで気持ちよく体を伸ばすことで、疲れて固まった体の力みをほぐすことができ、深い腹式呼吸でリラックス効果も得られるので、スムーズに入眠しやすいはず。

時間を有効に使おうとすると、つい睡眠時間を最初に犠牲にしてしまいますが、結果を出したいときほどしっかり眠るに限ります。ストレッチを体や神経の入眠スイッチにしてみてください。

# 1日の疲れをほぐす

今日の疲労はその日のうちに、ストレッチでケアしましょう。
疲れ方にあわせて、ストレッチをセレクトしてみて。

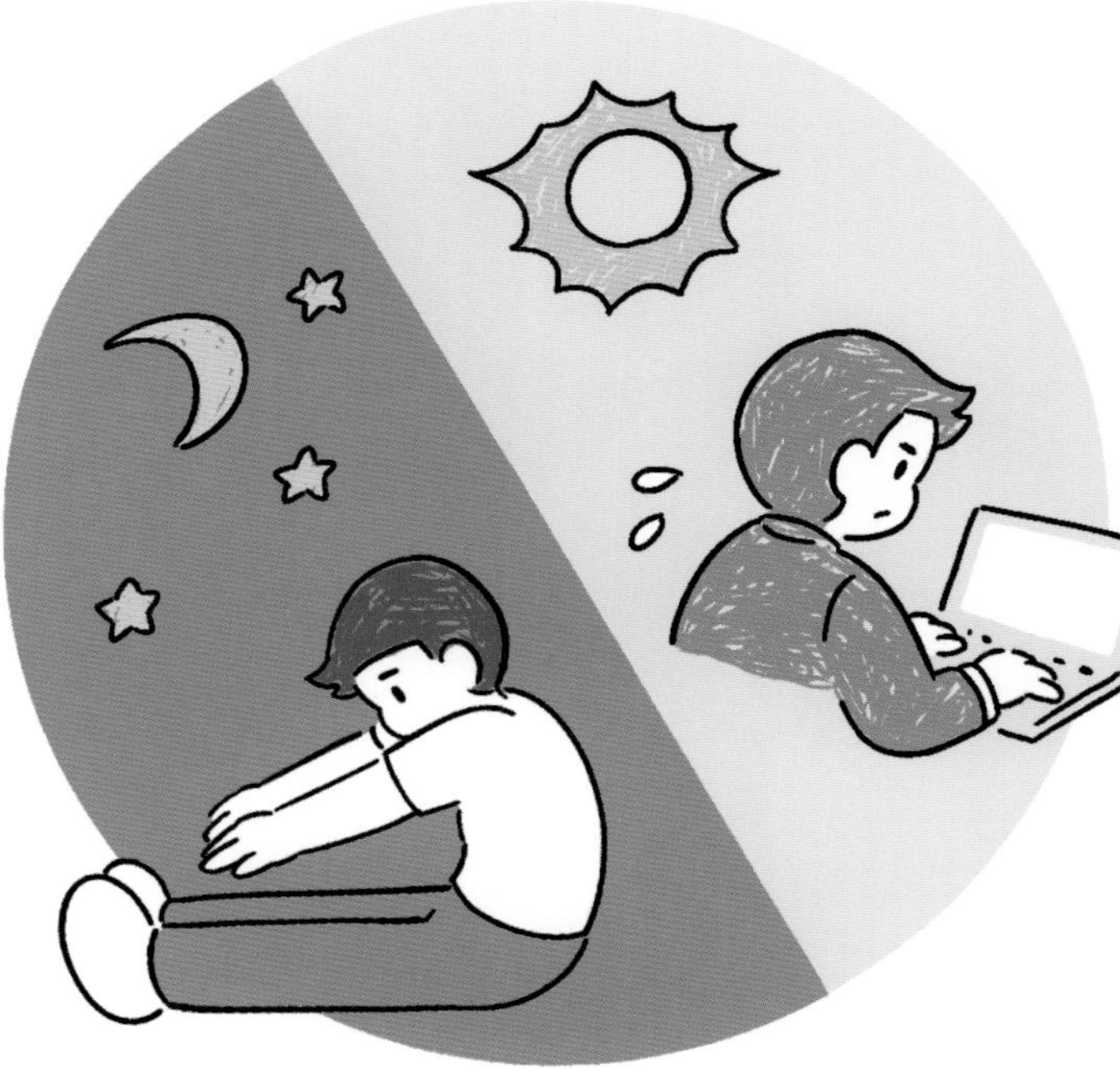



## 頭を使った分ストレッチで体を伸ばす

リモートワークなど、1日座ったままで頭だけ使った人は、ベッドに入っても頭が妙に冴えている一方で、体だけは疲れておらず、不完全燃焼ぎみに感じるかもしれませんね。その不足した運動量を補うためにも、またリモートワークで疲れやすい部位をケアするためにも、ストレッチは効果的です。ストレッチでは、椅子に座ったままだと疲れやすい首や肩甲骨、背骨から腰、股関節を意識して使えるようにメニューを組みました。夜だけでなく朝起きたときにも取り組むと、軽い体で1日をスタートすることができます。

[ストレッチ]

# 1

肩こりや腰痛の緩和に役立つ

# ロールバック

## 1 手で膝を持って体育座りをする

膝を立てて座り、手で膝の下を持つ。坐骨は、しっかりとマットに突き刺すように座る。背筋は伸ばしたままの姿勢で、息を吸う。

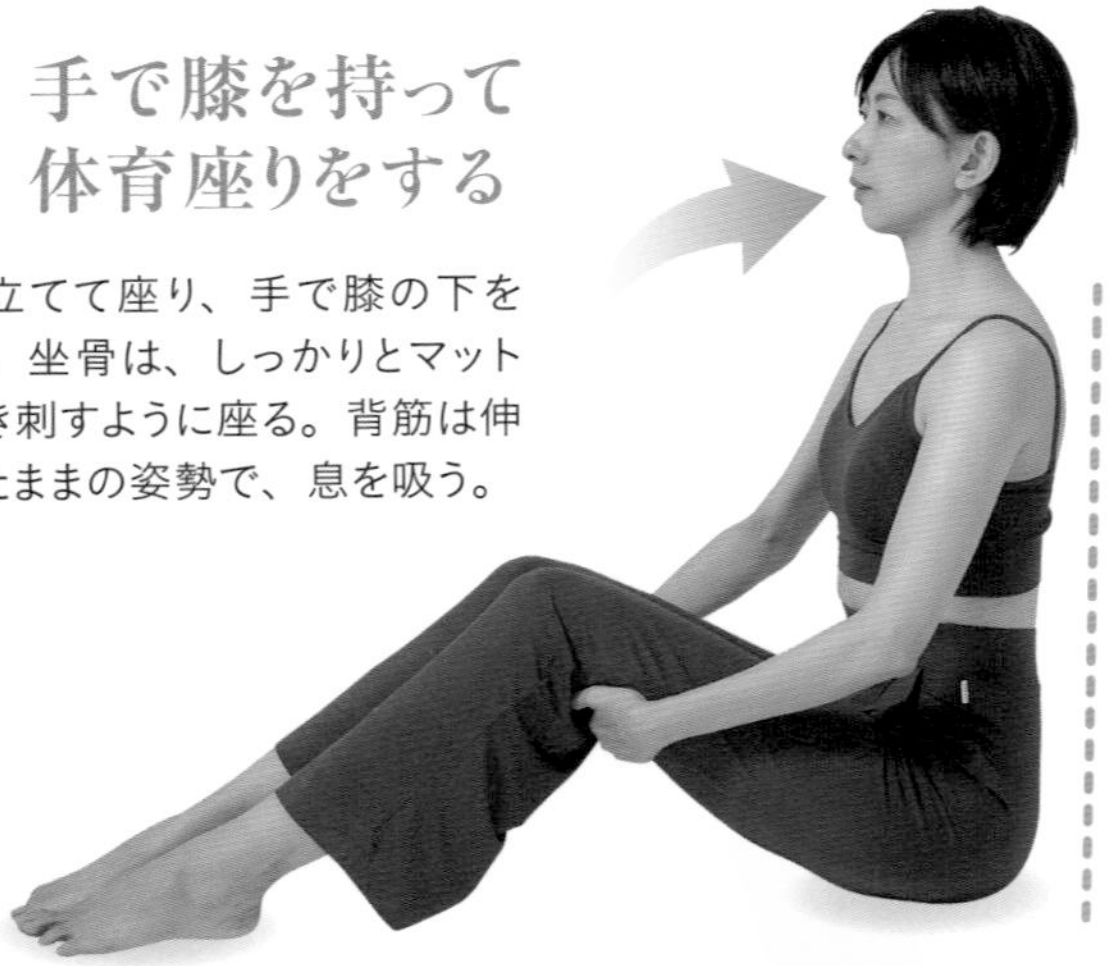

## 2 息を吐きながら骨盤後傾になる

息を吐きながら、頭の高さは変えずに、骨盤を後傾にする。息を吸いながら、1の姿勢に戻る。恥骨が、顔の方へ向いてくる。1～2を3セットくり返す。

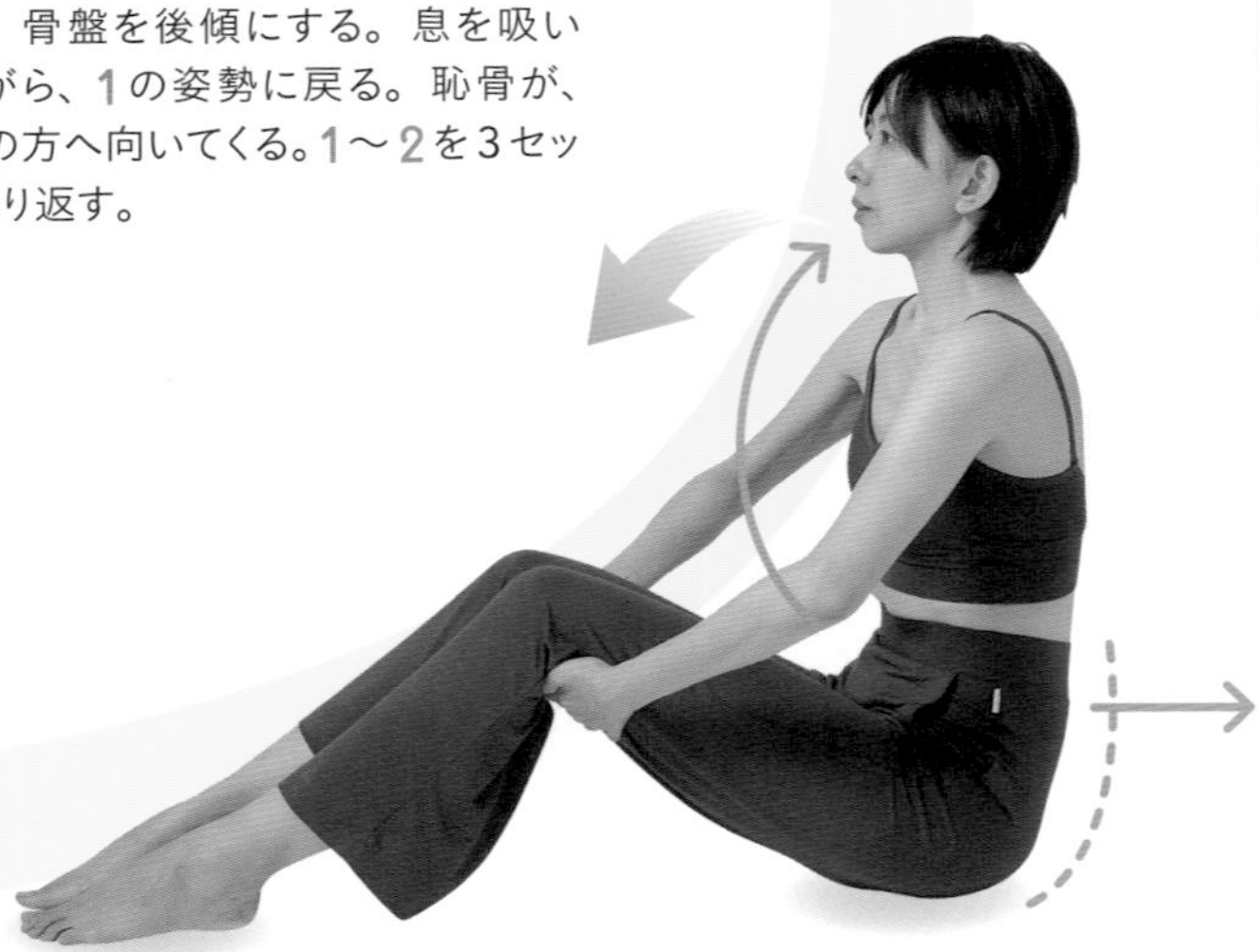

## 4 へそを背中側へ引きこみながらみぞおち裏まで倒れる

3と同様に体を倒していき、へそを背中側へ引きこむ力を使って、コントロールしながらゆっくりと、みぞおち裏まで倒れていく。肩甲骨はつけずに、そこから背中の長いCカーブを保ったまま、1の姿勢に戻る。1〜4を3回くり返す。

NG

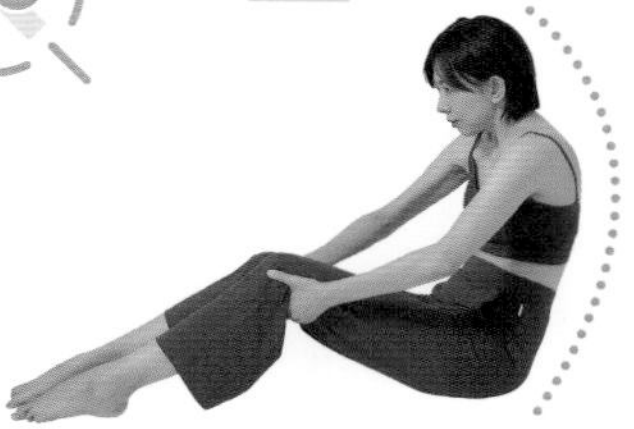

首を曲げて頭を低く、腹を使わずにただ背中全体を丸めてしまうのはNG。起きあがる際も、Cカーブが保てるよう意識する。

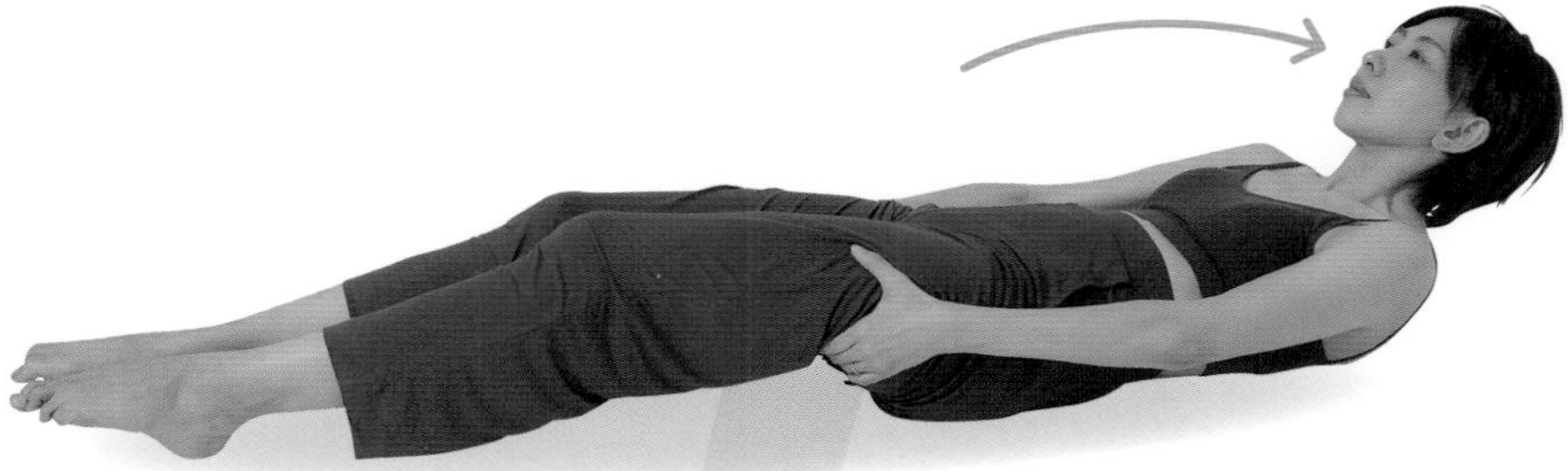

## 3 手を離さずに体を後ろへ倒す

息を吐きながら骨盤を後傾にし、骨盤と腰が床につくまで体を倒す。背中は自然なCカーブになる。へそを背中側へ引きこむ力を使って、息を吸いながら1の姿勢に戻る。1〜3を3セットくり返す。

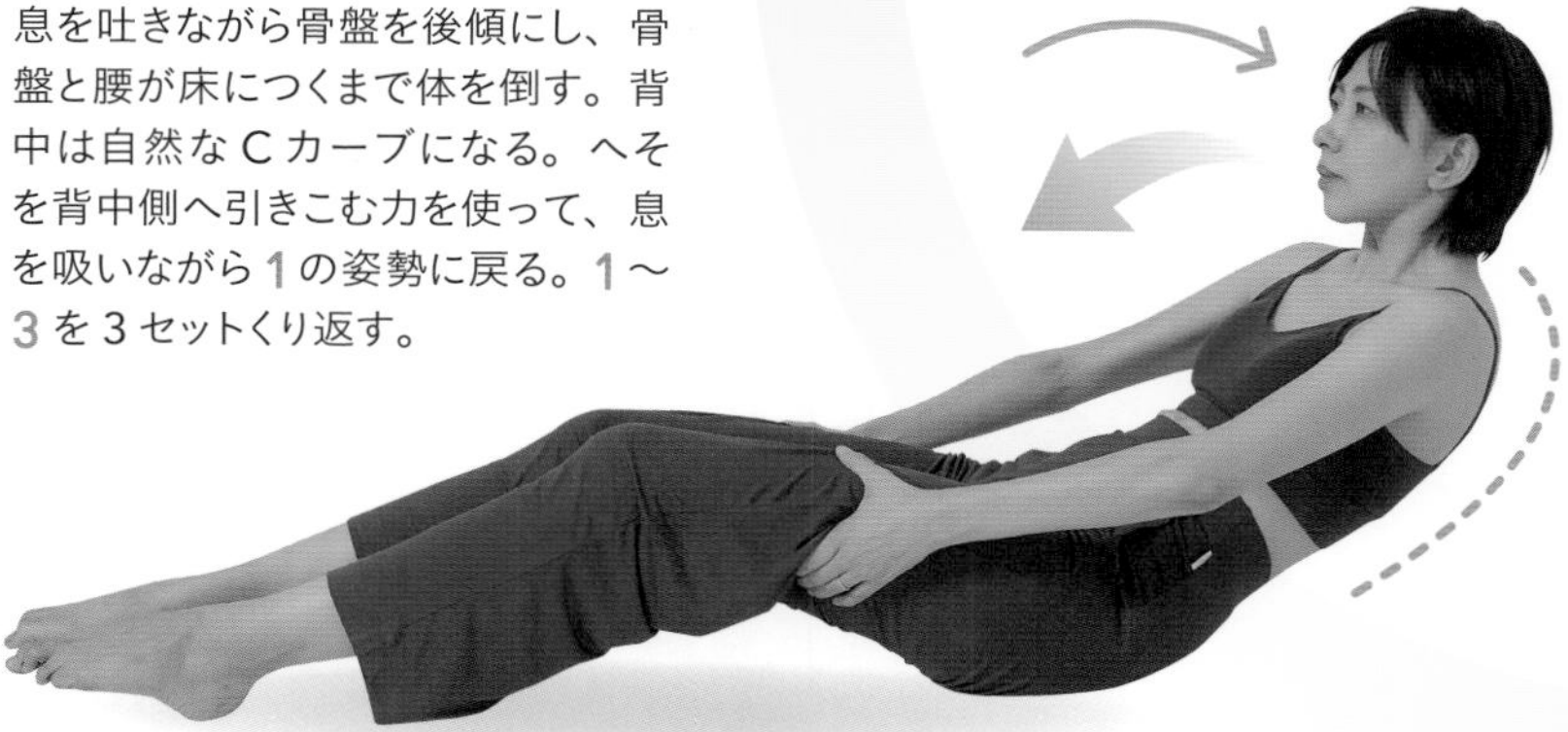

Stretch

［ストレッチ］

②

## 腹部とヒップアップに◎
# ペルビックカール

### 1 膝を立てて仰向けになる

仰向けになり膝を立てて、70 ～ 90度になるくらい足を尻に引き寄せる。骨盤はニュートラルにし、肋骨を沈ませるように床につける。足の間はこぶし１つ分、腰と床の間は手のひら１枚分あける。

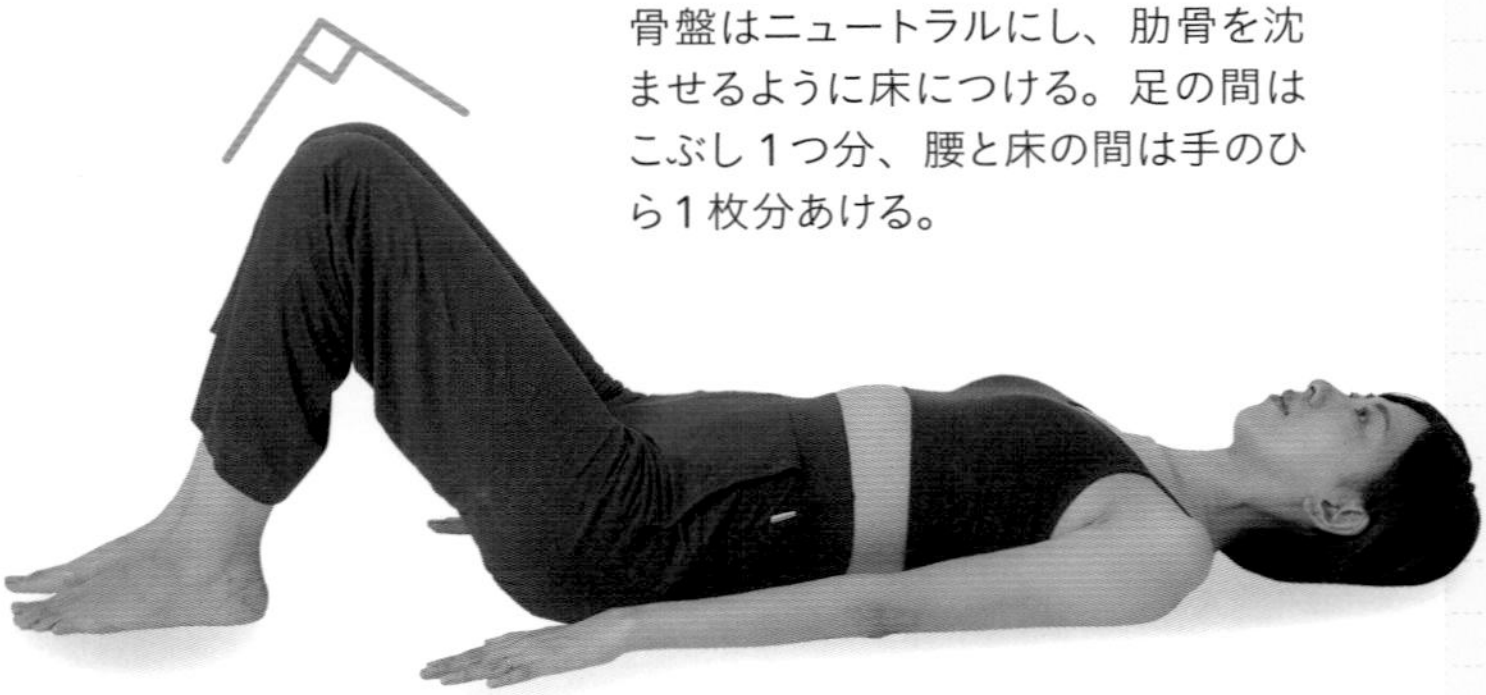

### 2 尻を持ちあげる

へそを背中側へ引きこんだまま、足裏と太もも裏で踏みこみ、膝は足の方へ遠ざけるイメージを持ちながら、尻を少し持ちあげる。

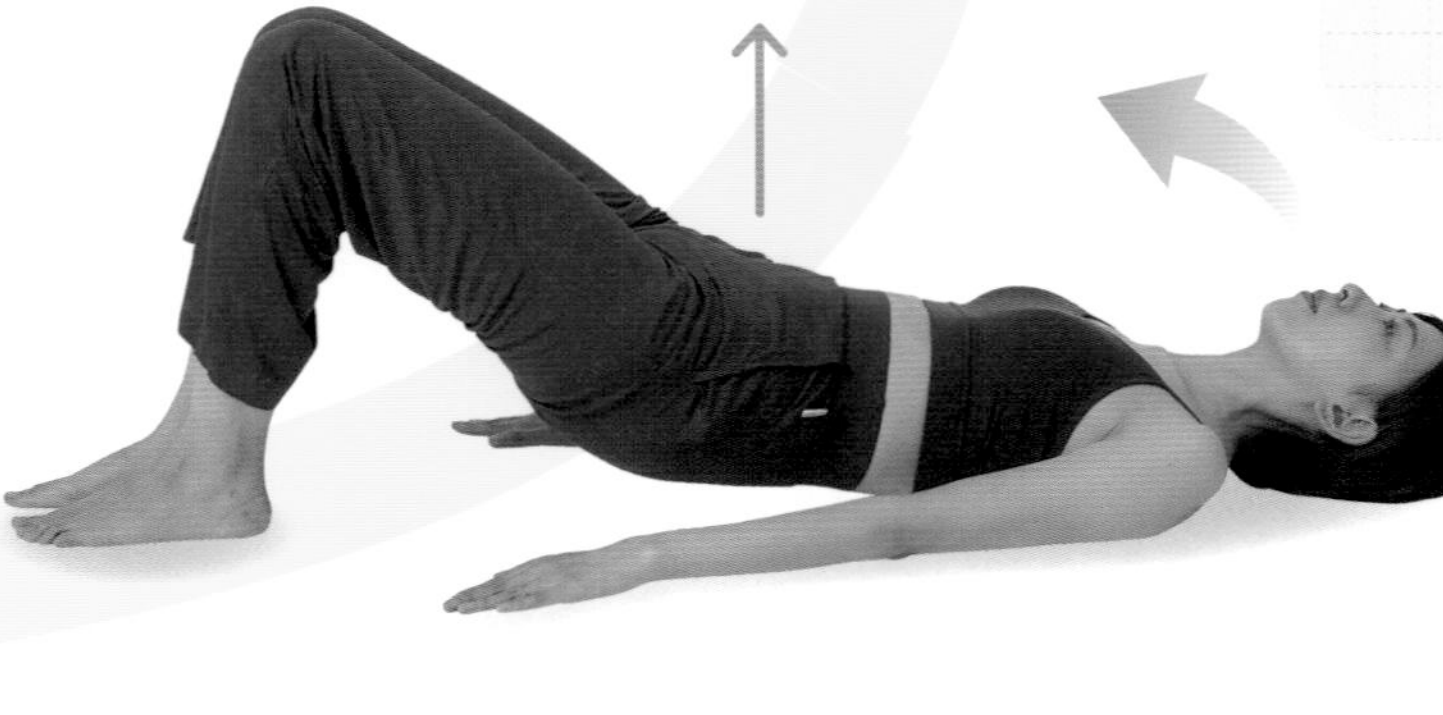

## 4 腹筋を使って元の姿勢に戻る

3の息を吐ききったら、一度上で息を吸う。息を吐きながら逆の手順で、1の姿勢に戻る。6～10回くり返す。

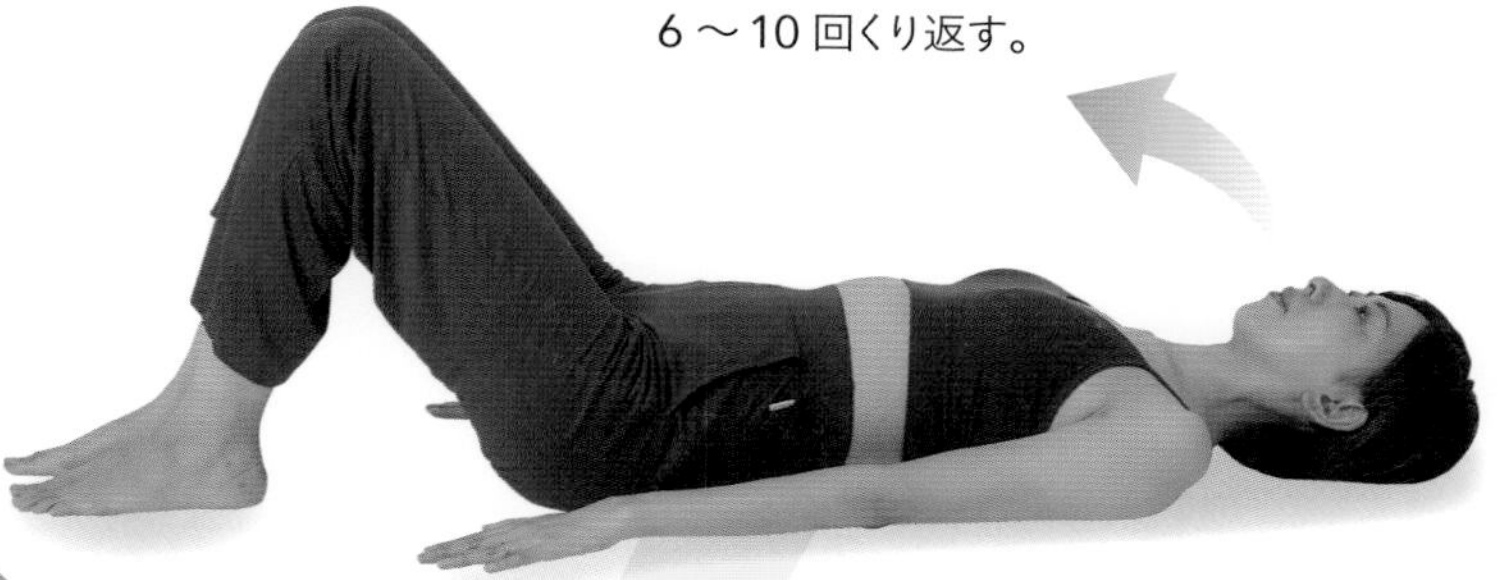

NG

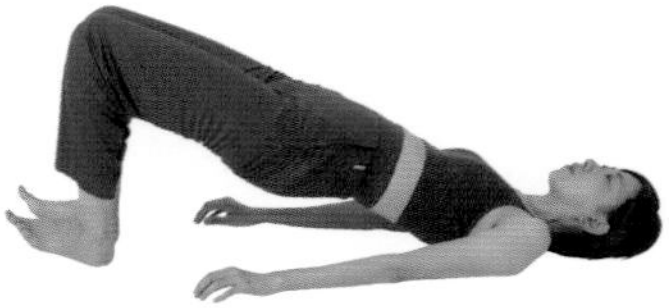

腕の力を使わず、腰だけに力を入れるのはNG。手やつま先が浮かないよう二の腕と手のひらも、しっかり床を押す。足裏はすべてつけ、しっかり床を踏みしめる。

## 3 腹筋に力を入れて尻をしっかりあげる

膝は開かず、手で床を押すイメージで尻をあげ、胸から膝まで一直線にまっすぐ伸ばす。肋骨はしまうように閉じて、膝下と床は垂直にする。

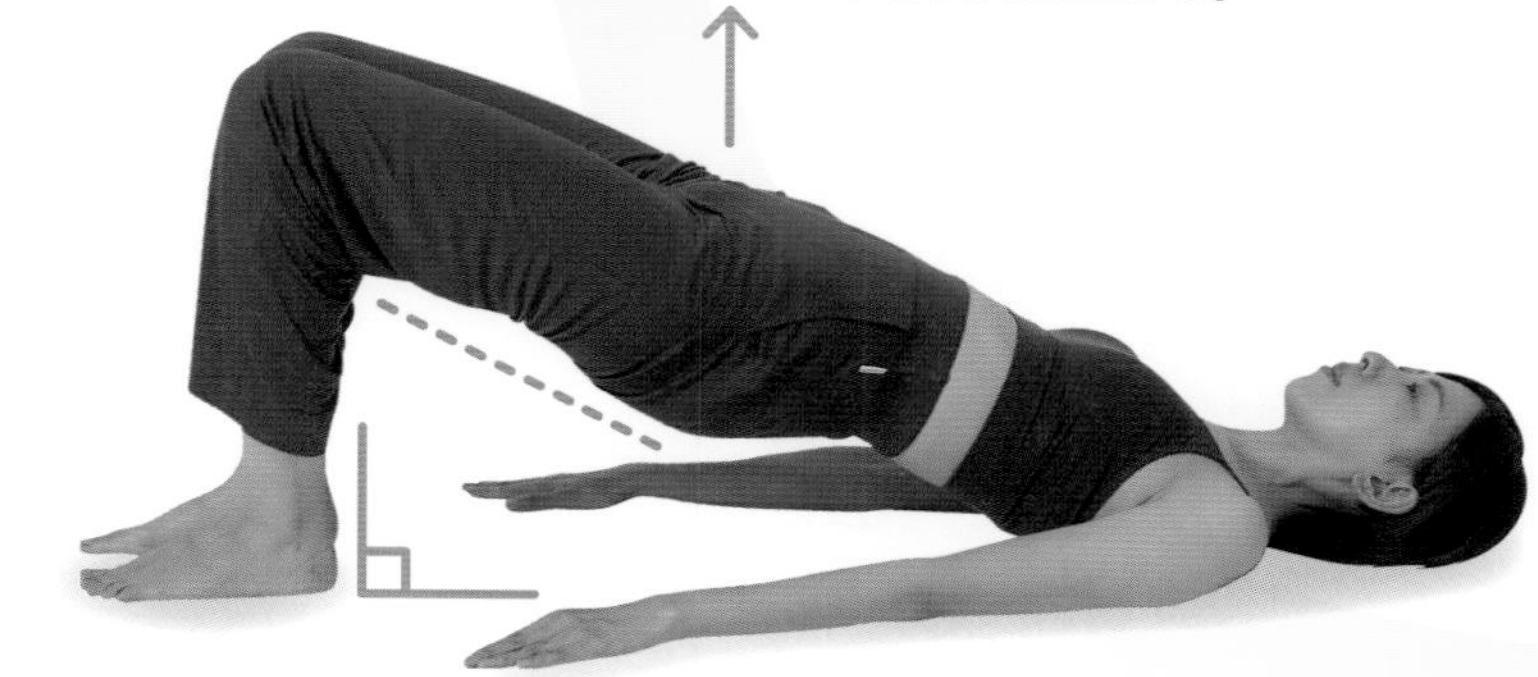

Stretch

［ストレッチ］

# 3 レッグチェンジ

腹直筋や腹斜筋の強化に最適

## 1 仰向けになり膝を立てる

膝を立てて、仰向けになる。骨盤はニュートラルで、膝と足の間は、こぶしひとつ分程度あける。

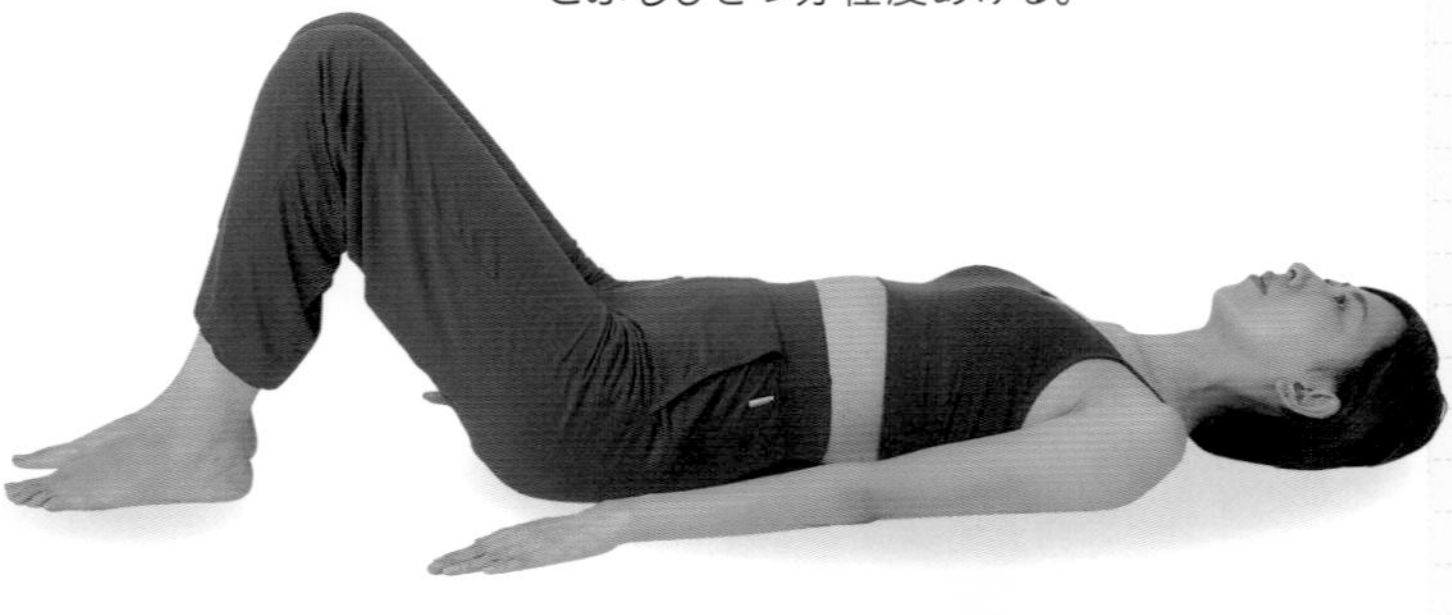

## 2 右脚をあげて左のかかとをあげる

右脚を股関節から動かし、体と太ももが 90 度、さらに太ももと膝が 90 度になるまであげる。左脚はさげたままで、かかとをあげ、息を吸う。

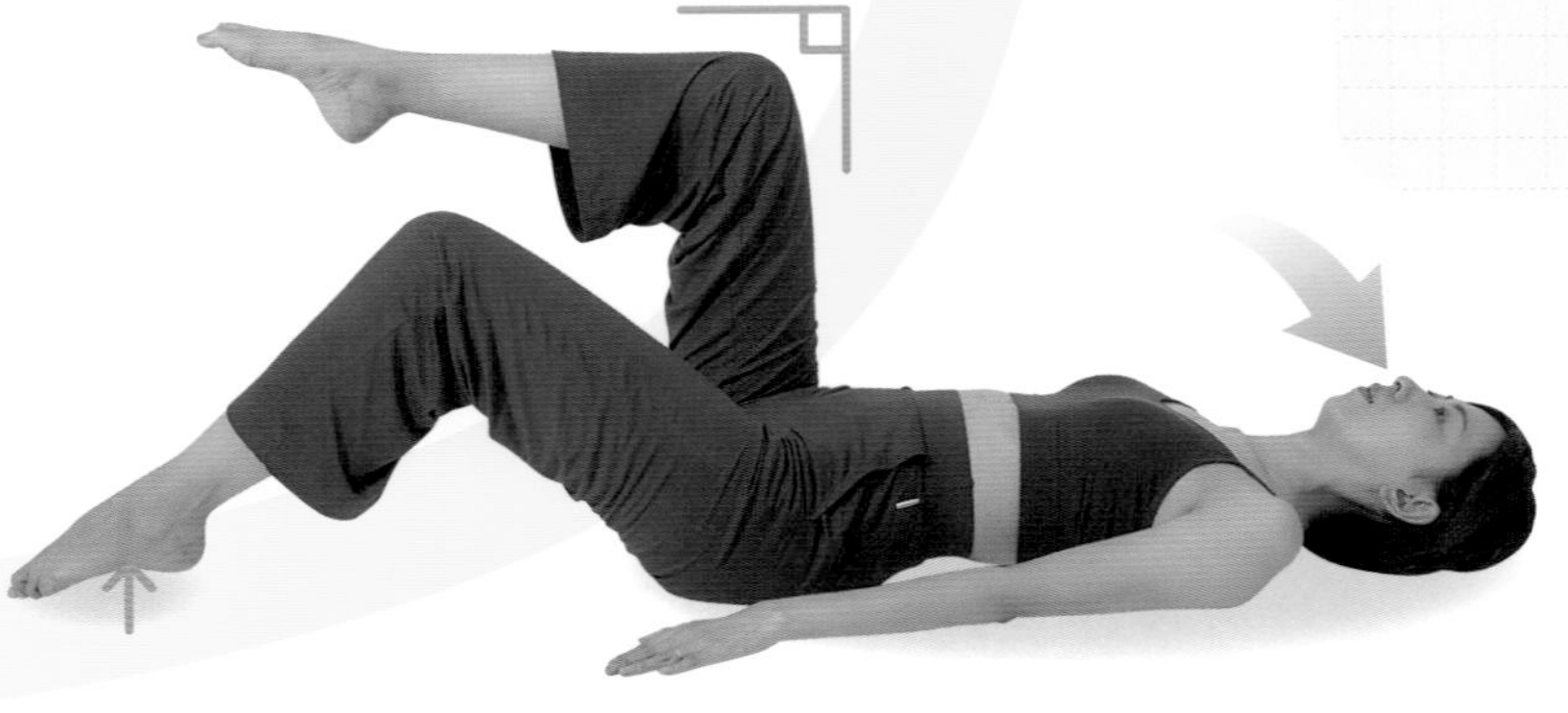

## 4 姿勢を戻し左脚も同様に行う

1の姿勢に戻り、左脚を股関節から動かし、2～3と同様に行う。脚を入れ替える瞬間に息を吐き、入れ替わったら息を吸うリズムで左右6～10回くり返す。

NG

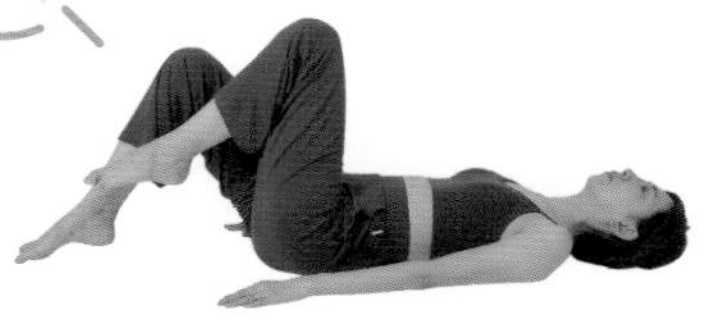

股関節から動かさず、膝だけが動いた運動にならないよう注意する。骨盤は、ニュートラルから動かないよう気をつける。

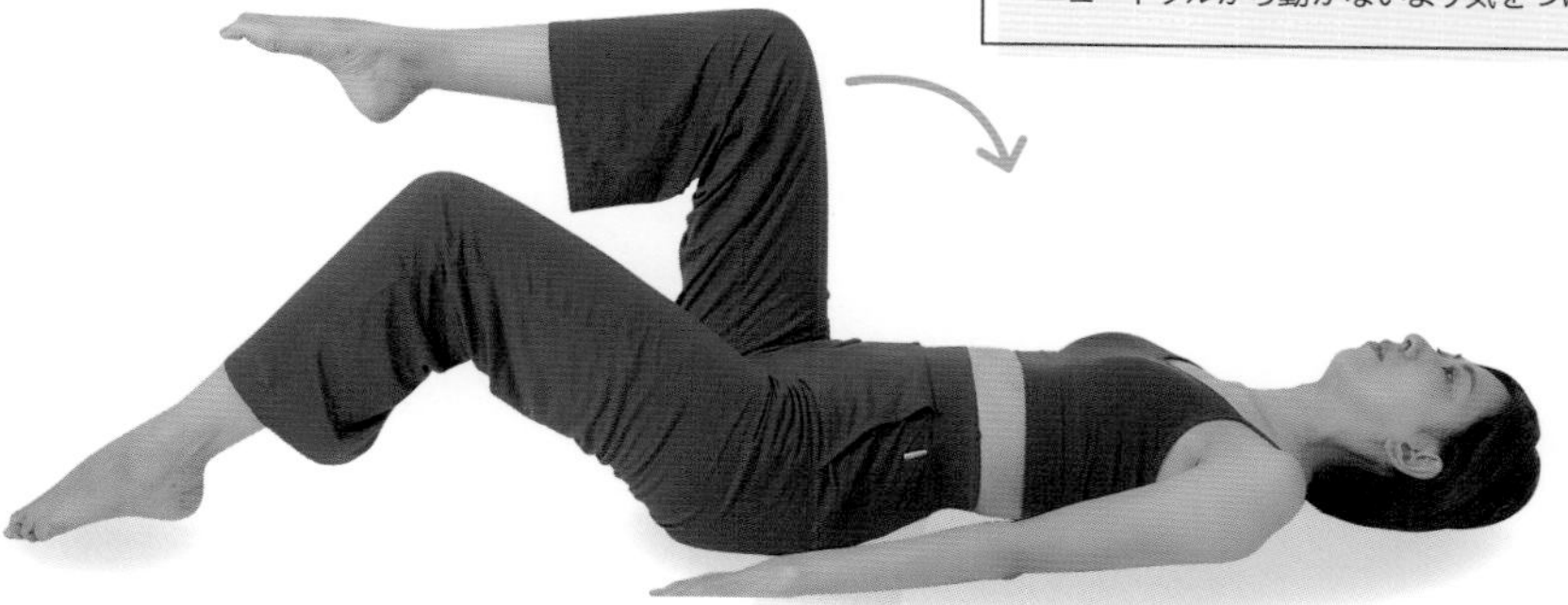

## 3 骨盤を動かさずに脚を入れ替える

息を吐きながら骨盤が揺れない程度に、足先ではなく股関節を中心に、太ももを動かすイメージで、左右の脚を入れ替える。入れ替え後の両膝は、90度を意識する。

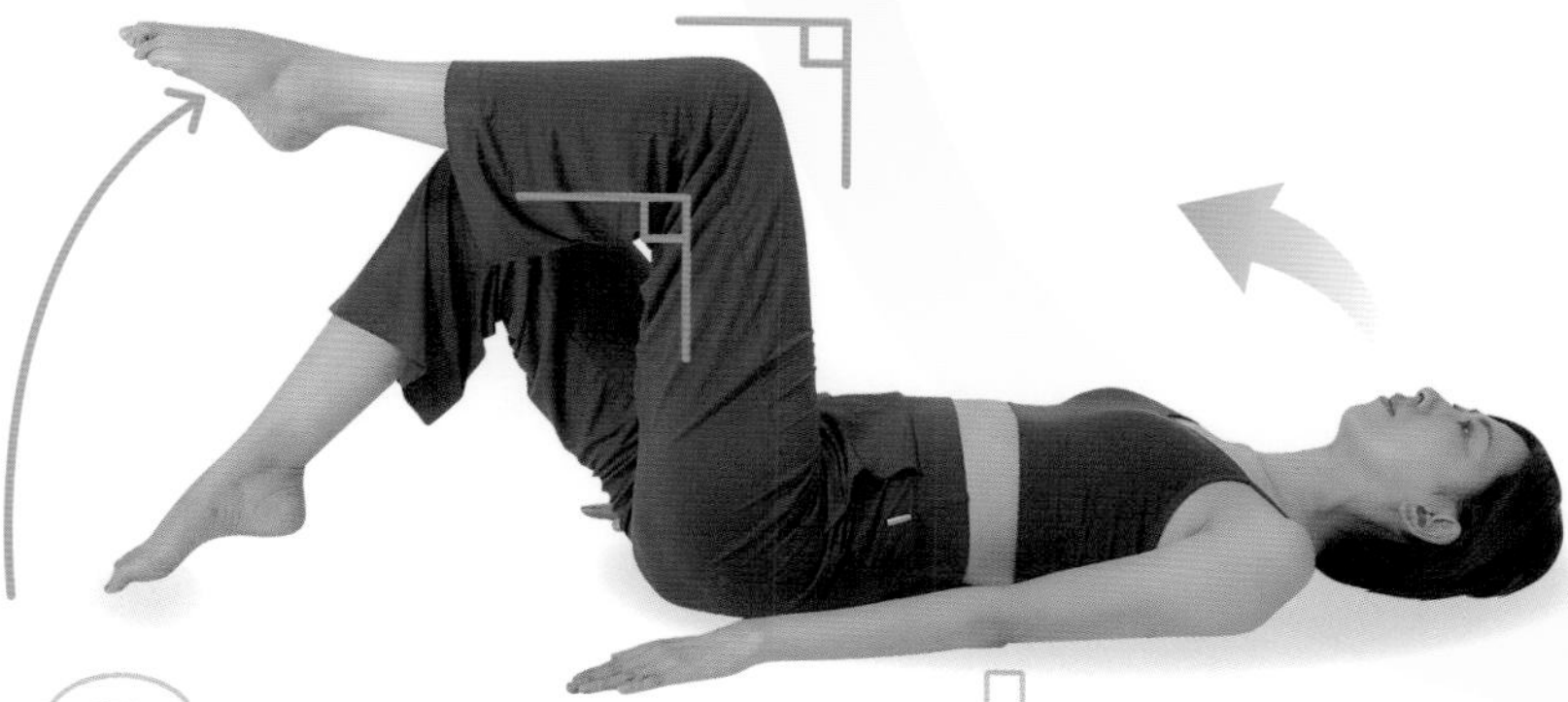

Stretch

［ストレッチ］

# 4

# 二の腕を動かし腹部を引き締める ハンドレッドプレップ

## 1 仰向けになり 膝を曲げる

骨盤ニュートラルで仰向けになり、両腕をあげる。両腕は、肋骨が浮かないところまででOK。体と太もも、太ももと膝を90度に保つ。

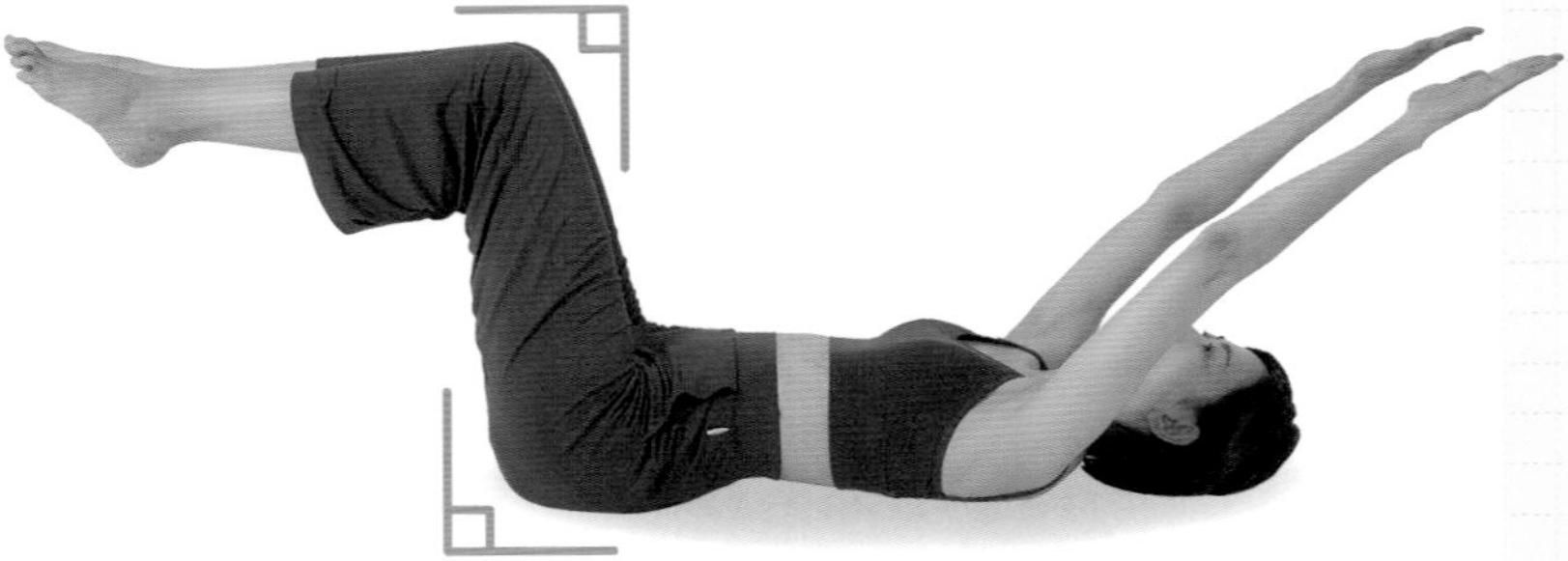

## 2 手から頭の順で 上体を起こしていく

膝を閉じたまま、息を吐きながら天井を触るイメージで両腕をあげ、手が頭を通過したら頭もあげ、上体を起こしていく。へそを引きこんだまま、腹筋を使って肩甲骨が床から離れるくらいが目標。

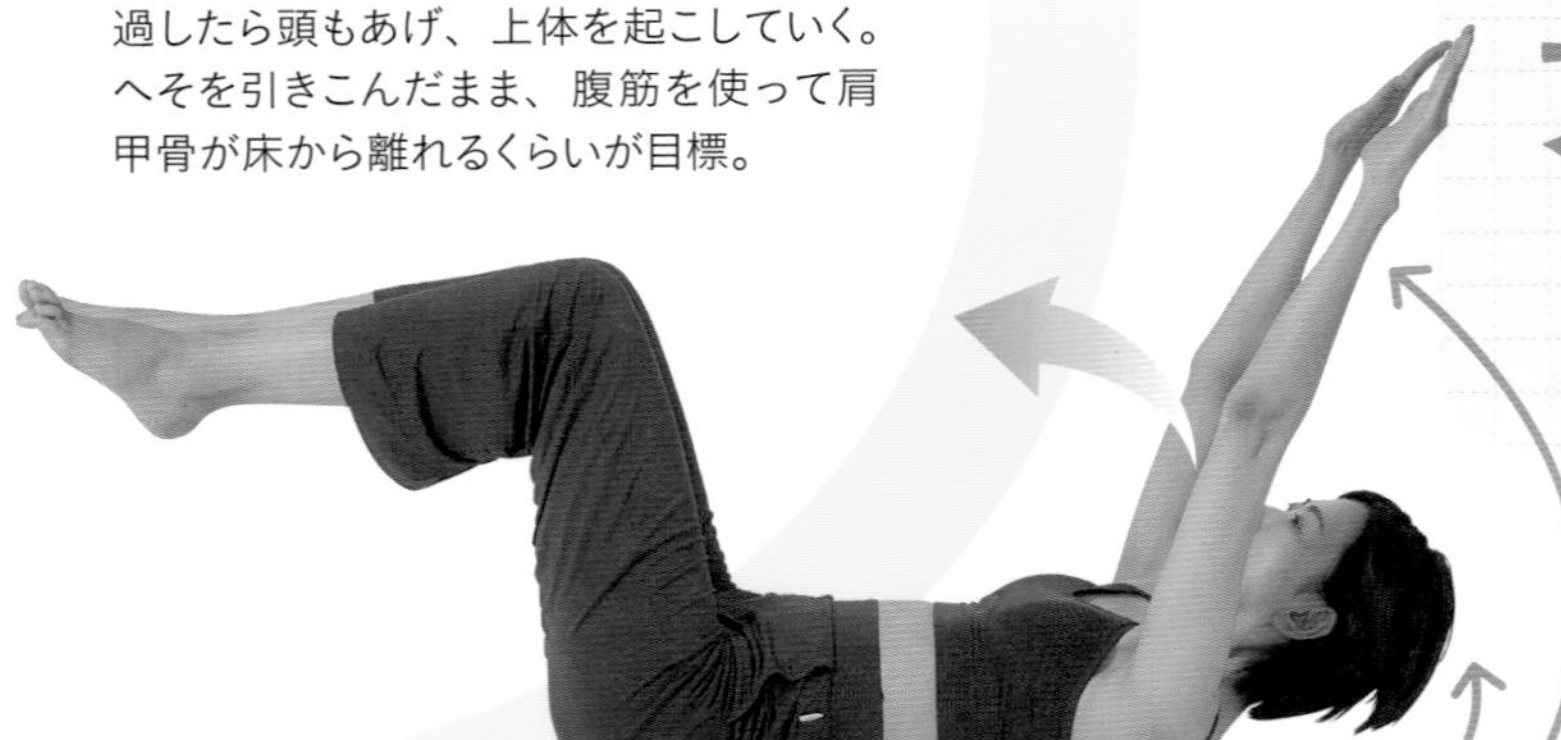

## 4 両腕をあげて元の姿勢になる

息を吸いながら腕をあげていき、上体と頭を床に戻しながら1の姿勢に戻る。6〜10回くり返す。

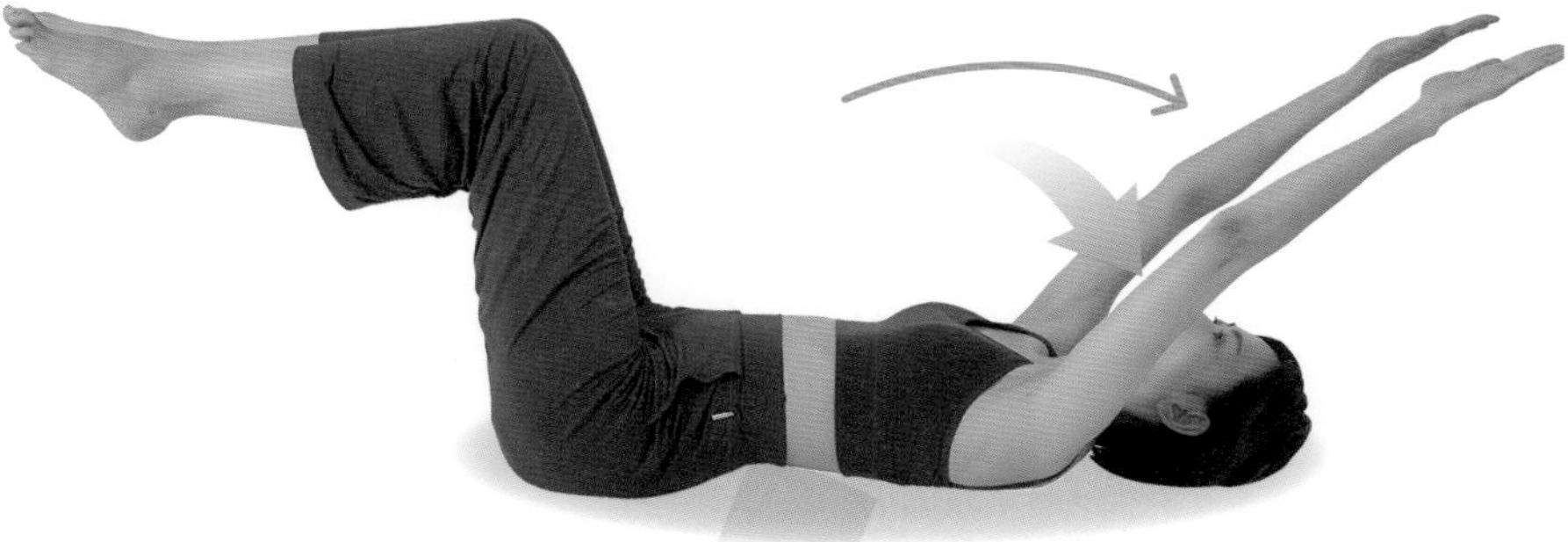

## 3 腕をおろして肩を太ももに寄せる

上体を起こしたまま、2からの手はそのまま体側までおろす。腕が床と平行になるところまで。手の指先は脚の方へ伸ばし続け、肩は緊張であがりすぎないように引きさげる。

NG

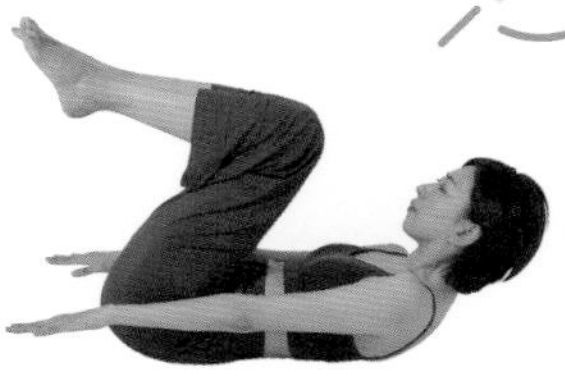

骨盤を後傾にして、脚を引きこみすぎると腰が丸まって、効果が得られない。

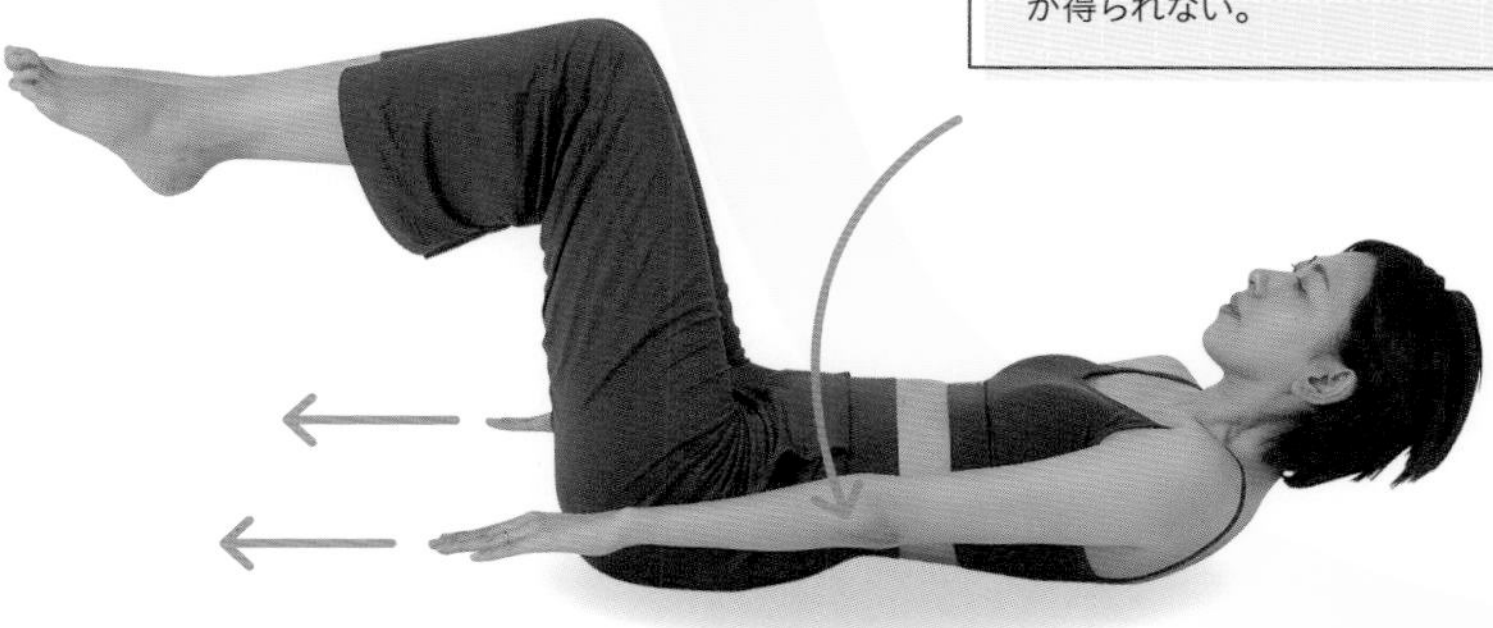

Stretch

[ストレッチ]

5

# デスクワークでの猫背対策！
# スパインストレッチ

## 1 膝を伸ばして座り腕を伸ばす

骨盤を立て、坐骨を床に突き刺すように膝を伸ばして座り、足首はかかとと床が 90 度になるように曲げる。息を吸いながら腕を肩幅に開いて床と平行になるように伸ばす。体が硬い人は、膝を曲げて OK。骨盤が立っていること、足首を曲げることが優先。

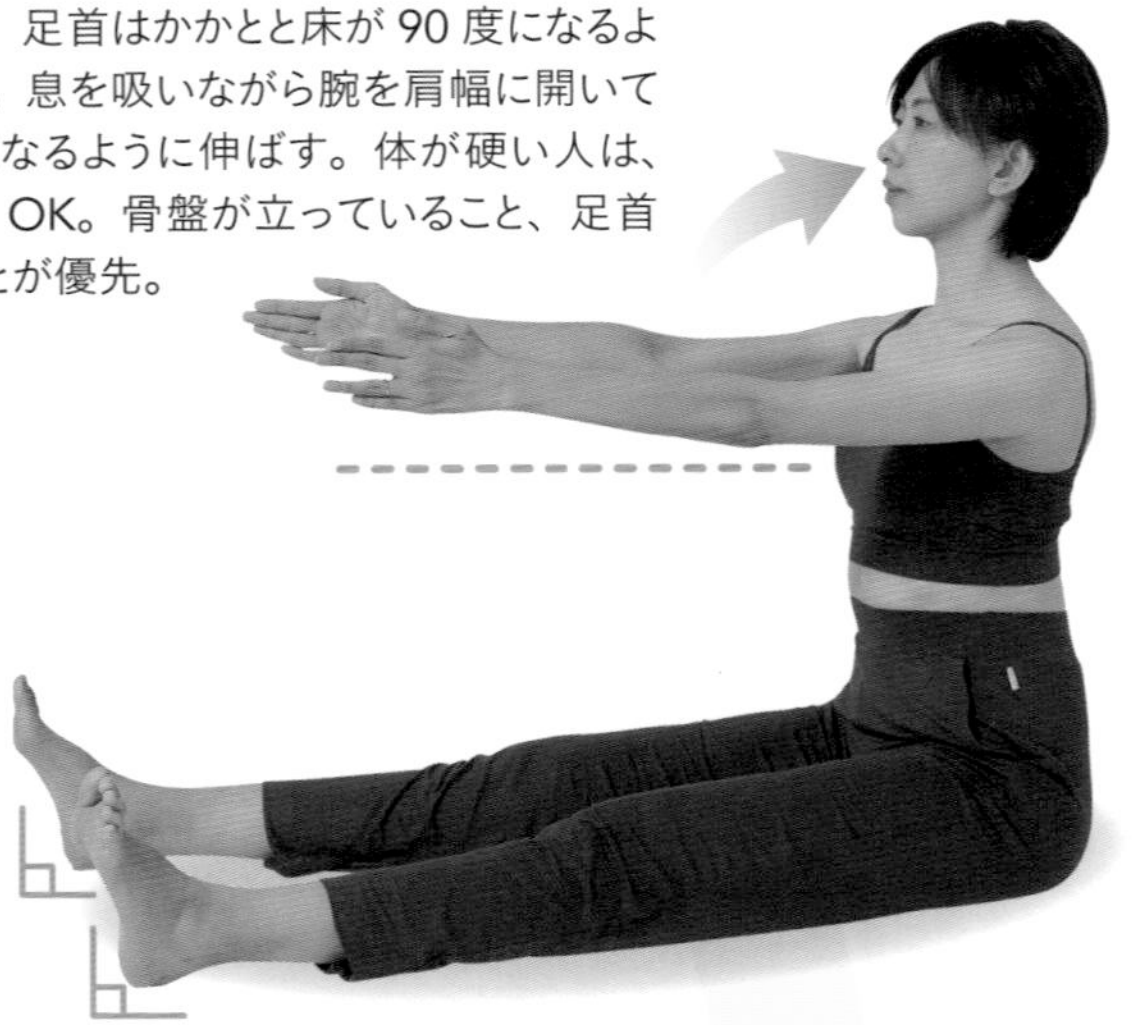

## 2 上体を倒してCカーブになる

息を吐きながら骨盤をニュートラルにしたまま頭から順に背骨を前へ送りながら、前屈していく。見えない壁から、頭から順番に背骨をひとつずつはがすイメージ。上体を倒し、背中を C カーブにしていく。つま先は天井に向いた状態を保つ。

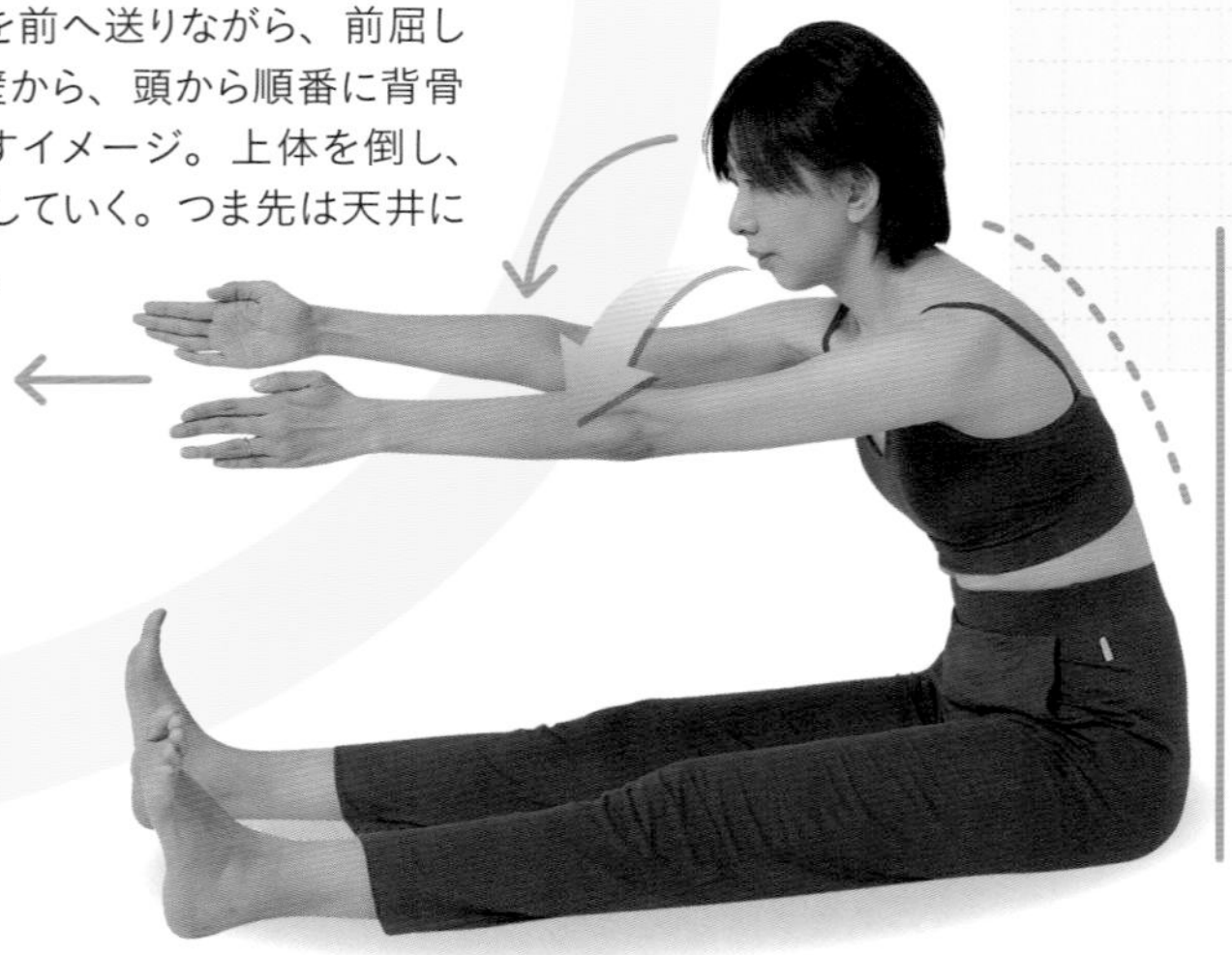

## 4 骨盤から動かし姿勢を戻す

息を吐きながら骨盤を立て、その上に腰、背中、肩、頭と下から順に、背骨をひとつずつ積みあげるような意識で、ゆっくり元の姿勢に戻す。

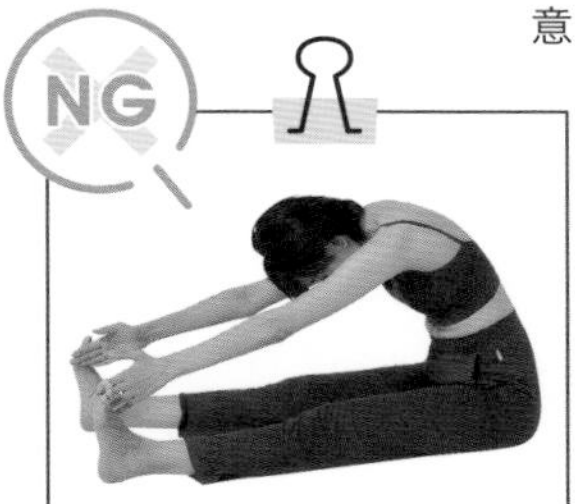


腹筋に力を入れずに、ゆるんだ状態はNG。肩があがったり、頭がさがりすぎたりしないよう注意する。

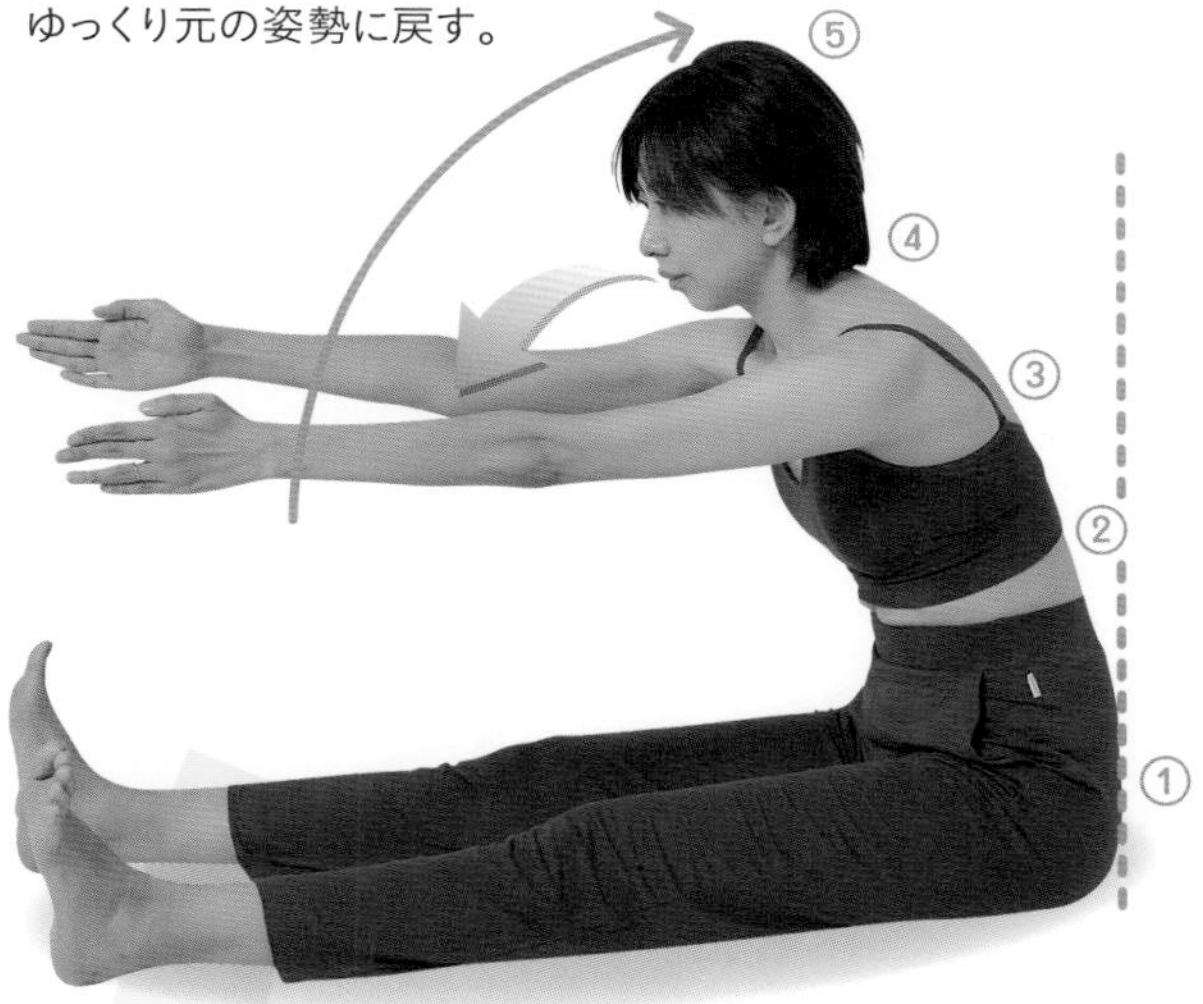


## 3 骨盤を倒しへそを引きこむ

へそを引きこみながら、骨盤から倒すように上体をさらに倒す。指先は脚の方へ伸ばし続けながら、みぞおち裏は後ろへ引き出すイメージ。上体を倒しきったところで、息を吸う。

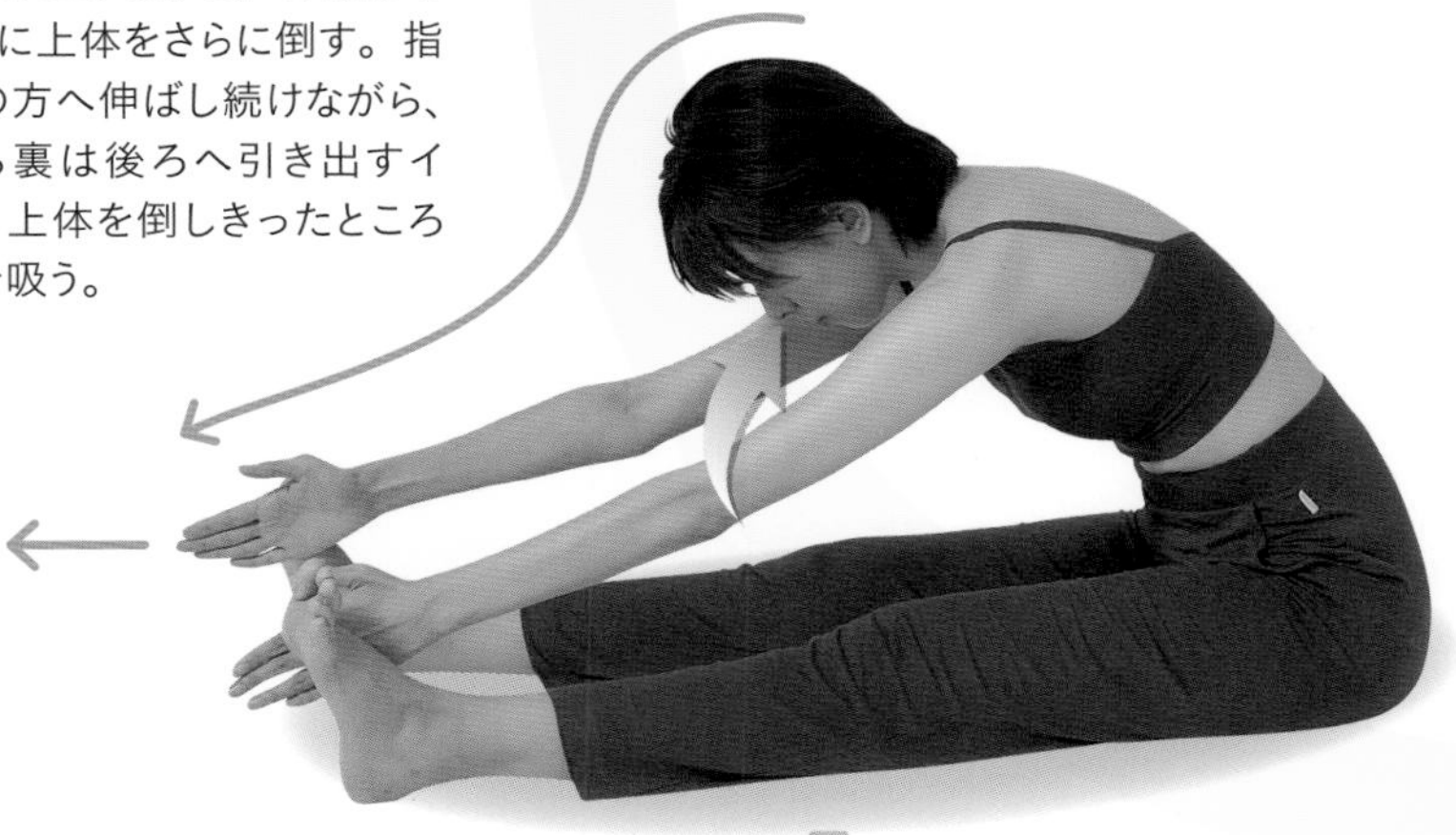

Stretch

［ストレッチ］

⑥

## 腹斜筋を集中的に鍛える
# スパインツイスト

## 1 膝を伸ばして座り ひじを曲げて手をあげる

脚を閉じて座り、つま先を真上に向ける。肩の高さでひじを 90 度に曲げて、手をあげる。手が視界に入る程度に腕を広げる。坐骨を床に突き立てるように座ることが優先。体が硬い方は、膝を少し曲げてもOK。

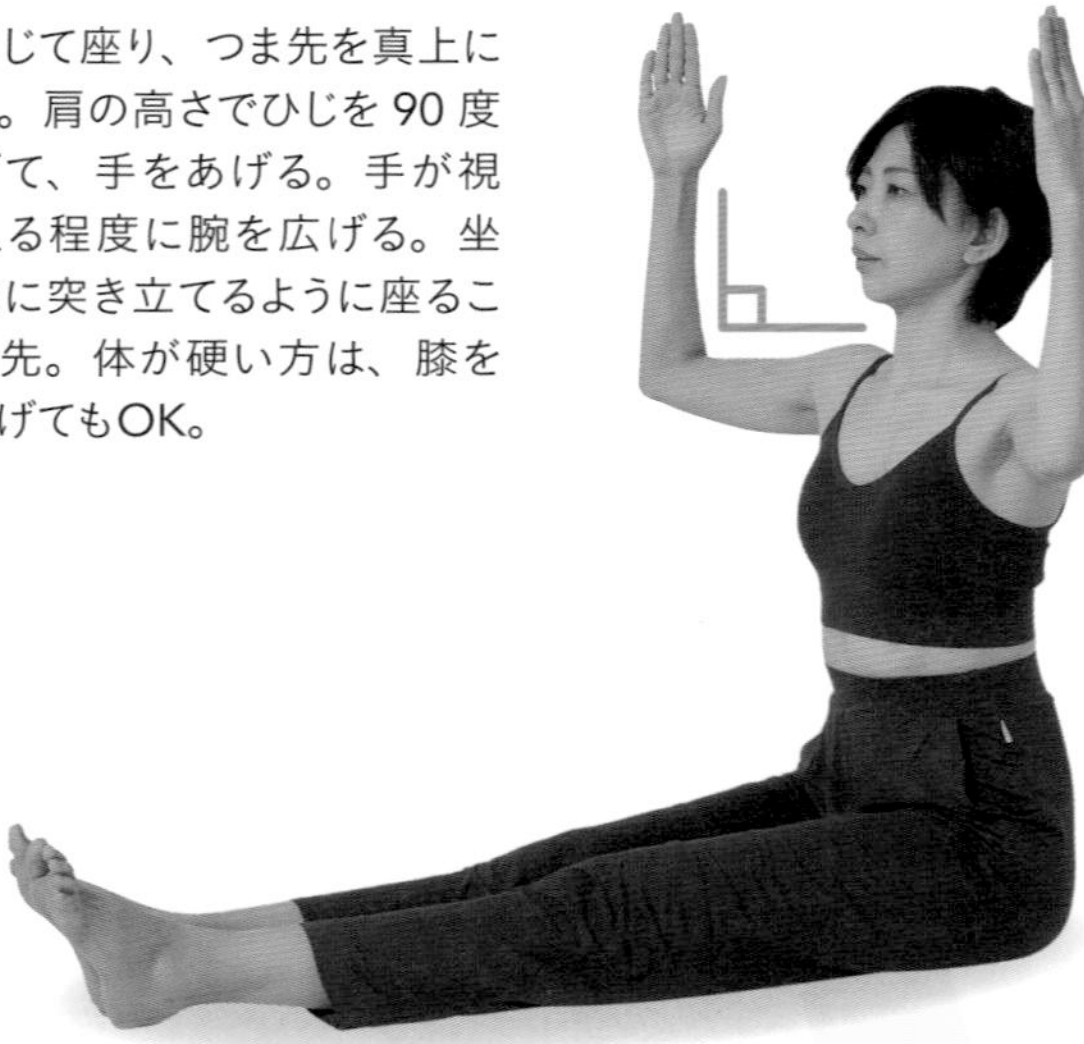

## 2 みぞおちからひねり 上体を左へ向ける

息を吐きながら、みぞおちから上を左側へひねる。骨盤が動いて、尻や脚の位置がズレないよう、注意する。

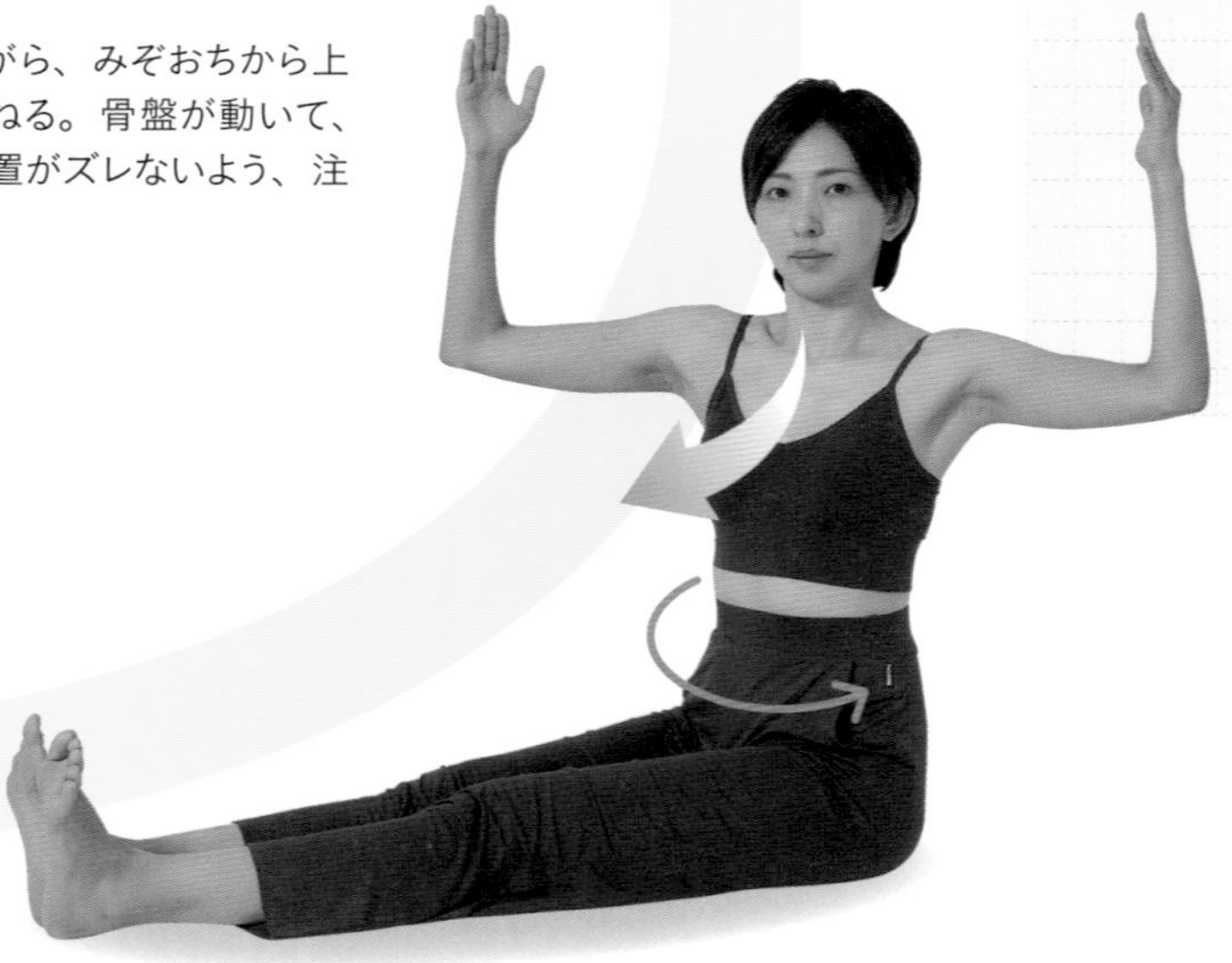

## 4 息を吸いながら姿勢を戻す

息を吸いながら、1の姿勢へ戻る。左右で1セットとして、6～10セットくり返す。

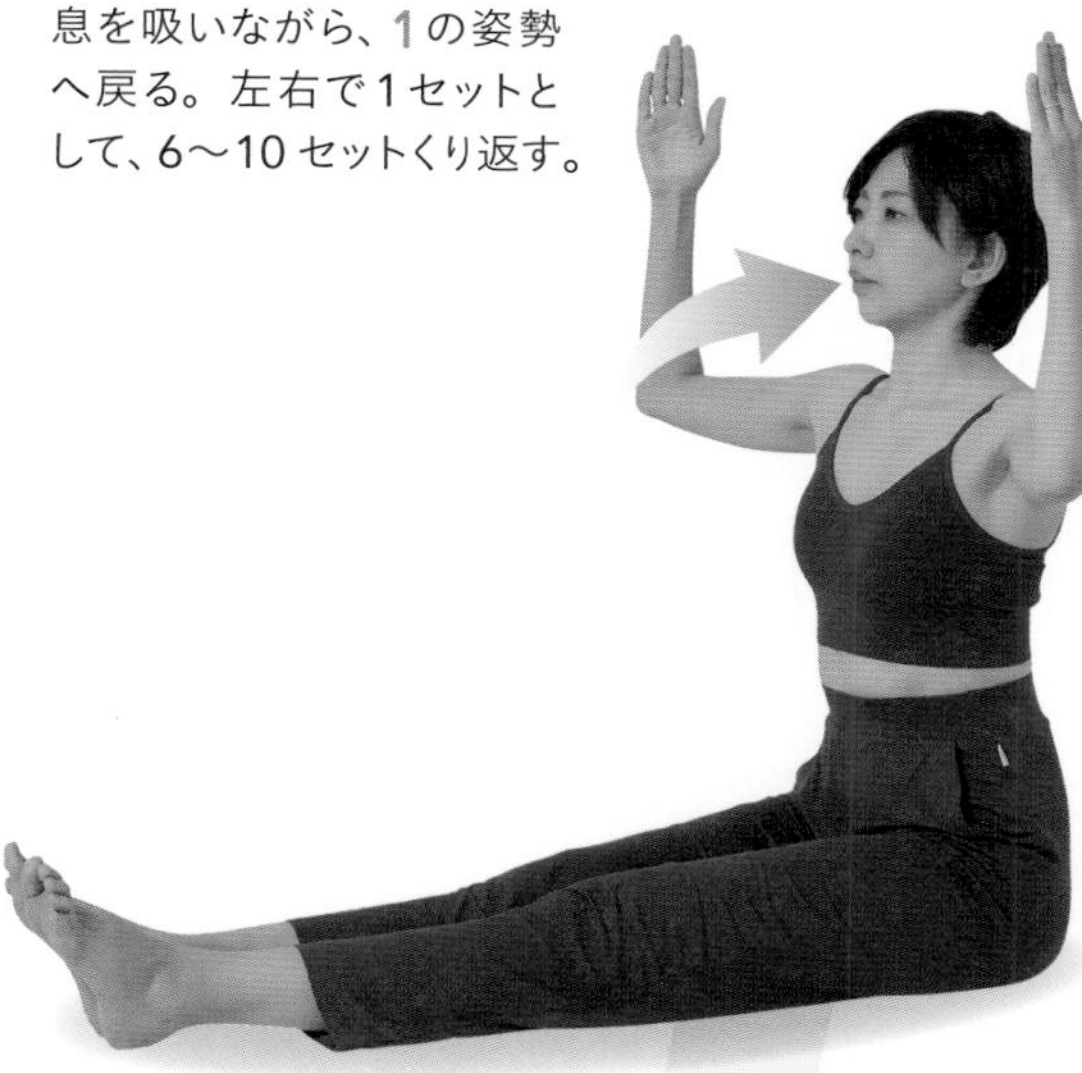

NG

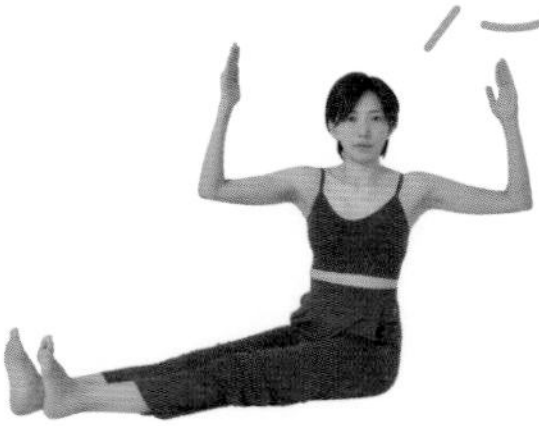

みぞおちからひねる際、骨盤からひねってしまうと、左右の脚の位置がズレて長さが変わってしまい、腹斜筋に効かせることができない。

## 3 息を吐きながら上体を右へ向ける

2から1の姿勢に戻るタイミングで息を吸う。息を吐きながら、2と同様にみぞおちから上を右側へひねる。

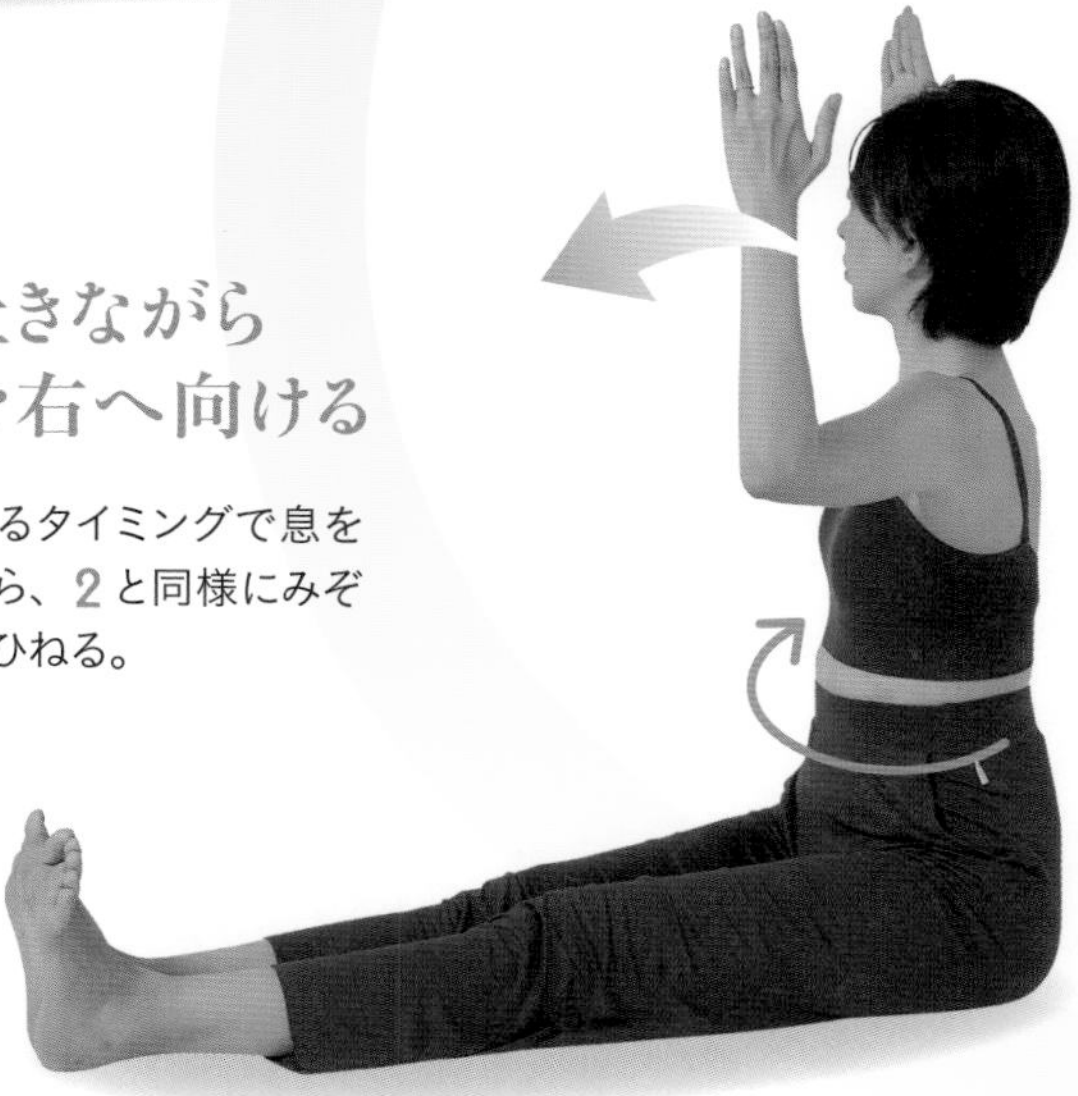

Stretch

［ストレッチ］

## 7

## 体側ストレッチで美しい姿勢を作る
# マーメイド

### 1 左膝に右足をあて尻を床につけて座る

床に座り、左膝を床につけるように曲げる。左膝に、右足の裏をあてるように組む。尻が浮かないようにし、手は指先だけ床につける。辛い方はあぐらで OK。

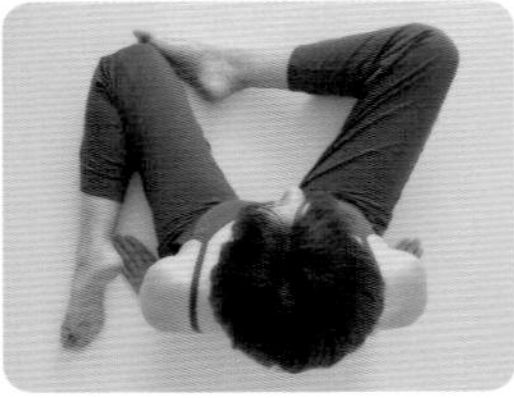

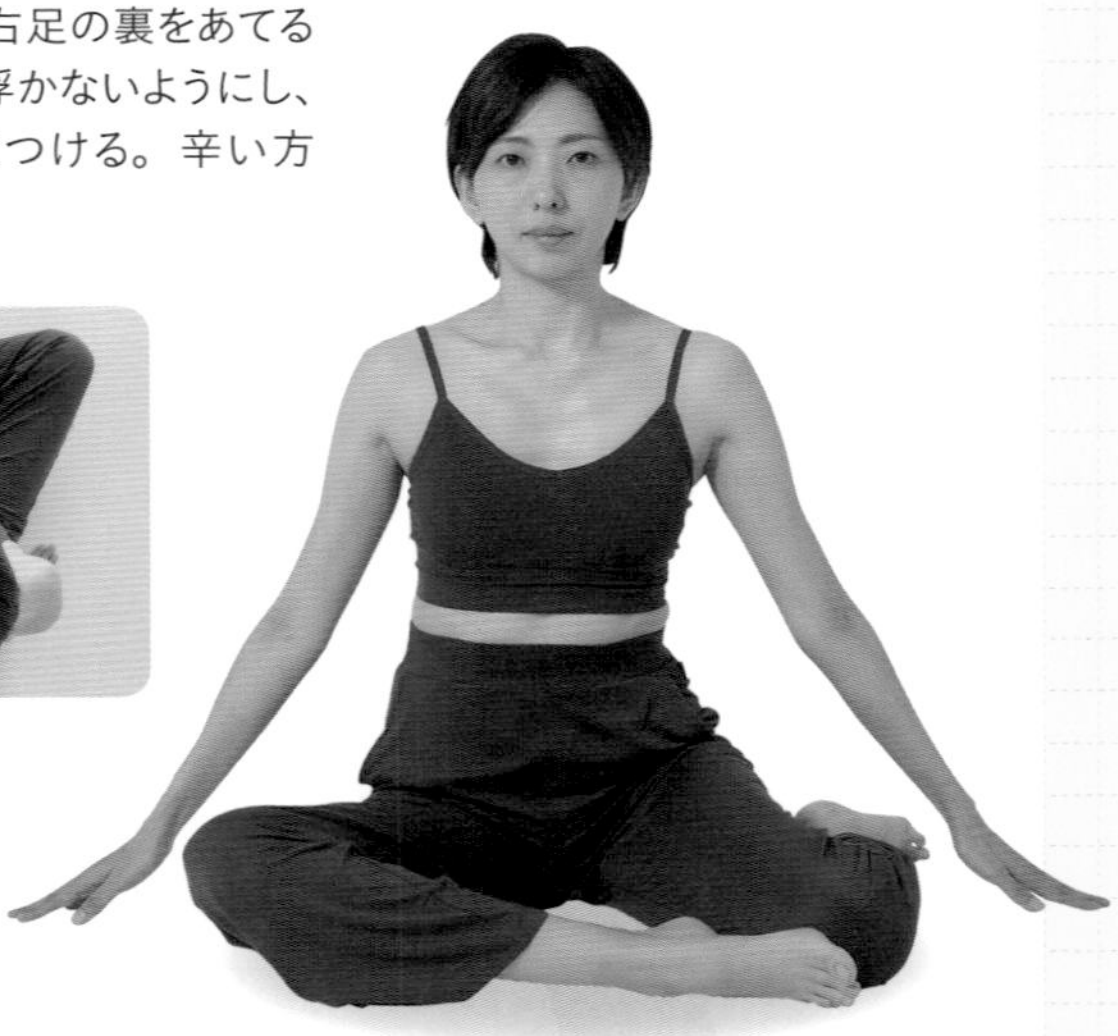

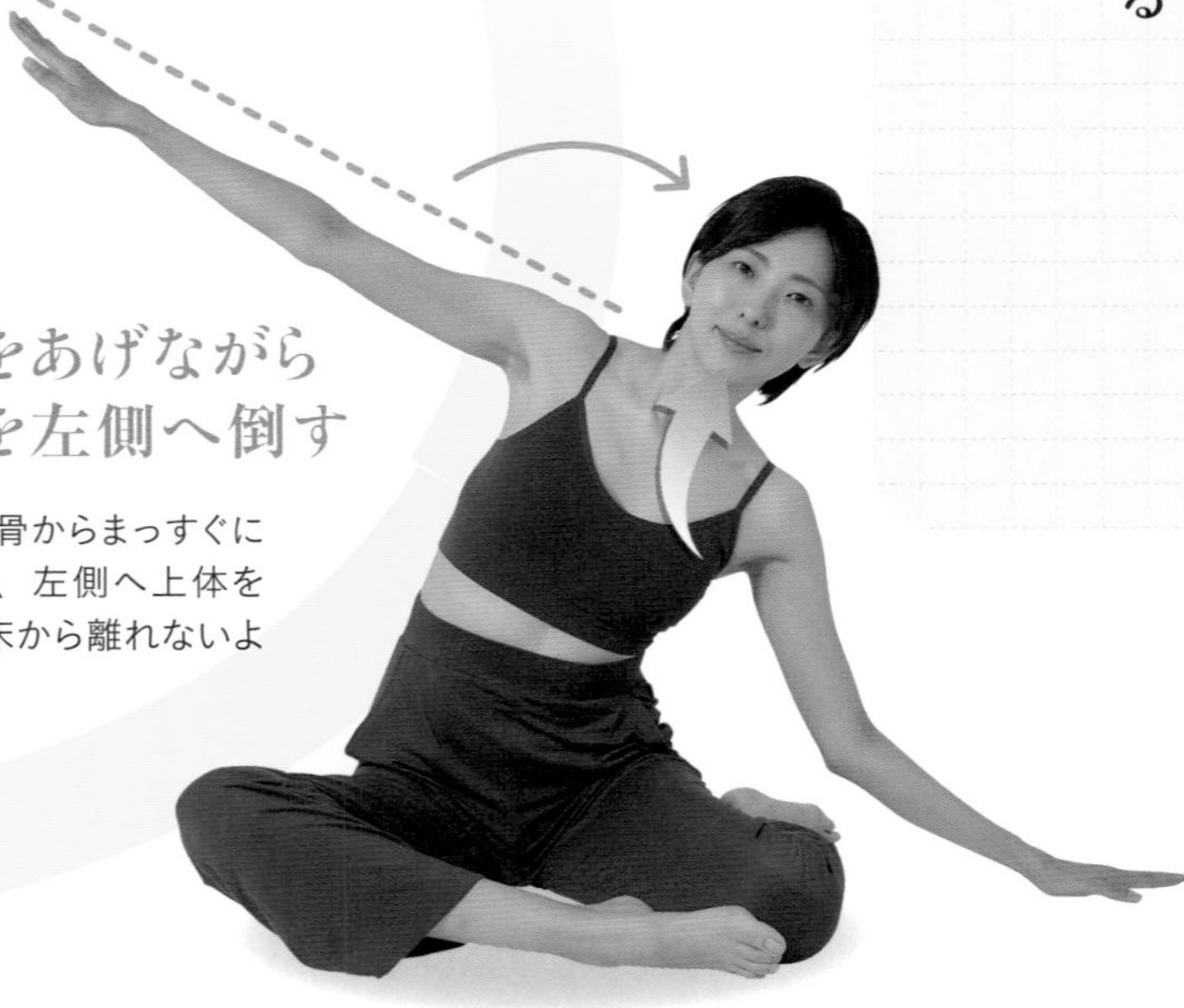

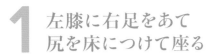

### 2 右腕をあげながら上体を左側へ倒す

息を吸い始め、鎖骨からまっすぐに右腕をあげながら、左側へ上体を倒していく。尻が床から離れないよう、注意する。

## 4 息を吐きながら上体を戻す

息を吐きながら、伸ばした右手を戻していき、上体を起こして1の姿勢に戻る。左右の足を組み替えて、反対も同様に、左右で1セットとして、3セットくり返す。

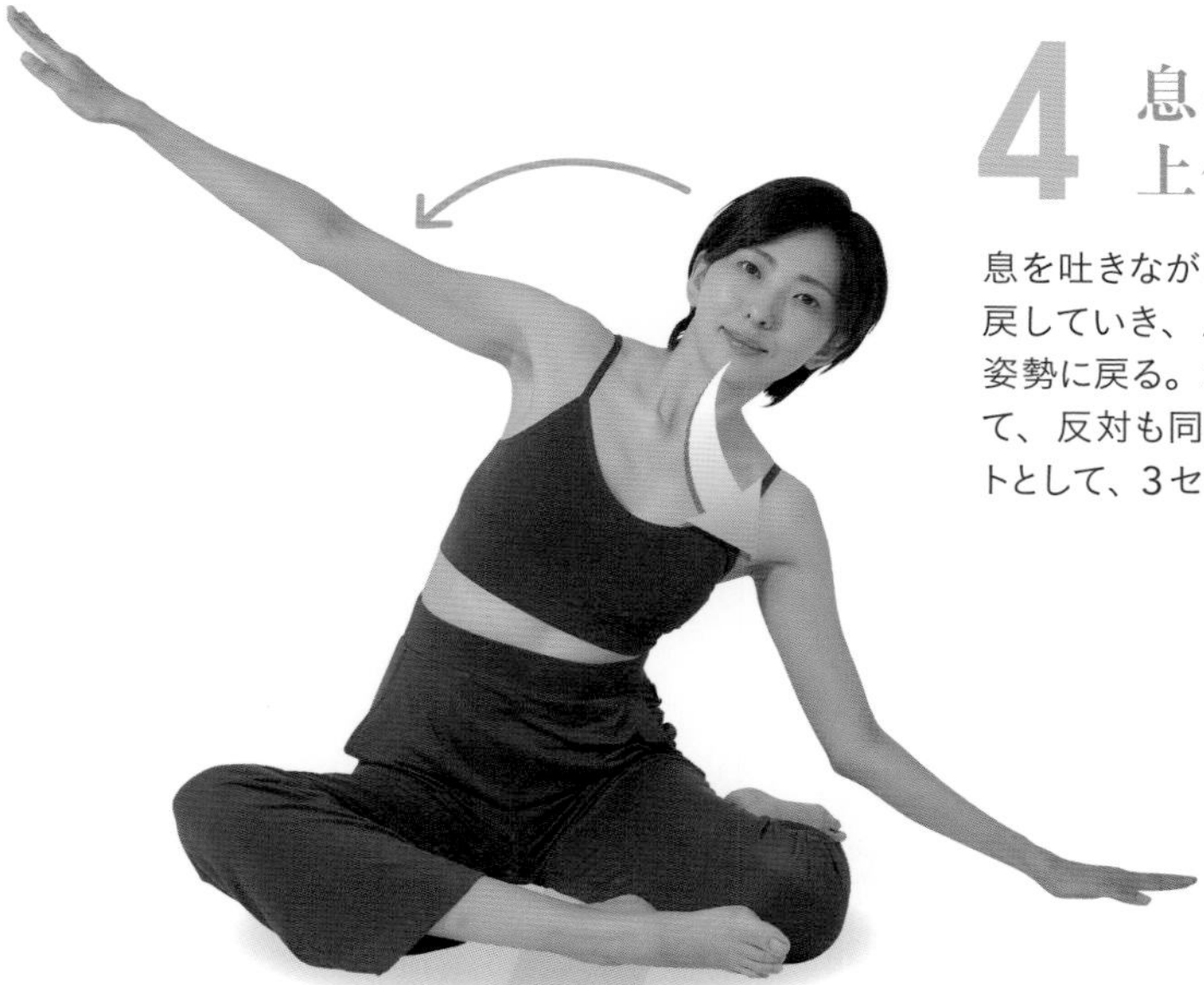

## 3 右脇を広げるように指先まで伸ばす

息を吸いながら、右側の肋骨間を広げるように、右手の指先を引っ張るイメージで伸ばす。

NG

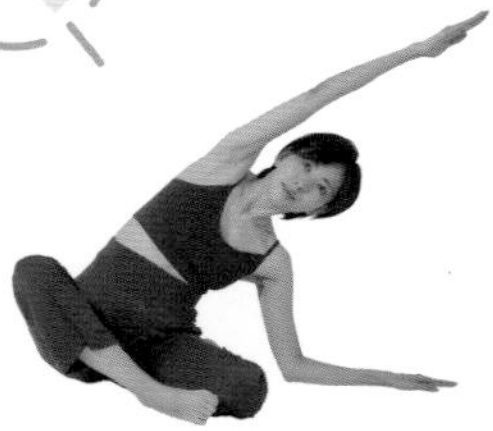

手をあげている側の尻があがった状態はNG。倒すのは、左右の座骨が床についたままをキープできる範囲までにする。

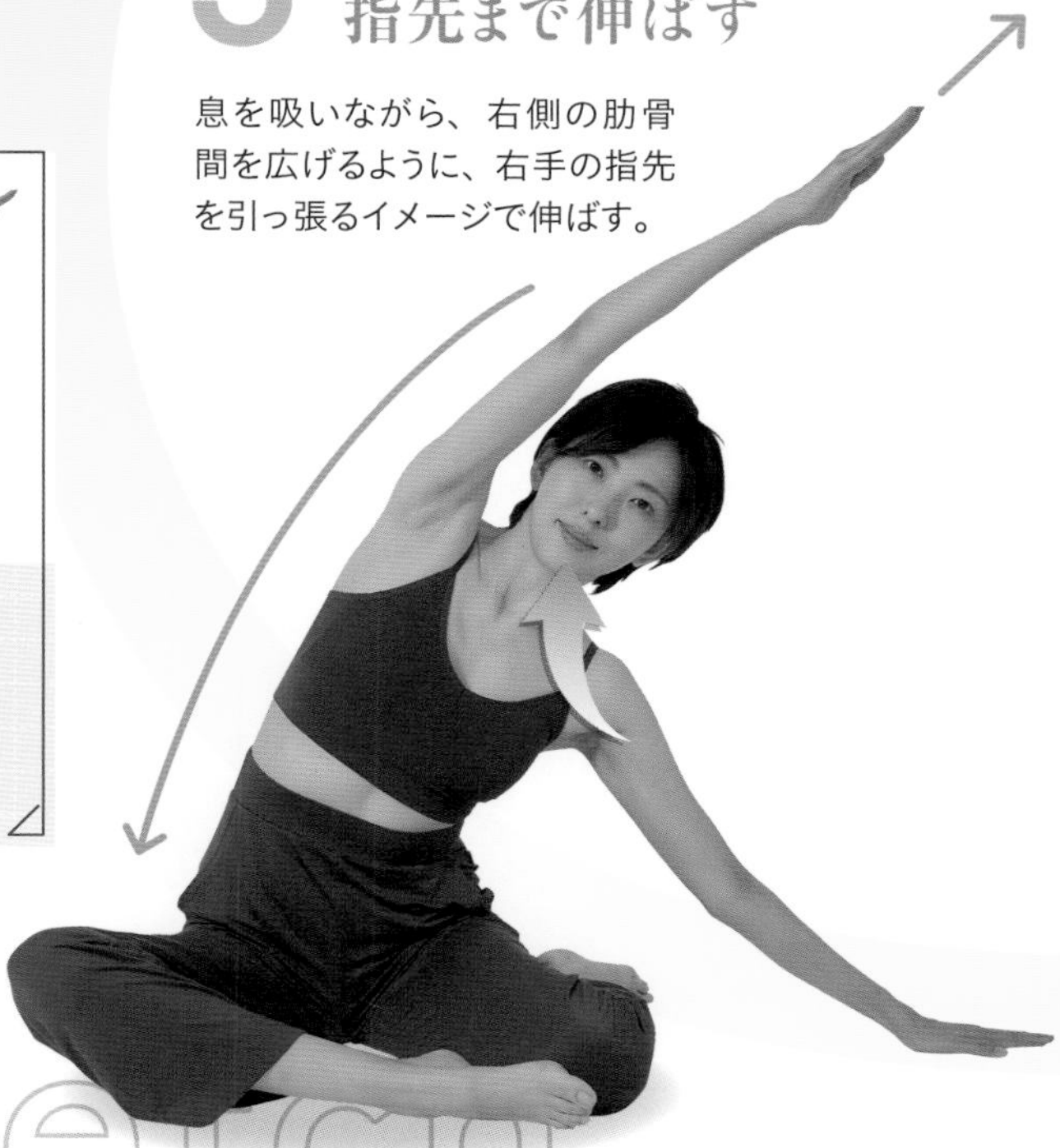

Stretch

[ストレッチ]

# 8 脇の下と背骨のラインを整える サイドツイスト

## 1 ひじをついて上体をあげる

左ひじを肩の真下でつき、床を押して脇腹がダランと落ちないよう支えて、上体を起こす。足を揃えて、膝を45度に曲げる。骨盤をニュートラルにし、右腕を伸ばしてあげる。

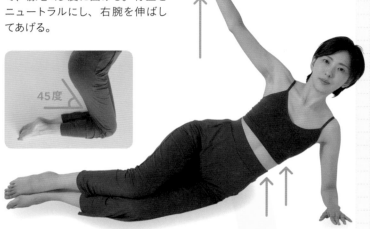

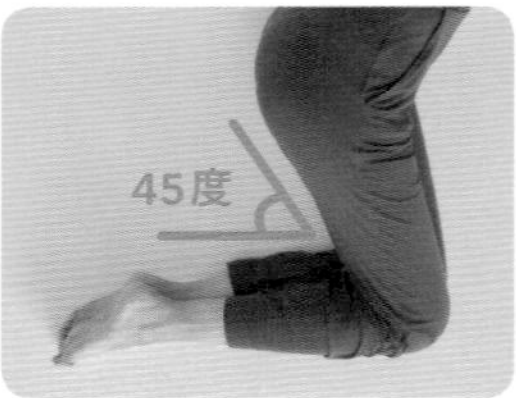


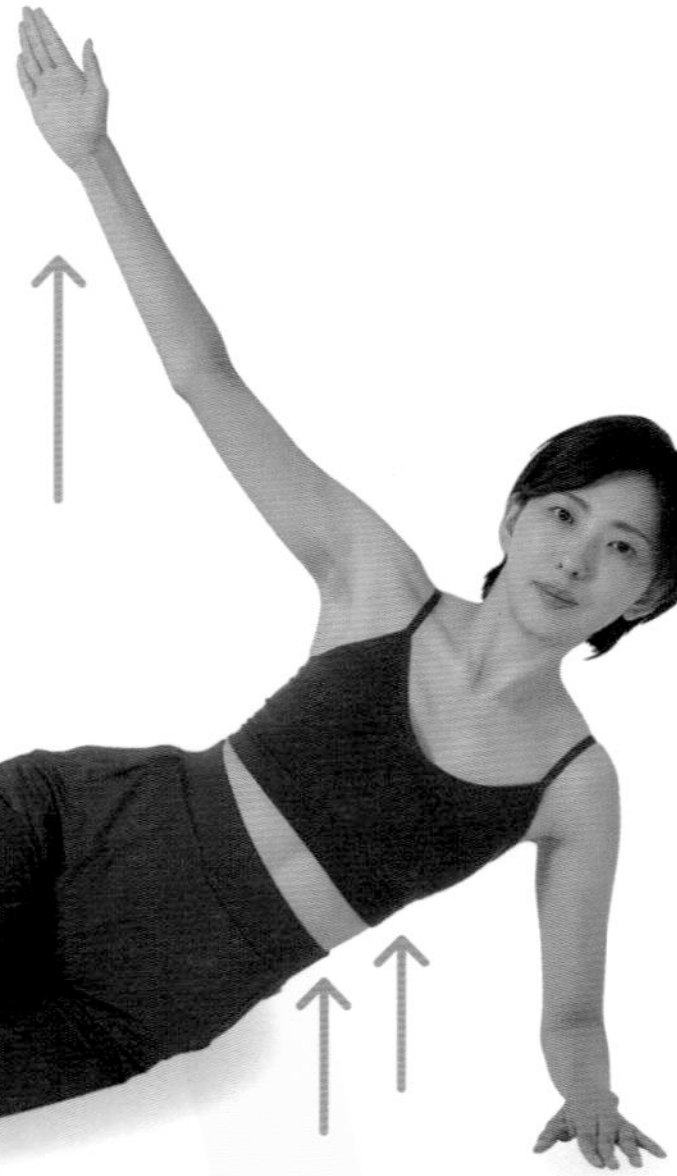

## 2 背骨をねじり右腕を後ろへ引く

息を吸いながら、ひじを伸ばしたまま、背骨をねじるように右腕を後ろへ引き、胸を開く。骨盤は正面を向いたまま固定して、動かさない。

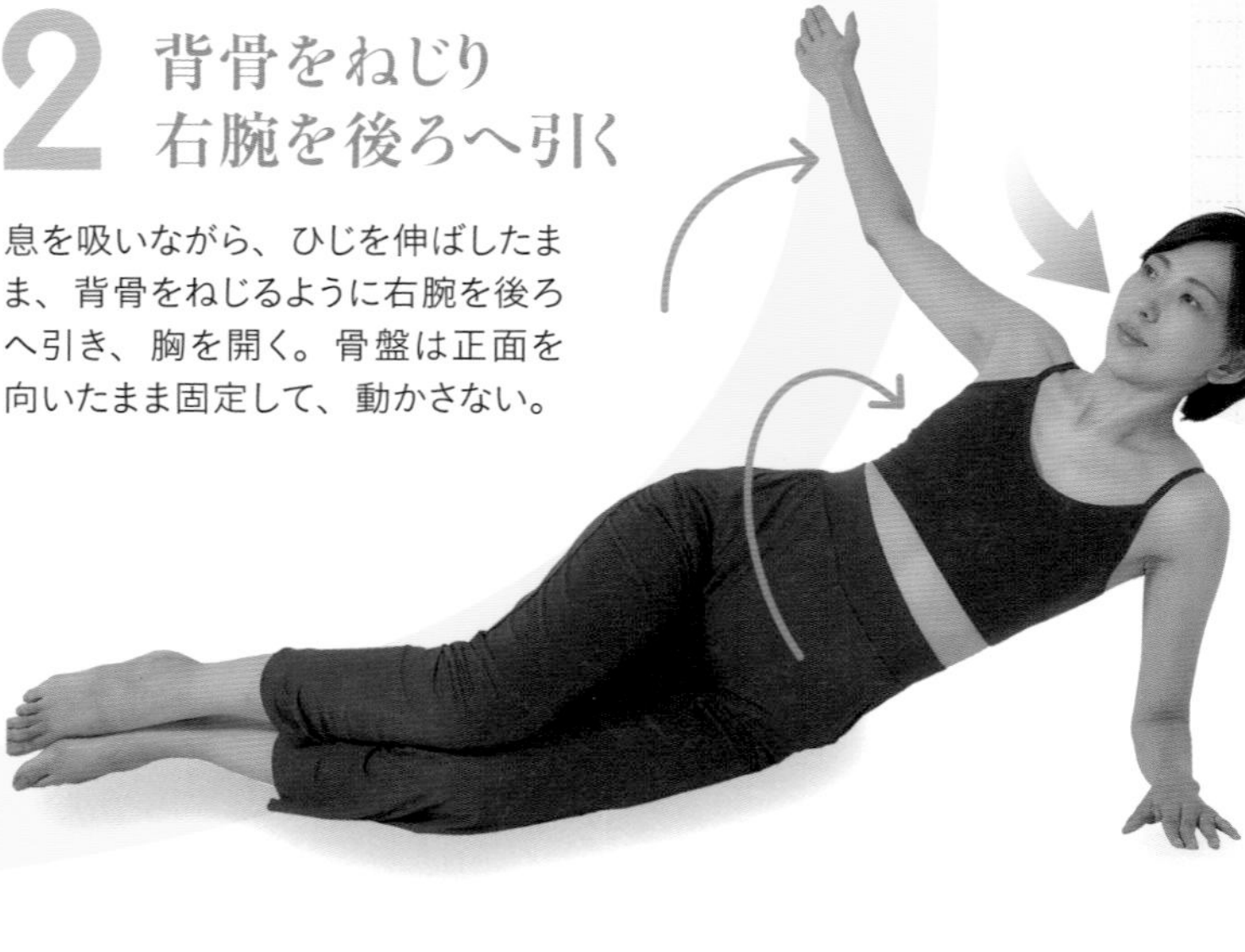

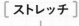

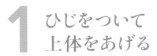

## 4 右腕を抜き体の後ろへ引く

息を吸いながら、右腕を左ひじと体の間から抜き、2の姿勢に戻る。2～3を3～5回くり返す。反対側も同様に行う。

NG

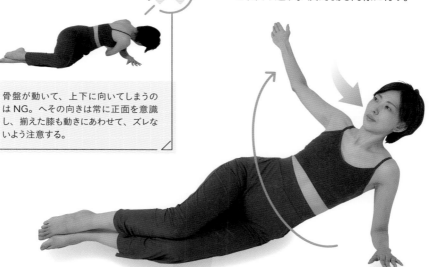

骨盤が動いて、上下に向いてしまうのはNG。へその向きは常に正面を意識し、揃えた膝も動きにあわせて、ズレないよう注意する。

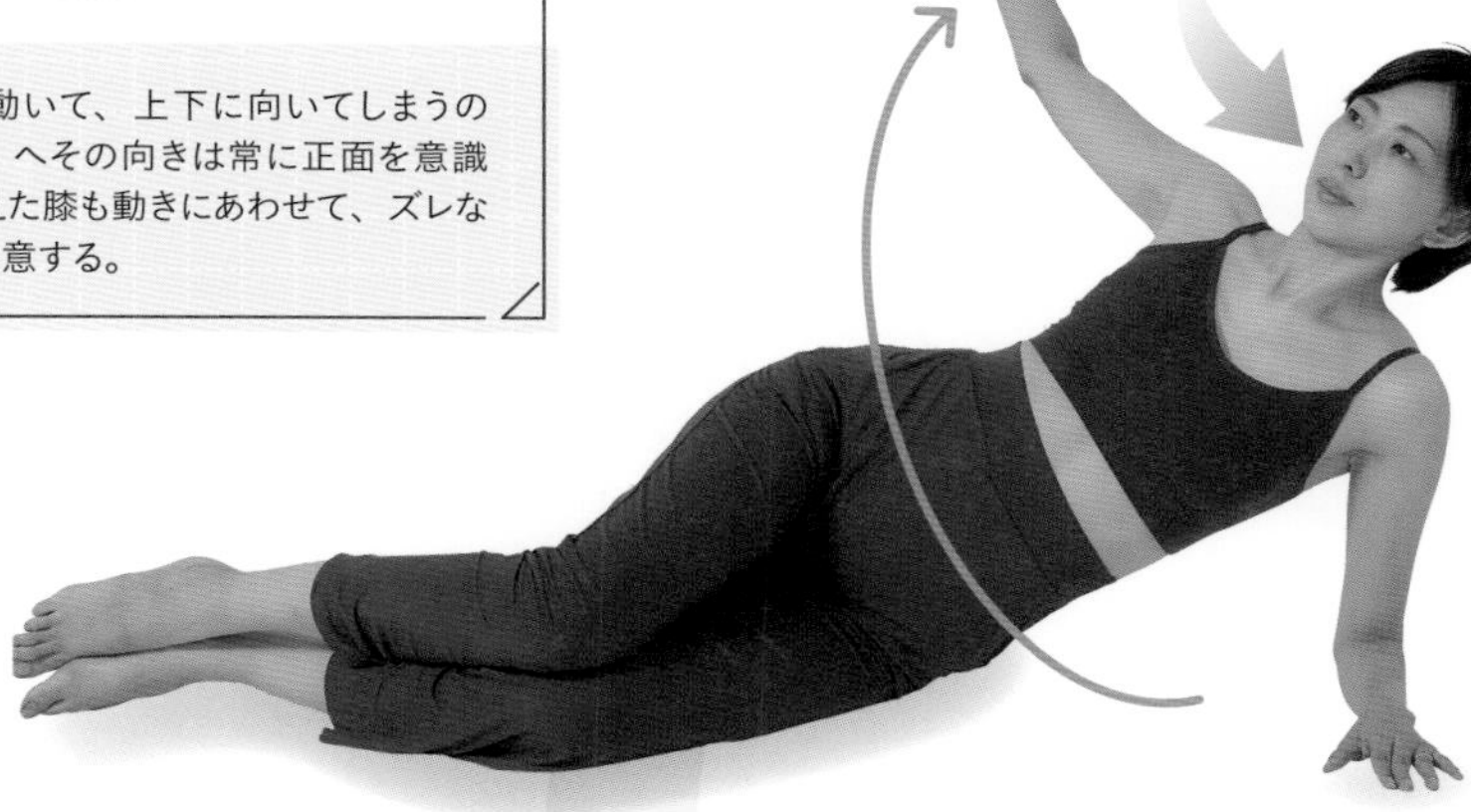

## 3 右手を左ひじと体の間へ通す

息を吐きながら、右手を体の前に動かし、そのまま左ひじと体の間へ通す。骨盤は正面のまま、右手は指先まで後ろへ向けて伸ばす。

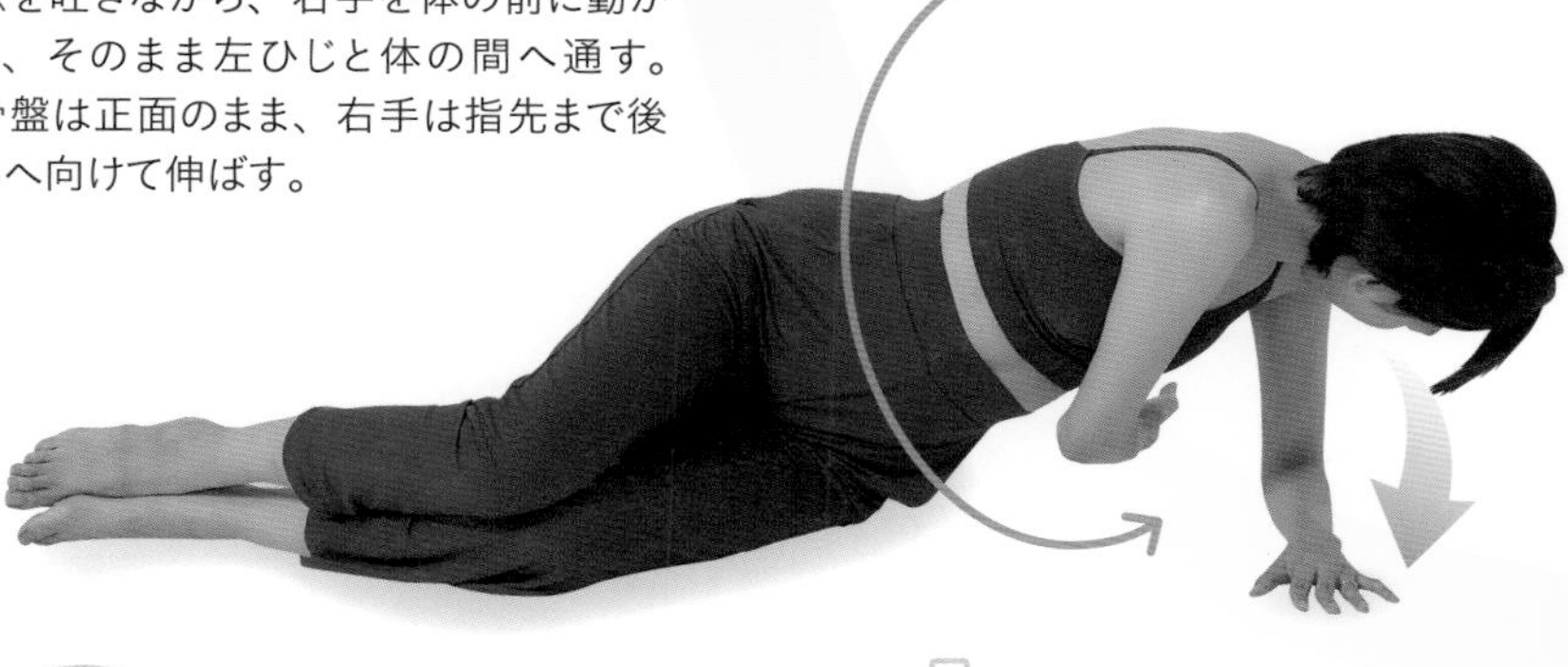

Stretch

［ストレッチ］

9

# 背中に集中的なアプローチ
# バックエクステンション

## 1 うつ伏せになり肩幅に手をつく

両脚を揃えてうつ伏せになり、肩のあたりに手をつく。鎖骨を開いて、肩を床から離す。恥骨を床に押し付け、へそは床から離し、骨盤後傾ぎみにする。

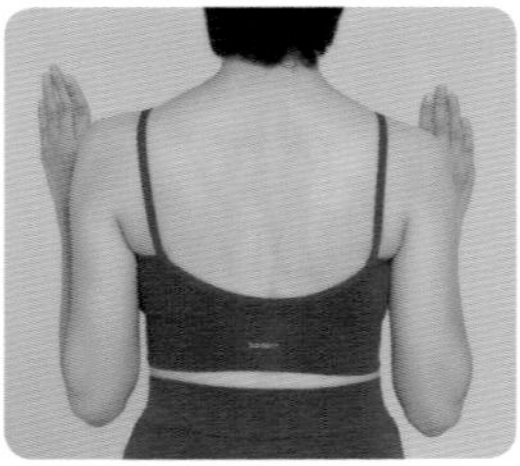

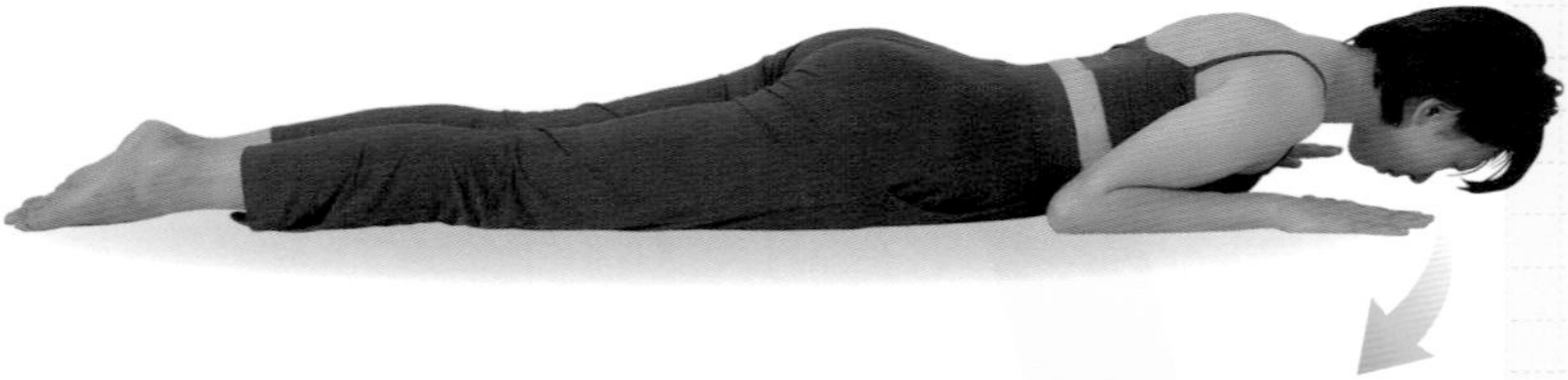

## 2 骨盤後傾のまま目線をあげる

1の姿勢から、目線を20～30cm床前方に移す。長い首を意識し、頭頂は斜め上前方を向くようにする。頭は背中の直線上に、自然に伸びているとGOOD。

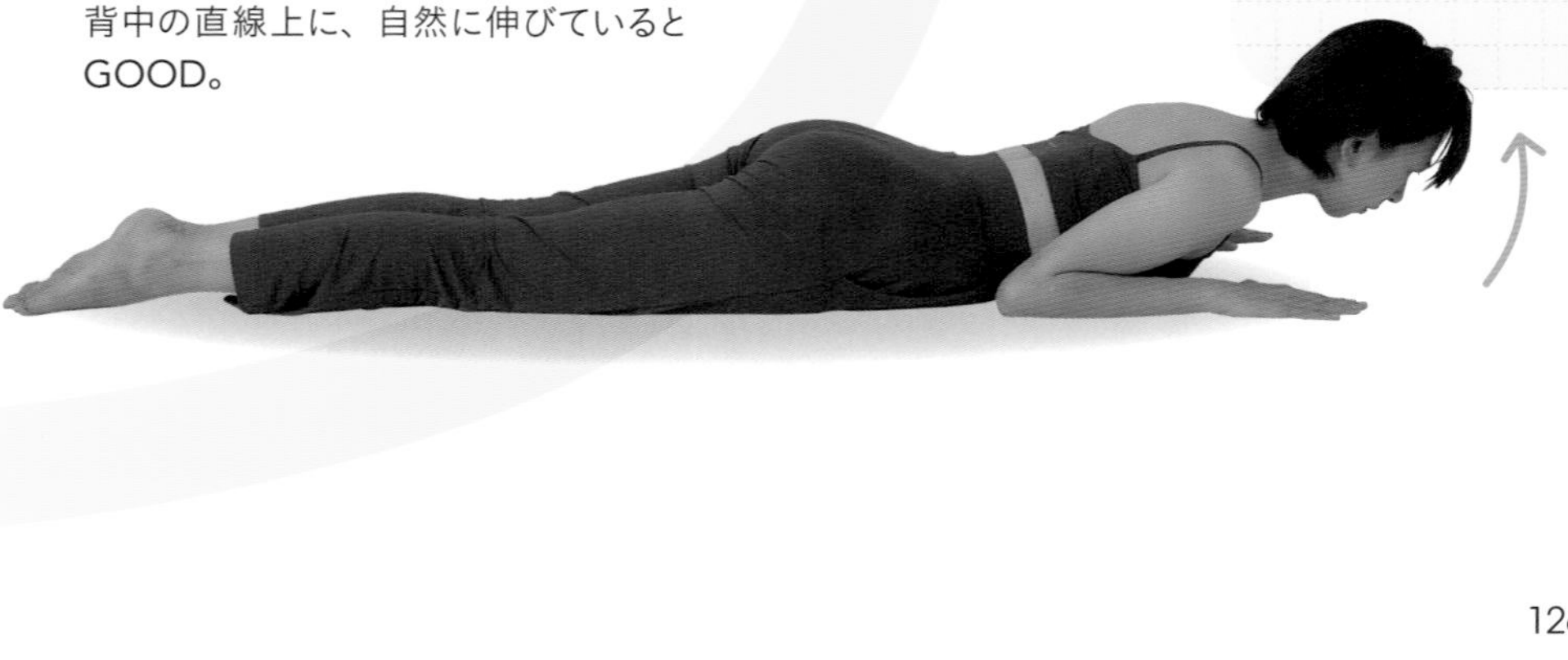

NG

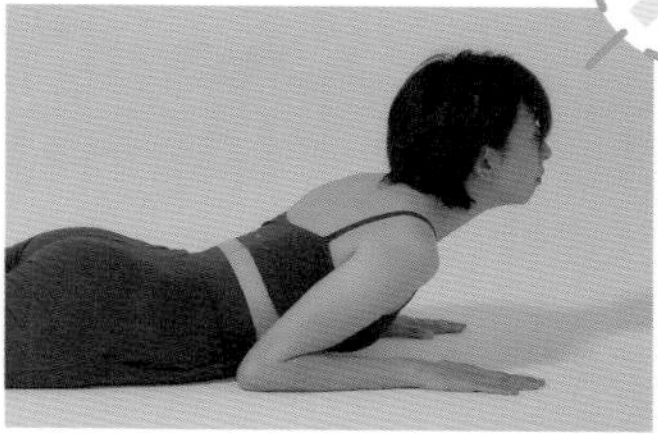

首を動かして、頭だけあがった状態にならないよう気をつける。背中を1枚の板のように動かさず、背骨をひとつずつ動かす。

## 4 息を吐きながら上体を戻す

息を吐きながら、胸の骨をひとつずつ床に戻すようにして、2の姿勢に戻る。6～10回くり返す。

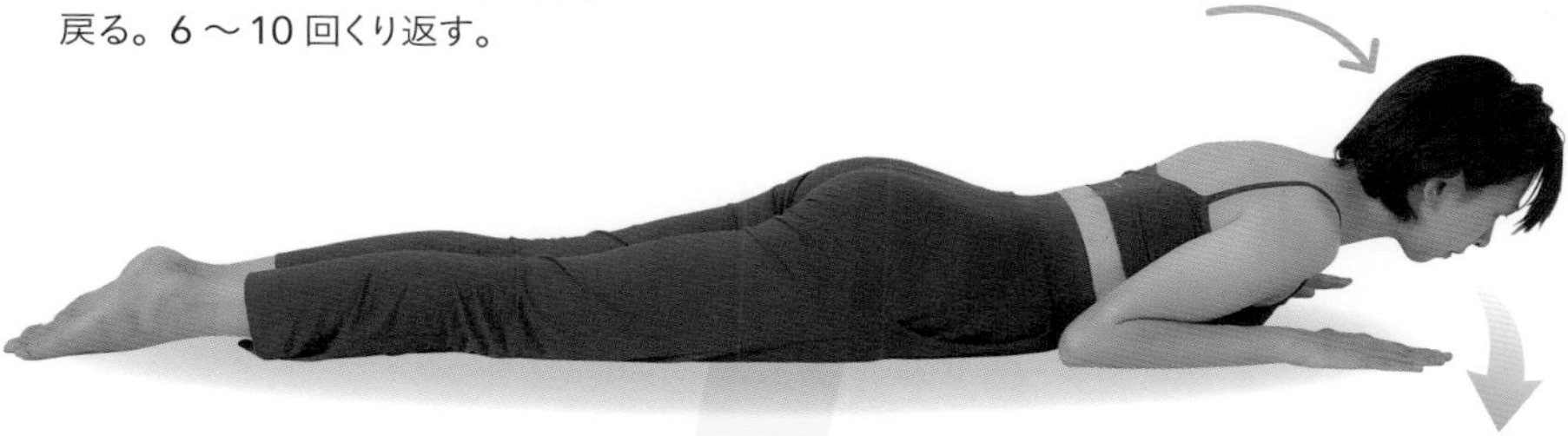

## 3 息を吸いながら上体を起こす

息を吸いながら、恥骨は床、へそは床から浮いた状態をキープする。腹筋を使ってさらに上体を起こす。みぞおちから下は浮かせずに、喉元から胸の骨をひとつずつめくりあげて、前の人に見せるイメージ。

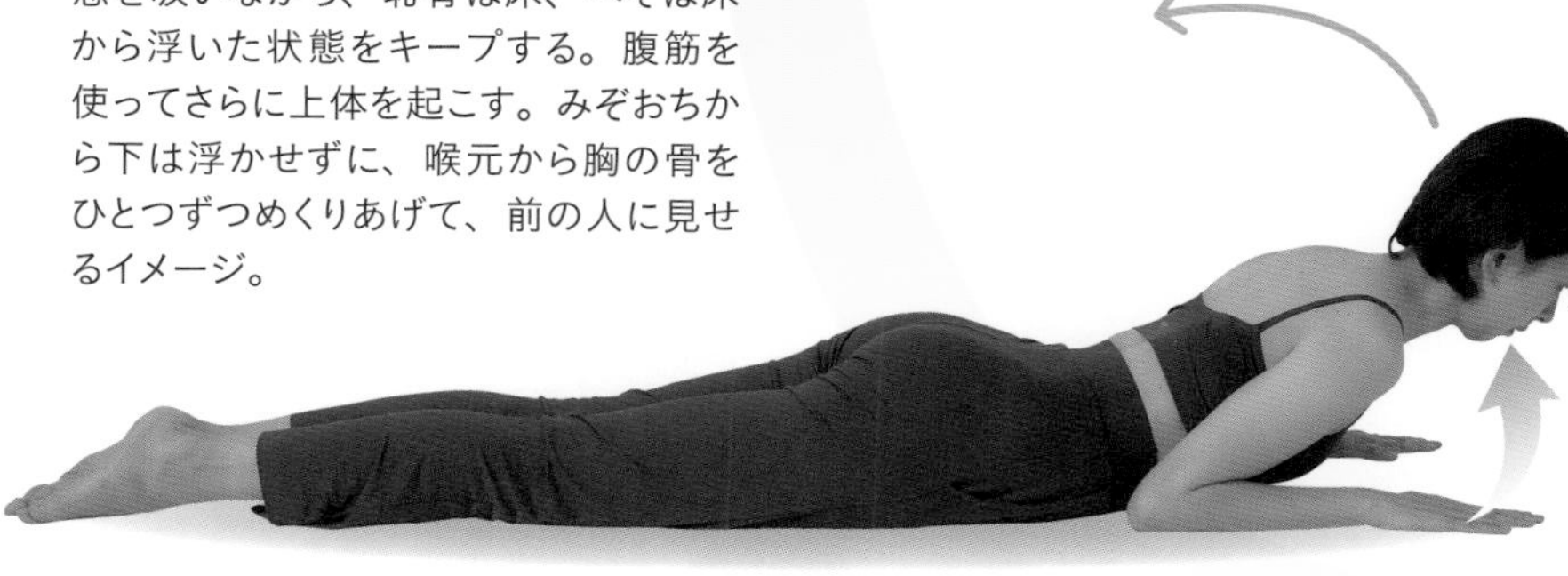

Stretch

［ストレッチ］

10

## 背骨ストレッチで腹筋を刺激
# キャットストレッチ

### 1 両手、両膝を床につく

両手を肩幅に開き、股関節の下に膝が来るようにして、四つんばいになる。背筋を伸ばし、頭がさがらないよう気をつける。肩甲骨の間もさがらないように、胸を天井に近づける。

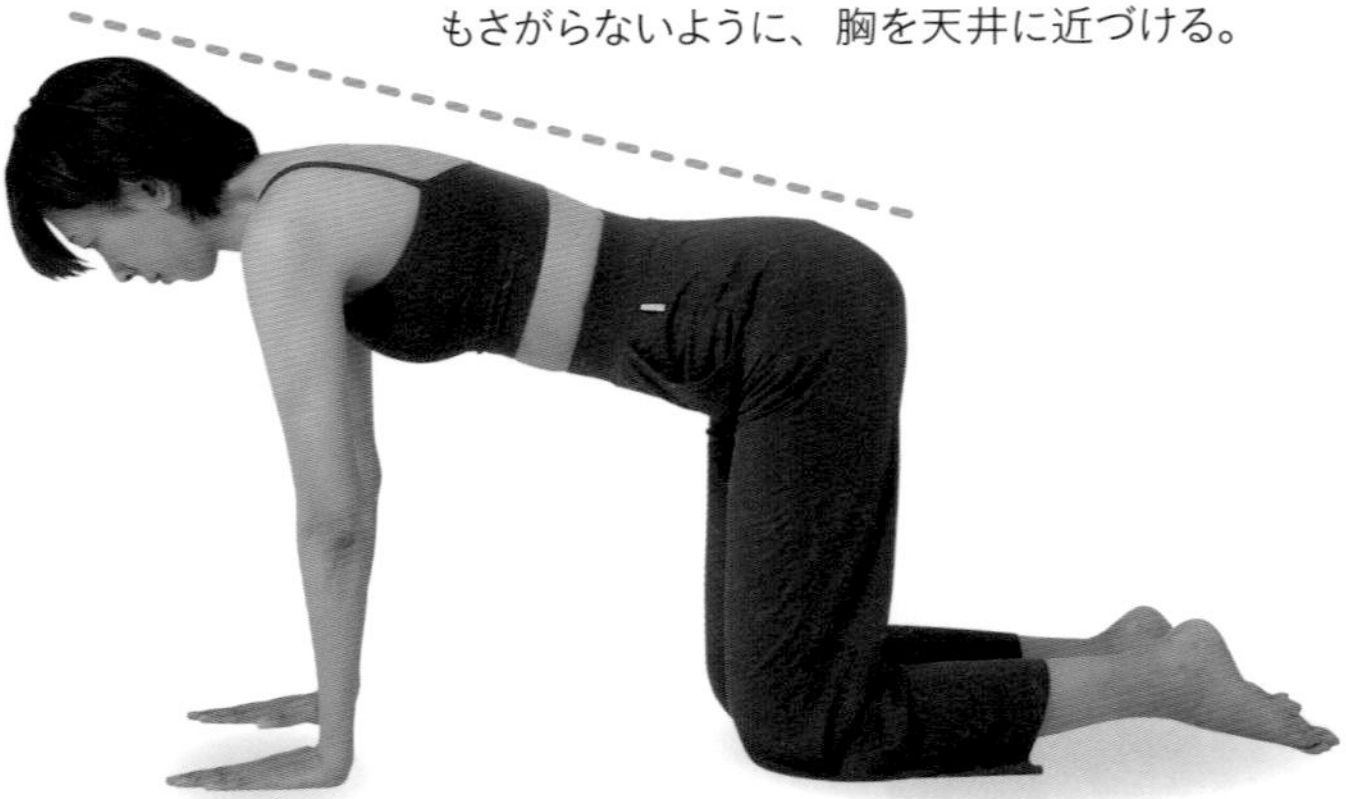

### 2 息を吐きながらCカーブになる

息を吐きながら、手のひらと膝下で床を押し、骨盤を後傾させ、背中をCカーブにする。へそを引きこみながら、天井へ向けて高く持ちあげる意識。頭は自然に丸め、目線はへそから恥骨あたりを見る。

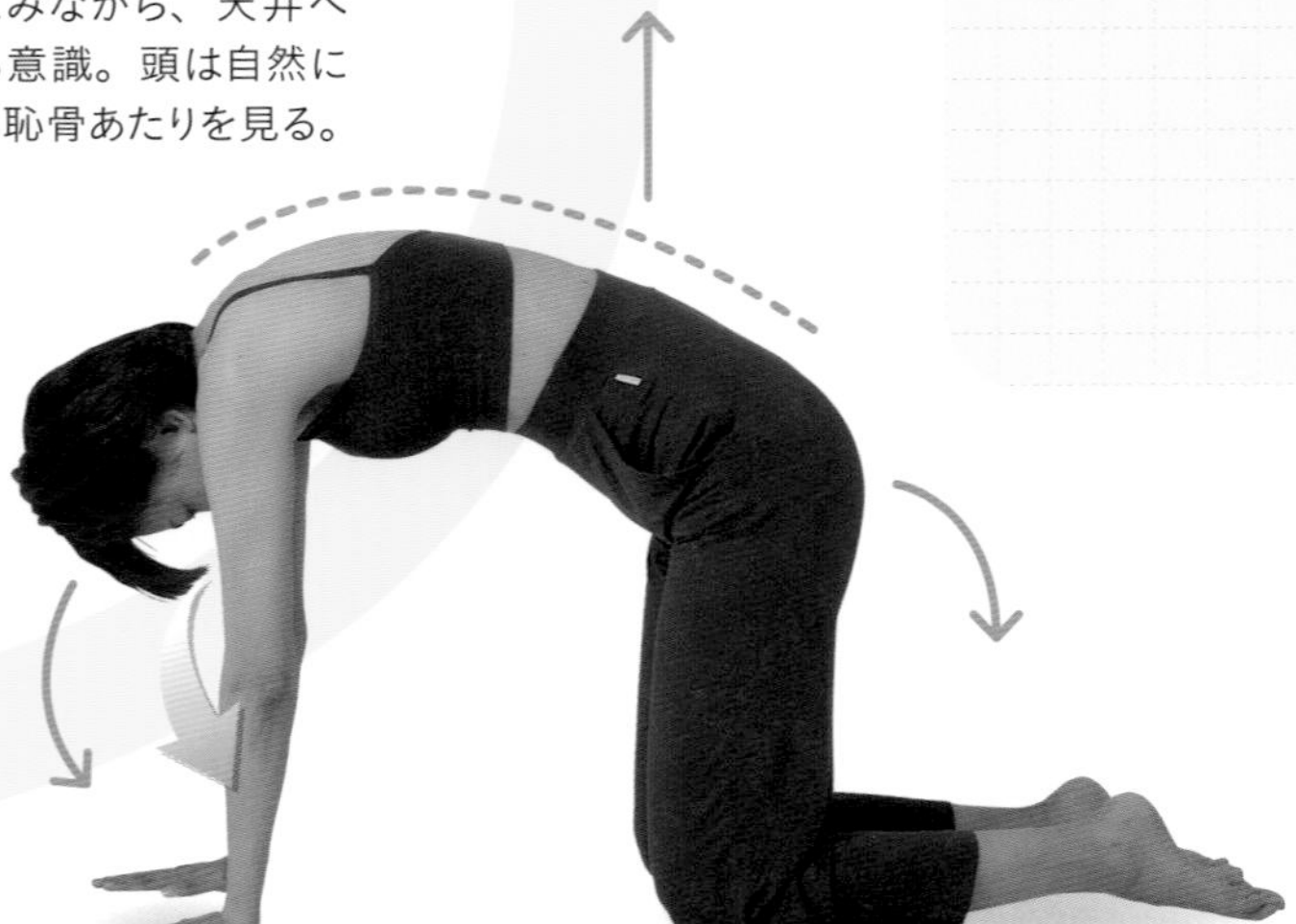

## 4 胸から上を前方向へ伸ばす

息を吸いながら手足に力を入れ、骨盤はニュートラルのまま、胸から上だけを前へ向けて伸ばす。頭をあげて、目線はまっすぐ前に。

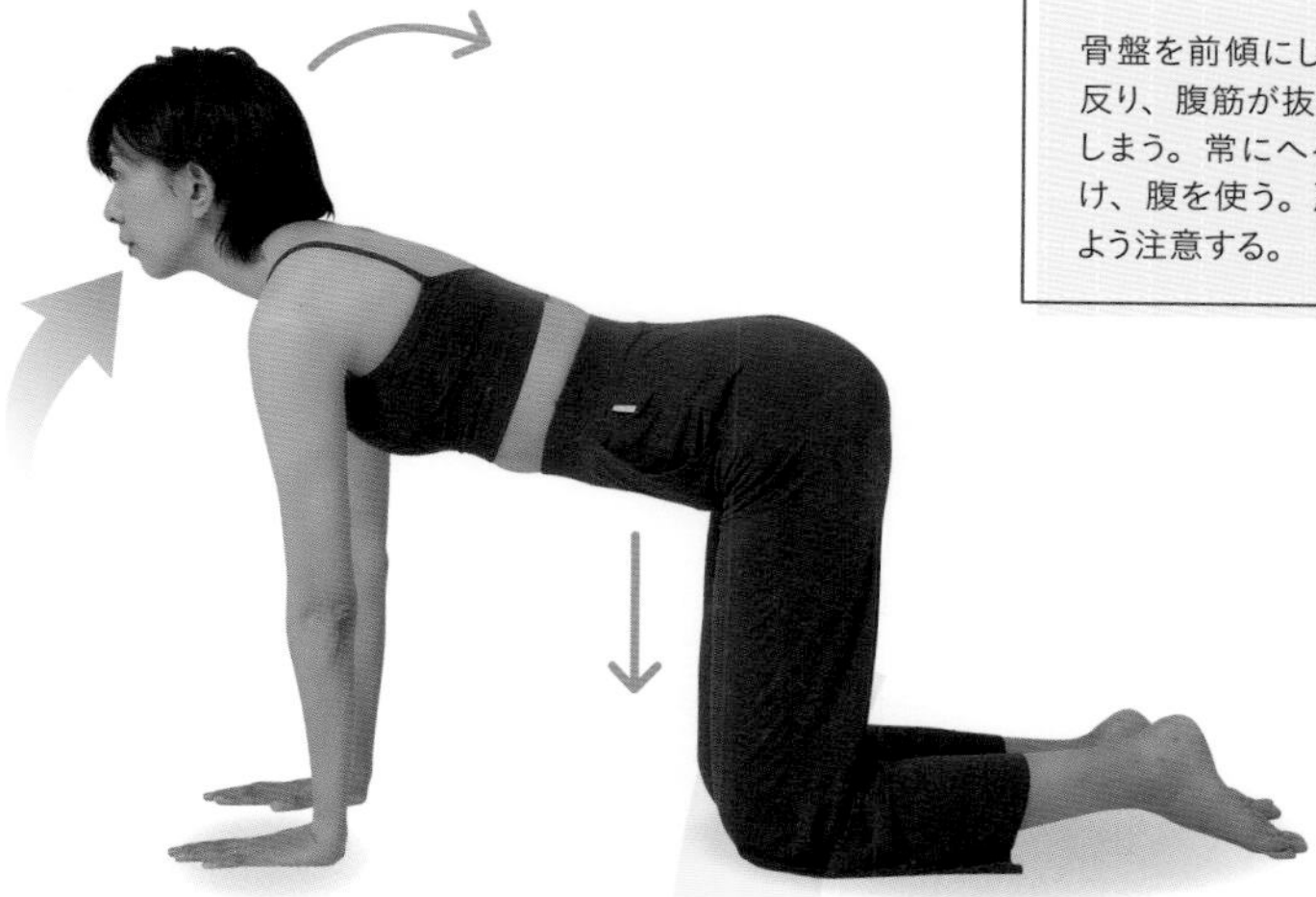

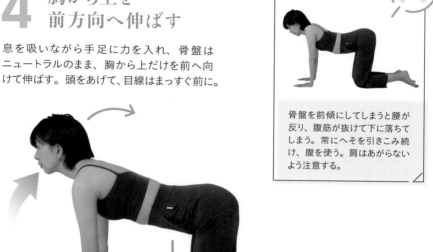

NG

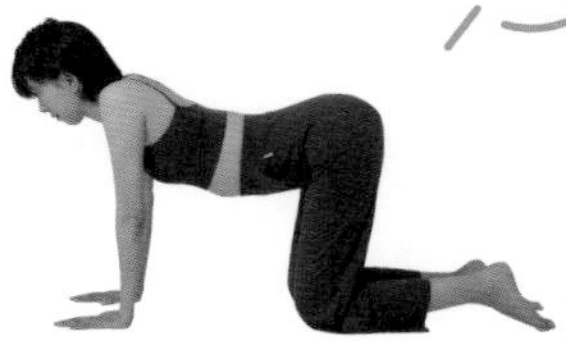

骨盤を前傾にしてしまうと腰が反り、腹筋が抜けて下に落ちてしまう。常にへそを引きこみ続け、腹を使う。肩はあがらないよう注意する。

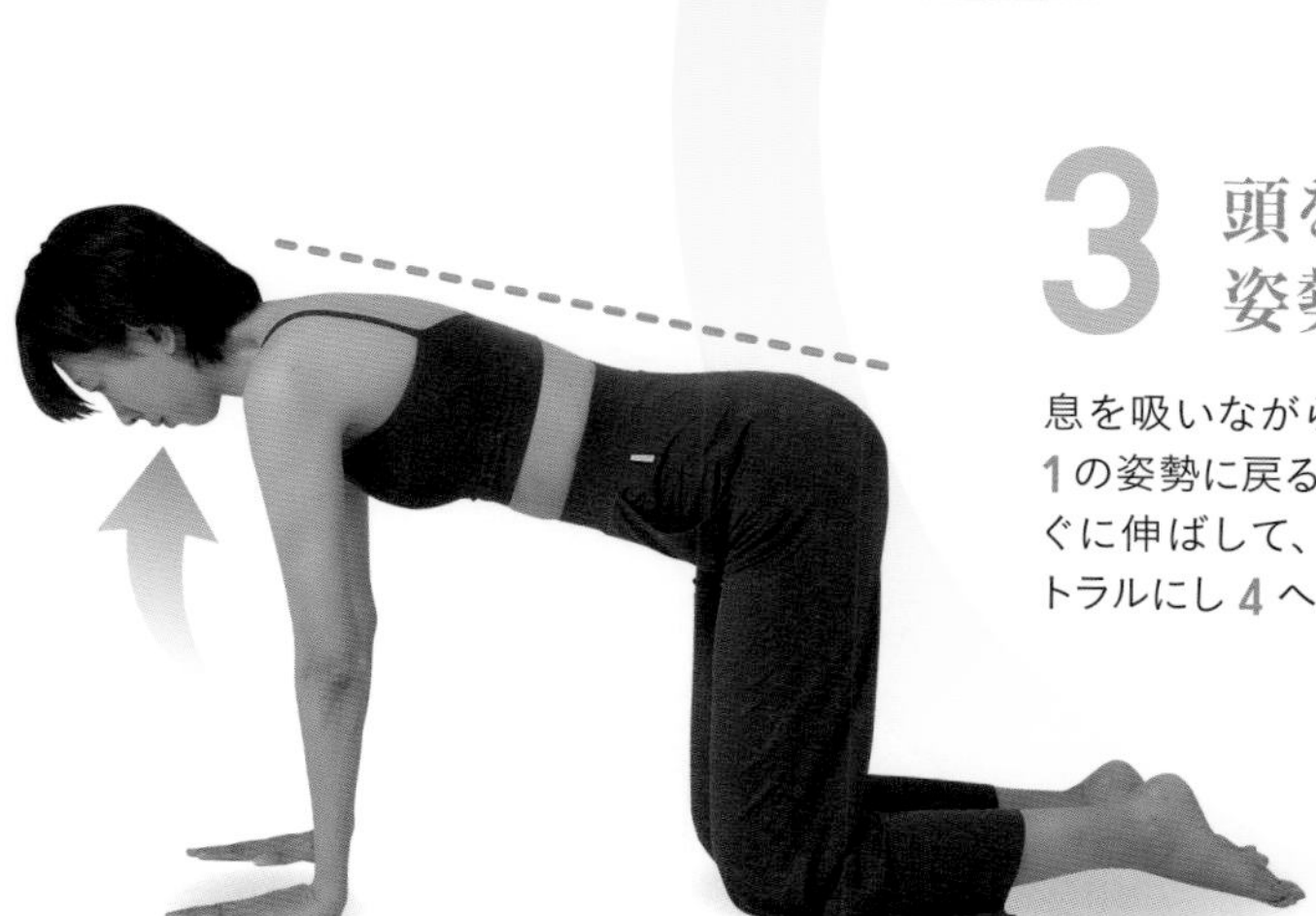

## 3 頭をあげて姿勢を戻す

息を吸いながら、頭をあげて1の姿勢に戻る。背中をまっすぐに伸ばして、骨盤をニュートラルにし4へ続く。

Stretch

# ピラティスとストレッチの組みあわせ

毎日全部の運動をする必要はありません。
その日のコンディションにあわせて、メニューを決めましょう。

## 毎日継続することが最大のカギ！

すべて実践すると、かなりしっかりした運動量になります。在宅や座り仕事でも、これだけの運動が習慣づけば、不調を感じにくくなるはず。そして、とても疲れている日のメニューも用意しました。「疲れているのに運動？」と思うかもしれません。しかし疲れきっているときこそ、ストレッチやピラティスで疲れをほぐすと、質のいい睡眠や疲労回復につながります。もちろん、できる箇所だけ組みあわせてもOK。少しでも毎日継続することで、疲れにくく健やかで、スッキリした体を目指せます。

Recommended Menu!

### とても疲れている日

- ［ストレッチ］② ペルビックカール …… 112
- ［ピラティス］① チェストリフト …… 86
- ［ピラティス］⑤ ロールアップ …… 94
- ［ストレッチ］⑤ スパインストレッチ …… 118
- ［ピラティス］⑥ サイドリフト …… 96
- ［ストレッチ］⑨ バックエクステンション …… 126
- ［ストレッチ］⑩ キャットストレッチ …… 128

Recommended Menu!

## しっかり運動したい日

- [ストレッチ] ① ロールバック …… 110
- [ストレッチ] ② ペルビックカール …… 112
- [ピラティス] ① チェストリフト …… 86
- [ストレッチ] ③ レッグチェンジ …… 114
- [ストレッチ] ④ ハンドレッドプレップ …… 116
- [ピラティス] ② シングルレッグストレッチ …… 88
- [ピラティス] ③ ハムプル …… 90
- [ピラティス] ④ レッグサークル …… 92
- [ピラティス] ⑤ ロールアップ …… 94
- [ストレッチ] ⑤ スパインストレッチ …… 118
- [ストレッチ] ⑥ スパインツイスト …… 120
- [ストレッチ] ⑦ マーメイド …… 122
- [ストレッチ] ⑧ サイドツイスト …… 124
- [ピラティス] ⑥ サイドリフト …… 96
- [ピラティス] ⑦ サイドキック …… 98
- [ストレッチ] ⑨ バックエクステンション …… 126
- [ピラティス] ⑧ スイミング …… 100
- [ストレッチ] ⑩ キャットストレッチ …… 128
- [ピラティス] ⑨ フロントサポート …… 102
- [ピラティス] ⑩ バックサポート …… 104

Good Sleep & Stretch

# 睡眠と食事

## 睡眠の質と仕組みを知り ほどよい眠りを目指す

睡眠の質とは、寝つきや眠りの深さ、睡眠リズムなどのこと。ベッドに入ってから何時間も寝つけず、寝られても眠りが浅くなって夜中に目が覚めてしまうなどの経験はありませんか? あるいは、目覚めが悪かったり、心身の疲れが取れず活力がわかない状態など、これらは質のよい睡眠とは言えませんね。肌荒れや体重の増加など、見た目にも影響が出やすくなります。長く睡眠時間が取れたとしても、睡眠の質が低ければ心身に影響するのです。裏を返せば、質のよい睡眠とは、どんなものか答えが出てきそうですね。

入眠までの最適な時間は、15分前後と言われています。入眠までに30分以上かかる人は、不眠症の診断基準に該当する一方、ベッドに入ってから8分以内に、気絶するように入眠する人は極度の疲労状態。しっかりと休息をとってください。

睡眠中、私たちはノンレム睡眠とレム睡眠という周期をくり返します。ノンレム睡眠は深い眠りで、脳が休んでいる状態ながら記憶の定着や脳神経の作成、伸長が行われます。レム睡眠は浅い睡眠で、体を休めている状態。脳と体を休めるには、ノンレム睡眠とレム睡眠どちらも大切です。

自然な睡眠を促す睡眠ホルモンであるメラトニンを増やすには「栄養」と「光」がカギになります。まず、必要な栄養とは睡眠ホルモンの材料となるタンパク質(トリプトファン)と、タンパク質をしっかり働かせるためのビタミンとミネラル、脳の機能を高めるオメガ3脂肪酸です。また、メラトニンの分泌は主に光によって調整されており、夜間に強い光を浴びることで、体内時計の働きが乱れてしまうと言われています。夕方以降は200ルクス以下のオレンジ系の照明や、間接照明で過ごすのがおすすめです。

# 睡眠のための栄養と摂り方

**メラトニン分泌に必要な栄養は、睡眠だけでなくボディメイクや健康の維持にも必要なもの。積極的に摂っていきましょう。**



## タンパク質

タンパク質は日本人には不足しがちな栄養素と言われています。基本的に体重 1kg あたりタンパク質 1g 、強度の高い運動をする人などは 2g を目標にするのがよいとされています。肉全般（特に鶏肉）や、チーズ、卵、ツナ、サバ、サケ、カツオなどから摂ることができます。1日1～2 杯のプロテイン摂取を、運動後のルーティンにするのもよいでしょう。

## ビタミン・ミネラル

ビタミン B6 と、ナイアシンはタンパク質も含まれる肉全般やカツオ、サケなどに豊富に含まれています。ミネラルの中でもマグネシウムは、交感神経と副交感神経のスイッチであり、不足すると入眠を妨げます。またカリウムは、老廃物の排出を促すので特にむくみに悩んでいる方は、おやつにバナナやさつまいもなどで摂るように意識するのがいいですね。不足が心配であればサプリメントなどを併せて摂るのもおすすめです。

## オメガ3脂肪酸

オメガ 3 脂肪酸は、イワシやサバなど魚油に含まれています。植物性のものでは、えごま油や亜麻仁油、ナッツ類にも多く含まれた栄養素。熱に弱いので、加熱せずにサラダにかけたり、就寝前にティースプーン 1 杯飲むなどのルーティンで摂りましょう。

POINT 消化や代謝をするための酵素も、食事やサプリメントから摂るようにすると、体作りにもいっそう役立ちます。

MANAMI流

## 食事のひと工夫

私はモデルの仕事をしていますが、食べることが好きなので食事制限をしていません。しっかり食べて体を動かします。タンパク質やビタミン、ミネラルが摂りやすい肉や魚、野菜中心が大原則。炭水化物は必要なエネルギーですが、摂りすぎると眠くなってしまうこと、保水力がありむくみを促進させてしまうことから、量には注意しています。丼やパスタなど一品ものはお手軽ですが、それだけで食事を済ませることは避けています。

外食メニューの選び方、カスタマイズも重要です。ステーキの付けあわせはマッシュポテトではなくブロッコリー、定食屋ではタンパク質が成人女性 1 日分摂れるサバ定食を。サラダ専門店ではタンパク質を摂るためチキンや卵をトッピングすることも多いですね。ジャンクも諦めません。ハンバーガーはよりナチュラルな素材を使うお店へ向かうようにしています。

COLUMN 4

# MANAMI流 睡眠までの夜のルーティン

質のよい睡眠をとるために、実践している項目を紹介します。
特別なことはありませんので、できるものから取り入れてみて。

## Routine List

- □ 部屋の中を間接照明にする。
- □ ストレッチや軽いピラティス、ときにはマインドフルネス瞑想をする。
- □ 風呂で湯船につかり、体をしっかり温める。
- □ バンブーコットンやリネンなど、天然繊維の下着やパジャマに着替える。
  ※バンブーコットン……竹繊維 100%で作られた、コットンの代替えとなる素材。
- □ アロマディフューザーやスプレーで、リラックスできる空間を作る。
- □ ナイトチョコを食べる。※カカオに含まれるGABAがリラックス効果を導く。
- □ ティースプーン１杯の亜麻仁油を摂る。
- □ ベッドではスマートフォンを極力いじらない。

Recommended Item!

## おすすめアイテム

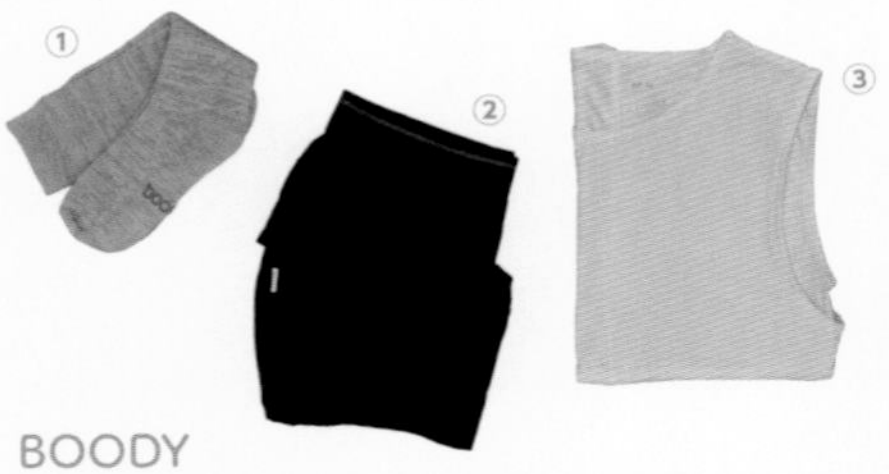


BOODY
① ウィメンズ　チャンキーベッドソックス
② メンズ　スリープショート
③ マッスルタンクトップ

オーガニックバンブーを使用し、通気性と耐久性、肌に優しい手触り。くつろぎタイムに最適。

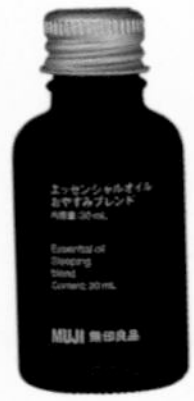


無印良品
エッセンシャルオイル
おやすみブレンド

ベルガモットやスウィートオレンジなど、おやすみ前のリラックスタイムにおすすめな香り。

## Special Thanks

本書の制作に協力いただいた方と、
おすすめアイテムのブランドを紹介します。


- 朝倉哲也
- Ayaco Manome
- 一般社団法人
  こども睡眠カウンセラー協会
  代表理事 秋山信子
- 株式会社インボディ・ジャパン
- 合同会社 MPS
- 小熊
- 鈴江憲
- 側弯症ピラティスインストラクター
  家子マモル
- 中央大学
- 長嶋里沙
- BASI Pilates Japan
- BOODY
- フェイフェイ
- ヘアスタイリスト RYO
- ホリスティック スクール
  ニールズヤード レメディーズ
- mindfulness with Emi 飯塚えみ
- ももいろ ® ネイル 藤田亜由未
- Yuki.


## Brand List

**アプロス株式会社（P.36）**
TEL：0120-996-996

**貝印（P.46）**
TEL：0120-016-410

**カネボウ化粧品（P.34）**
TEL：0120-518-520
HP：www.allie-uv.jp

**株式会社石澤研究所（P.34, 36）**
TEL：0120-49-1430

**株式会社エトヴォス（P.26, 30, 32, 34, 40）**
TEL：0120-0477-80

**株式会社シロク（P.28）**
TEL：0120-150-508

**株式会社ジョンマスターオーガニック（P.42）**
TEL：0120-207-217

**株式会社 ピエール ファーブル ジャポン（P.32,46）**
TEL：0120-171760

**株式会社フォルテ（P.46）**
HP：https://www.forte-tyo.co.jp/

**株式会社ヤマサキ（P.42）**
TEL：0120-78-8682

**KOKOBUY（P.42）**
TEL：03-5476-5270

**ジャパン・オーガニック愛用者室**
**（P.20, 24, 28, 36, 44）**
TEL：0120-15-0529
HP：https://www.japanorganic.co.jp/contact/

**ちふれ化粧品愛用者室（P.32, 44, 48）**
TEL：0120-147420
HP：https://www.chifure.co.jp/inquiry

**Dr. ルルルン（P.36）**
TEL：0120-200-390

**日東精肌株式会社（P.22, 24, 26, 48）**
TEL：044-455-4877
HP：https://nitto-seiki.jp

**BOODY（製品 P.134, 衣装全編）**
HP：www.boody.co.jp

**北海道純馬油本舗（P.38, 48）**
TEL：0120-226-787
HP：https://junbayu.com

**無印良品　銀座（P.134）**
TEL：03-3538-1311

**ももいろ ® ネイル（P.46）**
Instagram：@momoironail
HP：https://momoironail.buyshop.jp

## STAFF


デザイン　佐々木麗奈
イラスト　イケマリコ
撮影　北圃莉奈子
衣装協力　BOODY
編集　株式会社フィグインク
企画・編集　野村律絵（マイナビ出版）



モデル・トータルビジュアルプロデューサー

**MANAMI**

15歳よりモデルを始める。海外を拠点に活動した後、モデル経験を活かして国内外の芸能人やミスコンファイナリスト、専門家等著名人のヘアメイクやファッション、ウォーキングなど「見た目すべてに関するプロデュースと教育」を手がけている。BASIピラティスMat指導者資格取得、マインドフルネスアドバイザークラス修了。2021年中央大学法学部卒業。

manami1003


心＆体と上手につきあう

# セルフケアの超基本


2023年4月25日　初版第1刷発行

著　者　MANAMI
発行者　角竹輝紀
発行所　株式会社マイナビ出版
〒101-0003
東京都千代田区一ツ橋2-6-3
一ツ橋ビル2F
TEL　0480-38-6872（注文専用ダイヤル）
03-3556-2731（販売部）
03-3556-2735（編集部）
Mail　pc-books@mynavi.jp
URL　https://book.mynavi.jp
印刷・製本　シナノ印刷株式会社




ISBN 978-4-8399-8123-5
Printed in Japan